건강수명을 늘리는

영양의학 가이드

2007

건강수명을 늘리는 **영양의학 가이드**

2007년 4월 10일 초판 1쇄 발행
2024년 1월 25일 초판 6쇄 발행

저자_레이 D. 스트랜드
역자_유호상
발행자_박홍주
발행처_도서출판 푸른솔
편집부_ 715-2493
영업부_704-2571
팩스_3273-4649
디자인_이근산
주소_서울시 마포구 삼개로 20 근신빌딩 별관 302호
등록번호_제 1-825

값_28,000원
ISBN 978-89-86804-86-7 (13510)

건강수명을 늘리는

영양의학 가이드

의학박사 레이 D. 스트랜드 지음
의학박사 유호상 옮김

I am very excited about the Korean version of my book What Your Doctor Doesn't Know about Nutritional Medicine May be Killing You.
This will be the ninth translation of my book into other languages and I am still amazed out how many people are receiving personal help in protecting or regaining their health by the information shared in this book……
I hope that you will be able to apply the health concepts presented in this book and experience the health benefits so many others have received.

- Ray D. Strand, M. D.

푸른솔

| 머리말 |

의사는 질환 중심적이다. 우리는 질환을 연구하고 질환을 찾는다. 우리는 약학 교육을 받아 질환을 치료한다. 그리고 그러기 위해서 우리는 약물을 안다. 의과대학에서 우리는 약학을 공부하고 인체가 어떻게 각 약물을 흡수하는지와 언제, 어떻게 이를 배설하는지를 배운다. 우리는 어느 약물이 특정 화학적 경로를 저해해 치료 효과를 나타내는지를 안다. 우리는 약물이 지닌 부작용의 특성을 배우고, 조심스럽게 약물의 유익을 잠재적 위험과 대비한다.

의사들은 자신의 약물을 알고 이러한 약물을 처방하는데 주저하지 않는다. 잠시 우리의 환자들이 고혈압, 고콜레스테롤, 당뇨병, 관절염, 심장질환, 우울증 등으로 복용하는 약물의 수를 생각해보자. 감염질환과의 전쟁에서 항생제를 발견하고 사용한 결과로 의학에서 우리의 철학은 '질환을 공격하라' 라는 태도가 되었다.

의료계는 다양한 만성 퇴행성 질환을 치료하기 위한 시도로 이와 같은 공격적인 태도와 접근법을 21세기에 들어와서도 견지한다. 한 연구에 의하면 1997년 미국 내 약국들이 25억 장 이상의 처방전을 처리해준 것으로 추산된다. 처방약의 매출은 지난 8년 동안에만 2배 이상 증가했다.

1990년 미국인들은 처방약에 377억 달러를 지출했으나, 1997년에는 789억 달러로 증가했다. 처방약은 지난 10년간 보건의료비 중에서 가장 빠르게 신장한 분야로, 매년 약 17%씩 상승했다(연 평균 인플레율보다 훨씬 높다). 의사와 보험사들은 유행병 수준인 만성 퇴행성 질환에 접근하는 방법과 바람이지만 억제하는 방법으로 약물에 모든 희망을 걸고 있다. 제약업계에게는 얼마나 기쁜 일인가. 그렇다, 우리도 약을 좋아한다.

나는 건강한 삶을 원하지 않는 사람을 아직 만나본 적이 없다. 우리 대부분은 우리가 항상 건강할 것이라고 가정한다. 그러나 사실은 우리들 가운데 많은 사람(의사 포함)이 매일 건강을 잃어가고 있다. 보건의료가 내 직업이기 때문에 나는 안다. 매일 내가 하는 일 중 하나는 환자들에게 건강의 한 측면이나 다른 측면을 잃었다고 알려주는 것이다. 당뇨병 또는 퇴행성 관절염을 일으킨 환자도 있겠고, 심장발작 또는 뇌졸중을 겪은 환자도 있을 것이다. 아울러 전이성 암을 지녀 몇 개월밖에 살지 못한다는 말을 듣는 환자도 있을 것이다. 누구나 자신의 건강을 유지하거나 회복시키고자 하지만, 항상 이러한 목표를 성취하기 위해 해야 하는 일을 알고 있지는 않다.

의사는 질환 및 약물 지향적이기 때문에 대부분의 시간과 노력을 질환 과정을 확인하는 데 쓴다. 그래야 환자에게 치료 계획 또는 약물을 처방할 수 있다. 심지어 예수께서도 "의사가 필요한 자는 건강한 사람이 아니라 아픈 사람이다"라고 말씀하셨다.

하지만 건강을 유지하는 편이 건강을 잃은 후 이를 되찾으려는 것보다 훨씬 더 쉽다는 점은 상식이다. 질환 예방은 모든 의사에게 일차적인 일이 되어야 한다. 그러나 당신의 건강을 '보호하는' 최선의 방법에 대해 알고 싶을 때 당신은 실제로 누구에게 문의하는가? 의사가 당신에게 이러한 정보를 제공하는가? 의료계는 '예방의학'에 관해 입 발린 말을 많이 하고 심지어 주요 민간의료보험단체인 건강관리조직(HMO)을 거명하기도 한다. 표면상으로는 예방의학이 최우선인 듯하다.

그러나 미국의 보건의료비 중 1% 미만이 예방의학에 쓰여 지고 있다. 현실에서 예방의학 프로그램들 가운데 대다수는 단순히 질환을 조기 진단하려 한다. 예를 들어, 유방촬영술, 화학 검사와 PSA 검사(전립선암 진단용)는 모두 질환 또는 암을 가능한 한 조기에 검출하도록 고안됐다. 의사들은 당신에게 콜레스테롤이 상승되어 있는지, 또는 고혈압을 일으켰는지 여부를 알고자 한다. 하지만 환자가 실제로 자신의 건강을 보호하기 위해 필요한 생활습관 변경을 이해하도록 돕는 데는 시간을 거의 투자하지 않는다. 의사들은 매일 접하는 온갖 질환을 치료하느라 너무 바쁘다.

당신은 의대를 졸업하는 의사들 중 6% 미만이 공식적인 영양 교육을 받는다는 사실을 알고 있는가? 아울러 나는 의대에서 영양 보충에 관한 교육을 받는 의사들은 거의 없다고 감히 말할 수 있다. 이는 분명 내 경우에도 해당된다.

환자가 영양 보조제를 복용해야 하는지 라고 물어오는 순간만큼 의사가 당황될 때는 없다. 이 경우 과거에 나는 내 특유의 대답을 쏟아내곤 했다. 즉 "그것들은 뱀 기름에 불과하다"라거나 "비타민은 비싼 소변만 만들 뿐이다"라든지 "올바른 음식을 먹으면 필요한 영양소를 모두 섭취할 수 있다"라고 말했다. 만일 내 환자들이 굽히지 않으면, 영양 보조제는 아마도 해롭지 않을 테지만 가장 싼 것을 골라 먹으라고 일러주었다. 비타민은 또한 많은 도움이 되지 않을 것이 뻔했기 때문이었다.

아마 당신도 이와 같은 말들을 의사로부터 들은 적이 있을 것이다. 의사 생활을 한 지 첫 23년간 나는 영양 보조제를 전혀 신뢰하지 않았다. 그러나 지난 7년 동안 나는 의학문헌에 발표된 최근 연구들에 근거해 나의 입장을 재고했다. 내가 발견한 사실은 아주 놀라웠다. 나는 진료 방향을 바꾸었고 인식을 전환했다.

왜 보다 많은 의사들이 나처럼 영양에 대해 반응을 보이지 않을까? 첫째, 의사들은 건강에 해로울 수 있는 계략이나 제품으로부터 자기 환자들을 보호하기 위해 회의적일 수밖에 없다. 나는 내 환자들에게 강요되는 책략과 엉터리 치료를 수없이 보아왔다. 의사들은 이중맹검, 위약대조 임상시험(임상의학에서 표준)을 통해 시행된 과학적 조사연구에만 의존해야 한다.

나는 이것이 가용한 가장 효과적인 증거라는 사실을 알기 때문에 이 책에 임상시험 연구 결과만 소개했다. 이 책에 제시된 대부분의 의학 연구들은 초록 및 대체 저널들에서 발췌한 것이 아니다. 대신 나는 미국 〈뉴잉글랜드의학저널(NEJM)〉, 〈미국의학협회저널(JAMA)〉, 영국 〈랜싯(Lancet)〉 등 의료계로부터 대단한 존경과 신뢰를 받는 주류 의학저널들을 정성 들여 연구했다.

의사들이 영양 보조제 아이디어를 훌륭한 예방의학으로 수용하지 않는 또 다른 이유는 개업의들은 대부분 퇴행성 질환의 원인을 완전히 이해하지 못한다는 점이다. 이것은 생화학자와 과학적 연구자들에게는 흥미로운 주제이나, 임상의학에서 실제로 사용되기는 쉽지 않다. 연구 과학자와 개업의 간에는 깊은 골이 존재하는 것으로 보인다. 연구 과학자들이 퇴행성 질환의 근본 원인에 대하여 굉장한 발견을 하더라도, 이러한 발견을 자기 환자들에게 적용하는 의사는 아주 적다. 의사들은 단순히 환자들이 이런 질환을 일으킬 때까지 기다려 그때서야 치료하기 시작한다.

의사들은 제약사가 신약을 개발하면서 새 치료법을 결정하도록 하는 것에 만족하는 듯하다. 그러나 이 책을 통해 알게 되겠지만, 만성 퇴행성 질환의 발병에 대한 최선의 방어는 의사들이 처방하는 약물이 아니라 바로 우리 자신의 몸이다.

비록 대부분의 의사들이 이 책에 제시된 개념들을 잘 이해하지 못할지라도, 사실은 변함없다. 내가 이러한 원리들을 내 환자들의 치료에 적용했을 때 결과는 매우 놀라울 정도였다. 나는 휠체어 신세를 지다 다시 걷게 된 다발성 경화증 환자들을 수없이 보았다.

심근병증 환자들을 치료해 심장이식 대기자 명단에서 제외시키기도 했다. 일부 암환자들은 암이 관해되었고, 황반변성 환자들은 시력이 현저히 개선되었으며, 섬유근막증후군 환자들은 삶을 되찾았다. 영양의학은 주류이면서 상식적이고 예방적인 의학이다.

생화학 연구의 시대에 사는 우리는 이제 각 세포의 내부 도처에서 무슨 일이 일어나는지를 알 수 있으며, 퇴행성 질환의 본질이 밝혀지고 있다. 따라서 나는 의학적 증거를 객관적으로 보고자 하는 의사들에게 이 책을 추천한다.

만일 당신이 환자라면, 주치의가 금방 시류를 탈 것으로 기대하지는 마라. 비타민은 의료계에서 쟁점 사항이다. 이 책은 이미 말했듯이 영양의학과 관련된 의학문헌을 '7년' 넘게 개인적으로 연구한 결과물이다. 나 역시 즉각 확신을 가진 것은 아니었다.

사실 영양의학은 일반인은 물론 대부분의 의사들에게도 낯설다. 하지만 결론은 '영양의학에 무지한 의사들이 환자를 죽음으로 몰 수 있다'는 것이다. 희소식은 영양의학을 실행하기 위해 의사가 될 필요는 없다는 점이며, 환자인 당신은 자신의 건강을 보존하는 데 적극적일 수 있다는 점이다.

인식을 전환한 의사

당신은 아마도 나에 관해 들어본 적이 없을 것이다. 미국 중서부의 한 소도시에서 개업을 하고 있는 어떤 의사의 말을 당신이 왜 들어야 하는가! 하지만 바로 이러한 이유로 나는 당신이 한 페이지도 빼놓지 말고 이 책을 읽도록 원한다. 나는 당신이 나와 비슷한 여정을 거치도록 원한다. 나는 비타민 보조제가 건강을 보호하고 개선할 수 있다고 나에게 믿음을 준 의학적 근거를 다시 당신에게 보여줄 것이다.

정독을 하거나 적어도 '책 전체'를 훑어보기 바란다. 당신에게 해당하는 건강 문제를 논의하는 장으로 건너뛰고 싶은 유혹은 이해가 간다. 그러나 당신의 몸이 어떻게 기능하며 스스로를 보호하고 건강을 회복 또는 유지하기 위해 무엇을 필요로 하는지에 관해 기초 정보를 아는 것이 중요하다.

마지막 한 가지 부탁인데, 중요한 것은 당신의 건강과 삶이기 때문에 내 이야기를 끝까지 듣고 섣부른 판단은 보류하도록 권하고 싶다. 내가 요청하는 바는 편견 없는 회의론자가 되라는 것이다. 내가 처음 이러한 놀라운 형태의 예방의학을 발견하였을 때 내 모습이 바로 이랬다. 나는 훌륭한 의사이지만 건강에 대해 배울 점이 많다고 깨닫기 위해 다소 겸손해야 했다. 당신도 이렇게 할 각오가 되어 있는가?

| 역자의 글 |

먼저 이 책이 번역되어 출간이 될 수 있도록 허락하신 하나님께 진심으로 감사와 영광을 돌립니다.

많은 내용들을 잘 정리하여 책이 출판될 수 있도록 도와주신 푸른솔 임직원 여러분께도 감사드립니다.

또한 이 책의 한국어판을 출간하는 데 많은 도움을 주신 레이 스트랜드(Ray D. Strand) 박사님과 곁에서 책을 위해 여러 조언과 수고를 아끼지 않은 사랑하는 아내와 늘 기도로 후원해 주신 양가 부모님께 고마움을 표합니다.

2007년 3월, 유호상

| 차례 |

PART 1

시작하기 전에

BEFORE YOU BEGIN

제1장 | 나의 인식 전환

제2장 | 너무 짧은 삶, 너무 긴 죽음

제3장 | 몸속에서의 전쟁

제1장 | 나의 인식 전환

아내의 건강 악화를 더 이상 참을 수가 없었다. 나는 아내를 걱정하는 보통의 남편이 아니라 의사이다. 30년 넘게 의사로 일해 온 나는 의학적인 자문에 익숙하다. 나는 콜로라도대학 의대를 졸업하고 샌디에이고에 있는 머시병원에서 전공의 과정을 마친 후 사우스다코타 주 서부의 작은 도시에 가정의학과 개업의로 정착했다. 거기서 나는 엘리자베스(리즈)를 만나 결혼했다. 결혼 당시 그녀의 건강은 썩 좋지 않았다. 하지만 남편 될 사람이 의사이므로 결혼하면 건강이 좋아질 것이라고 생각하였던 리즈의 기대는 어긋나기 시작했다.

결혼 후 곧 우리는 4살도 안된 아이 3명을 갖게 되었고 아이들 때문에 바쁜 리즈는 점점 피로가 쌓여갔다. 어린 아이를 키우는 엄마는 누구나 다 피곤해하나, 리즈는 유난히 더 피로를 느끼는 듯했다. 그녀는 겨우 30세였지만 마치 60세 노인 같다는 푸념을 했다.

그 후 세월이 흐르면서 그녀의 건강은 더욱 나빠졌고 여러 가지 약물을 복용해야 했다. 급기야 결혼 10주년이 되자 리즈는 너무나 피곤해서 한 발짝을 내딛기도 힘들 정도였다. 그녀는 지속적인 전신 통증, 극심한 피로, 끔찍한 알레르기와 재발되는 부비동 및 폐 감염을 경험했다.

여러 가지 검사와 평가를 통해 마침내 리즈의 주치의는 '섬유근막증후군(fibromyalgia)'이라고 진단했다. 만성 통증과 피로를 동반하는 다양한 증상이 있을 때 진단되곤 하는 섬유근막증후군은 과거에 '정신신체 류마티스(psychosomatic rheumatism)'라고 불렸고 주로 정신적인 문제로 여겨졌다. 실제로 내 아내가 고통 받는 것을 지켜보고는 이 병이 참으로 비참한 질환이란 사실을 깨닫게 되었다.

리즈는 말을 조련하고 타는 일을 무척 좋아했는데, 아픈 와중에도 이를 계속하려고 노력했다. 그러나 곧 찾아오는 통증과 피로로 인해 그녀는 사랑하는 동물을 오래 돌보지 못했을 뿐만 아니라, 너무나 피곤하여 저녁 8시 이후로는 얼마 서 있을 수 없었고 기본적인 집안일을 하기도 버거웠다.

섬유근막증후군은 뚜렷한 치료법이 없어 나는 증상을 완화시키는 약물들을 잔뜩 줄 수밖에 없는 형편이었다. 그녀는 야간 수면용으로 아미트립틸린을, 진통용으로 항염제를 복용했고, 근육 이완제를 사용했으며, 천식 및 알레르기성 비염용으로 흡입제를, 알레르기용으로 셀데인을 처방받았다. 그리고 결국에는 매주 알레르기 주사를 맞았다.

1995년 1월 리즈와 나는 운동을 늘리기로 결론을 내렸다. 우리는 체중이 불은 터라 예전의 모습을 되찾기로 신년 각오를 했다. 리즈는 꽤나 노력했지만 운동한 날보다 못한 날이 오히려 많았다. 그녀는 꼬리를 무는 감염으로 자주 항생제를 복용해야 했다.

3월에는 심한 폐렴까지 걸려서 한쪽 폐가 완전히 감염되고 폐색되어 숨쉬기도 곤란했다. 그녀의 폐를 진료한 의사는 치료가 잘 되지 않으면 수술로 폐의 일부를 절제해야 한다고 심히 걱정했다. 우리는 감염질환 전문의와 상담했으며, 리즈는 항생제 및 스테로이드 주사를 맞았고 네뷸라이저 치료도 받았다. 다행히 2주가 못돼 폐렴은 완치됐다. 그러나 기침은 여전하여 수개월 더 집중적으로 약물 치료를 받았다.

더 걱정된 것은 폐렴을 앓기 전보다 더 심해진 피로였다. 리즈는 하루에 두 시간 정도밖에 거동할 수 없었으며, 천식과 알레르기도 기승을 부렸고 상태가 좀 좋은 날에만 농장에 가서 말을 볼 수 있었다. 하지만 그것도 잠시였으며 대부분의 시간은 너무 아파서 아이들이 번갈아 학교를 쉬면서 그녀를 간호하였고, 계속 침대에만 누워있다 보니 TV를 보거나 책을 읽기도 힘들 정도로 쇠약해졌다. 이런 상태는 몇 달이나 계속되었다. 나는 겉으로 의사답게 의연히 대처하려 하였지만 속으로는 절박한 심정이었다.

그래서 나는 호흡기 전문의와 감염질환 전문의를 수차례 방문했다. 이들은 리즈가 받은 진단에 대해 할 수 있는 것은 다 하고 있다며 안심시켜 주었다. 그러나 완치까지의 기간에 관한 질문에는 6

개월에서 9개월이 걸리거나 아니면 영원히 완치되지 못할 것이라는 대답뿐이었다.

그즈음 리즈는 폐렴을 앓았던 친구 남편에 관한 이야기를 듣게 됐다. 그 남편도 폐렴에서 회복되는 도중에 극심한 피로를 느꼈는데, 영양 보조제를 복용하여 기력 회복에 많은 도움을 받았다고 했다. 리즈는 비타민 보조제에 대한 나의 부정적 태도를 알고 있었기에 승낙을 얻고 싶어 했다. 그녀가 보조제 복용에 관한 나의 의견을 물었을 때, 나도 놀랍게 “여보, 당신이 원하면 무엇이든 할 수 있어. 우리 의사들이 당신에게 도움이 되지 못하는 것은 분명하니까”라고 말했다.

아내에게 기적 같은 일이

솔직히 말해서 나는 영양이나 영양 보충에 대해 아는 것이 별로 없다. 의대를 다니는 동안 이와 관련해 제대로 강의를 들어본 적이 없는데, 나뿐만 아니라 미국에서 의대를 졸업하는 의사들 중 약 6%만이 영양 교육을 받는다. 의대생들이 영양에 관한 과목을 선택하여 들을 수는 있지만, 실제로 이렇게 하는 학생은 거의 없다. 머리말에서 언급했듯이 대부분의 의사들이 받는 교육은 질환 중심적이며 약물과 약물의 효능, 용법 등 약학을 상당히 강조한다.

일반인은 의사를 존중하기 때문에 영양과 비타민을 포함한 모든 건강관련 사안의 전문가라고 가정한다. 그래서 환자들은 종종 비타민이 건강에 도움이 되는지 묻고 직접 자신들이 복용하는 보조제를 가지고 와 봐달라고 한다. 그러나 영양의학에 대해 인식을 전환하는 경험을 하기 전에 나는 이맛살을 찌푸리고 전문가로서 가장 근엄한 표정을 지으면서 설명서를 살펴본 다음, 그 보조제를 돌려주면서 전혀 도움이 안 된다고 말하곤 했다.

내 의도가 나쁜 것은 아니었다. 환자들이 돈을 낭비하는 것이 싫었을 뿐이었다. 나는 환자들이 음식을 골고루 먹으면 필요한 비타민을 모두 얻을 수 있으며 따로 보조제를 복용할 필요는 없다고 진심으로 믿었다. 이는 내가 의대에서 배운 것으로, 일부 보조제의 잠재적 위험을 보여준 몇몇 연구를 인용할 수도 있었다. 하지만 나는 건강에 대한 영양 보충의 가치를 증명한 수 백편의 과학적 연구들에 관해서는 단 1분도 검토한 적이 없다고 환자들에게 밝히진 않았다.

그러나 병든 아내에게 내가 해준 것은 무엇이었을까? 진료실에서는 전문적인 기술을 펼칠 수 있었지만, 집에서는 아픈 부인을 무력하게 쳐다만 보는 보통 남편에 불과했다. 그래서 선택의 여지없이 리즈에게 "그래, 비타민을 먹어보자. 밑져야 본전 아닐까?"라고 말했다.

다음날 아내의 친구는 집으로 비타민 보조제를 잔뜩 싸왔다. 비타민 E, 비타민 C, 베타카로틴 같은 항산화제가 많았는데, 이들은 산화의 해로운 작용으로부터 몸을 보호한다. 리즈는 이들 영양제를 건강음료와 함께 복용하기 시작했다. 놀랍게도 사흘이 안 돼 확연히 증세가 호전됐다. 그녀의 변화에 나는 기뻤으나 동시에 혼란스러웠다. 며칠이 지나자 리즈는 기력을 더 회복했고 심지어 저녁 늦게까지 깨어 있기도 하였다. 3주 동안 많은 정제형 보조제와 이상하게 생긴 건강음료를 충실히 섭취한 후에는 스테로이드와 네뷸라이저 치료를 그만둘 수 있을 정도로 건강이 좋아졌다.

3개월이 지나자 리즈는 건강이 꾸준히 개선되어 수년 만에 기력을 회복했고 삶에 대해 새로워진 시각을 내비쳤다. 말을 조련하고 돌본 후 돌아올 때 그녀의 눈에 광채가 돌았다. 그녀는 마구간에서 일을 할 수 있었을 뿐만 아니라 더 이상 짚, 곰팡이와 먼지 때문에 생기는 알레르기로 고생하지 않았다. 저녁 먹고 지쳐서 바로 자러 가던 그녀가 밤 11시나 12시까지도 깨어 있었다. 이젠 내가 그녀보다 일찍 잠자러 가는 역전된 상황이 연출됐다.

무슨 일이 있었던 것일까? 나는 헷갈렸다. 이러한 변화를 옆에서 지켜보지 않았다면 절대로 믿지 않았을 것이다. 온갖 의학 전문지식과 약물이 쓸모없는 상황에서 이 "신비한 비타민"이 아내의 건강을 되찾아 주었다는 것이 가능한 일인가? 리즈는 폐렴으로부터 회복되었을 뿐만 아니라 섬유근막증후군 증상도 극적으로 호전됐다. 이 병에 대한 치료법은 사실 없다. 도대체 어떻게 된 일일까? 신의 기적인가, 아니면 리즈의 건강은 그 영양 보조제에 의해 되돌아온 것인가?

의학 교육을 받은 사람으로서 나는 자연스럽게 직접 임상시험을 실시하기로 결심했다. 진료기록을 검토해 섬유근막증후군이 가장 심한 환자들 중 5명을 선정하여 내 진료실에 들러달라고 요청했다. (의사가 환자에게 전화해 약속을 하다니 내겐 정말 많은 변화이다.) 나는 이들에게 아내가 호전된 얘기를 해주고 영양 보조제를 섭취해보는 것이 어떻겠냐는 제안을 했다. 그리고 이 "대체의학"이 도움이 될지 확실하지는 않으나 시도해볼 만하다고 말했다.

섬유근막증후군 환자들은 흔히 낙담해 있으므로 이들 5명은 모두 매우 적극적이었으며, 3개월에서 6개월 정도 비타민 보조제를 복용한 후 예외 없이 모두 호전되었다고 보고했다. 전부가 내 아내만큼 건강이 극적으로 회복된 것은 아니지만 모두 용기가 생기고 새로운 희망을 품게 되었다.

이 여성들 중 한명은 특히 심각한 상태였다. 그녀는 메이요클리닉과 두 곳의 통증클리닉에 가보았으나, 섬유근막증후군에는 사실상 효과적인 치료법이 없기 때문에 증세는 여전했다. 1년 전에는 심한 통증을 견디다 못해 자살을 기도하기도 했다. 하지만 비타민을 복용한 뒤 그녀는 우리 집 자동응답기에 메시지를 남겼다. 울먹이면서 "스트랜드 선생님, 저의 인생을 돌려주셔서 감사합니다"라고 말했다.

어느 의사라도 이런 말을 들으면 보람을 느낀다. 그러나 이 환자들에게 도대체 무슨 일이 일어나고 있는 것일까? 나는 다섯 환자를 대상으로 한 예비적 연구가 영양 보조제에 대한 과학적 확신을 가져오기에는 부족하다고 느껴 더 깊이 알아보기로 했다.

영양 보충에 대한 나의 연구

1주일 후 한 서점을 둘러보다가 케니스 쿠퍼(Kenneth Cooper) 박사가 쓴 『항산화 혁명(The Antioxidant Revolution)』이란 책을 발견했다. 평소 유산소 운동과 예방의학 분야에서 쿠퍼박사의 전문성을 인정하고 있었기에 항산화제에 대한 그의 견해가 궁금했다. 그는 오늘날 인류를 괴롭히는 건강 문제들 중 대표적인 만성 퇴행성 질환의 원인을 "산화 스트레스(oxidative stress)"라는 과정으로 설명한다.[1] 나는 이 책을 정독했다.

산소가 생명 유지에 필수라는 사실은 잘 알려져 있다. 하지만 산소는 또한 내재적으로 우리의 생존에 위험을 초래하기도 한다. 이를 '산소 역설(oxygen paradox)'이라고 하는데, 과학적 연구에 의하면 산화 스트레스 또는 활성산소(free radical)에 의한 세포 손상은 70가지가 넘는 만성 퇴행성 질환의 근본 원인이라고 한다.[2] 철을 녹슬게 하거나 잘라놓은 사과를 갈색으로 변화시키는 과정과 동일한 과정이 관상동맥질환, 암, 뇌졸중, 관절염, 다발성 경화증, 알츠하이머형 치매, 황반변성 같은 질환을 유발하는 근원이다.

그렇다. 우리 몸속은 실제로 녹슬고 있다. 내가 언급한 만성 퇴행성 질환은 모두 산소가 야기하는 해로운 작용의 직접적인 결과이다. 사실 산화 스트레스는 노화 과정 자체를 설명하는 데 가장 유력한 이론이다. 여기에 더하여 우리 몸은 공기, 음식과 물에 함유된 오염물질로부터 끊임없는 공격을 받는다. 스트레스로 가득 찬 우리의 생활습관도 여기에 일조한다. 우리가 이러한 과정들에 대처하지 못하면, 결과는 세포 악화와 궁극적으로 질병이다. 이렇기 때문에 이 책에서 소개한 진실이 우리의 건강에 그토록 중요한 것이다.

억제되지 않은 산화 스트레스가 어떻게 인체에 손상을 가하는지를 알게 된 뒤로 만성 퇴행성 질환에 대한 나의 관점은 극적으로 바뀌었다. 예를 들어, 산화 스트레스는 세포의 DNA에 직접 손상을 일으킬 수 있기 때문에 실상 암의 주범일 수 있다. 그러므로 항산화제는 암을 예방하는 데 무궁무진한 가능성이 있다. 산화 스트레스는 또한 관절염, 다발성 경화증, 루푸스, 황반변성, 당뇨병, 파킨슨병과 크론병을 유발하기 때문에 영양 보조제가 이러한 질환도 퇴치하고 억제할 수 있다.

쿠퍼박사는 그의 책에서 "과운동증후군"(overtraining syndrome)의 원인과 관련해 댈러스에 있는 자신의 에어로빅 센터에서 환자들을 대상으로 실시한 연구 결과를 보고했다. 놀랍게도 운동을 과도하게 한 선수들은 훗날 심각한 만성병을 앓게 된다는 사실을 발견했는데, 이들은 모두 산화 스트레스의 증후를 보였고 이 증후군에 동반된 증상들은 섬유근막증후군 환자의 증상들과 아주 흡사했다.[3]

나는 궁금해지기 시작했다. '산화 스트레스가 섬유근막증후군을 일으킬 수도 있을까? 그래서 내 아내와 환자들 중 일부가 고품질

항산화제를 섭취해 효과를 본 것인가?'

내가 산소의 "어두운 측면(dark side)"을 연구하기 시작한 것은 바로 이때이다. 나는 쿠퍼박사의 주장에 아주 매료되어 그가 인용한 연구들을 검토하기로 결정했으며, 이후 주류 의학문헌에서 산화 스트레스에 관한 내용을 샅샅이 뒤지기 시작했다.

나는 지난해만도 영양 보조제와 이들이 만성 퇴행성 질환에 미치는 효과를 다룬 논문을 1,300편 이상 검토했다. 이 연구들은 의사가 좋아하는 이중맹검, 위약대조법을 사용한 연구들이었는데, 절대 다수가 최적 용량으로 영양제를 복용한 환자들에서 건강이 현저히 좋아졌다는 결과를 보고했다. 여기서 최적 용량(optimal levels)은 일일권장량(RDA) 수치보다 현저히 더 높다.

비타민과 당신

일상생활 중 산화 스트레스가 인체에 입히는 엄청난 손상을 이해한다면 이에 맞서는 우리 자신의 천연 방어 시스템을 최상의 상태로 만드는 것이 얼마나 중요한지를 깨닫게 될 것이다. 여기에 우리의 건강과 삶이 달려 있다. 연구를 통해 나는 만성 퇴행성 질환에 대항하는 가장 강력한 방어 무기는 우리 몸 자신의 천연 항산화 및 면역 시스템이라는 사실을 알게 됐다. 이들은 내가 처방할 수 있는 어느 약물보다도 훨씬 우월하다.

나는 많은 연구 끝에 환자들에 대한 영양 보충은 대체의학이 아니라 보완의학이라고 결론지었다. 사실 영양 보조제의 복용은 질환을 퇴치하는 것이 아니라 활기찬 건강을 증진시키는 개념의 진정한 예방의학이기 때문에 주류 의학에서 가장 이상적인 치료법일 수 있다.

의학 연구 논문들을 검토한 후 나는 고품질 영양 보조제를 복용하는 환자들의 건강이 복용하지 않는 환자들보다 좋을 것이라는 확신을 갖게 됐다. 환자가 특정한 건강 문제를 지닐 수도 있지만, 내가 보조제를 권장하는 것은 꼭 그 특정 질환을 치료하기 위함이 아니다. 나는 그저 환자에게 영양제를 최적 용량으로, 즉 의학 연구들에서 건강 혜택을 제공한다고 입증된 용량으로 자신의 몸에 공급하도록 할 뿐이다. 나는 이와 같은 건강 접근법을 '세포 영양(cellular nutrition)'이라 명명했는데, 이는 인체가 신이 의도한 바대로 하도록 한다.

이 책에서 소개한 환자 사례들은 내가 직접 진료한 환자에 관한 이야기들이다. 사생활 보호를 위해 일부 이름은 바꿨지만, 대부분은 자신의 경험을 알리고 싶어 하는 환자와 친구들의 얘기이다. 이러한 이야기들을 읽으면, 내가 제시하는 중요한 개념들이 실제로 어떻게 적용되는지 실생활의 예를 통해 알 수 있다.

당신이 이미 환자라면 기운을 내시기 바란다. 이 이야기들도 거의 모두 이미 건강을 잃었던 환자들에 관한 실화이다. 이들은 대단한 용기와 의지로 끊임없이 해결책을 찾아 헤맸고 여기서 제시한 원리들을 실천한 후 건강을 되찾았다.

내 아내 리즈가 가장 좋은 사례이다. 의사 남편을 두고도 별 도움을 받지 못하다가 이제는 건강을 회복했다. 매일 침대에 누워 고통과 허약으로 많은 시간을 보내는 대신 꿈에 그리던 활기찬 삶을 살고 있다. 이제 그녀는 힘이 넘쳐 아내와 어머니의 역할을 만끽하고 있다. 아울러 말을 조련하여 선보이고 싶다는 그녀의 소망은 현실이 되었다.

이 놀라운 형태의 예방의학에 대해 더 알고 싶다면 계속 읽기 바란다.

제 2장 | 너무 짧은 삶, 너무 긴 죽음

21세기에 접어들자 의사와 의학 연구자들은 미국과 기타 선진국들의 건강 현주소와 의료에 각별한 관심을 보였다. 지난 세기를 돌아보면 질병의 양상이 현저히 달라진 것을 알 수 있다. 1900년대 초에 사람들은 주로 감염질환으로 사망했다. 당시 미국에서 4대 사망 원인은 폐렴, 결핵, 디프테리아와 인플루엔자이었고 평균수명은 43세를 조금 넘었다. 그러나 항생제의 발견과 지난 반세기 동안 새로운 항생제의 개발 덕분에 1980년대 에이즈가 유행했음에도 불구하고 감염질환으로 인한 사망은 극적으로 감소했다.[1]

21세기에 사는 우리는 '만성 퇴행성 질환'으로 고통 받고 죽어가는 사람들을 많이 볼 수 있다. 관상동맥질환, 암, 뇌졸중, 당뇨병, 관절염, 황반변성, 백내장, 알츠하이머형 치매, 파킨슨병, 다발성 경화증, 류마티스 관절염 등과 같은 수많은 질환이 여기에 해당된다.[2]

비록 지난 세기 미국인의 평균수명은 크게 증가했지만, 이러한 만성 퇴행성 질환으로 인해 삶의 질은 큰 타격을 받았다. 저명한 면역학자이자 미생물학자인 마이런 웬츠(Myron Wentz) 박사의 연설에서처럼 우리는 본질적으로 '너무 짧게 살아가고 너무 오래 죽어간다(Living too short and dying too long).' 또한 웬츠박사는 산화 스트레스가 우리의 건강에 매우 위험하다는 것과 세포영양(cellular nutrition)의 중요성을 이해하는 데 도움을 주었다.

경종을 울리는 현실

평균수명

당신은 얼마나 오래 살 것 같은가? 삶의 질에 대한 생각은 잠시 접어두고(장수에 관한 많은 연구에서처럼) 미국과 기타 선진국들의 평균수명과 보건의료를 비교해보자. 한 국가의 보건의료 체계를 평가하는 주요 방법 중 하나는 그 나라의 사망률을 살펴보는 것이다.

1950년 미국은 상위 21개 선진국 중 평균수명이 '7위' 였다. 알다시피 그 후로 미국은 세계 어느 나라보다도 보건의료에 많은 자금을 투자했다. 1998년 미국은 보건의료에 GNP(국민총생산)의 13.6%인 1조 달러 이상을 썼다. 이 금액은 미국 다음으로 많이 투자한 국가보다 2배가 넘는 수준이다.[3] 미국은 MRI 및 CT 촬영기, 혈관성형술, 관상동맥우회술, 고관절 및 슬관절 치환술, 화학요법, 방사선 치료, 항생제, 첨단 수술기법, 최신 약물과 집중치료실이 구비되어 있다. 그러면 이 모든 의학적 발전이 미국인의 평균수명을 증가시켰을까?

1990년 미국의 평균수명은 40년 전 상위 21개 선진국에 속했던 국가들과 비교해 '18위'에 그쳤다.[4] 보건의료에 엄청난 돈을 쏟아 붇는데도 미국은 이제 평균수명 면에서 선진국들 중 가장 낙후된 나라의 하나이다. 세계 최고라고 자부하는 보건의료 체계가 실상은 얼마나 오래 사는지로 볼 때는 최악에 가깝다는 것이다.

나는 당신에게 얼마나 오래 살기를 기대하느냐고 물었는데, 이제 당신의 일생에서 말년 20년이 어떠할지 상상해보라. 투자한 만큼의 건강을 얻고 있을 것인가? 나는 그렇지 못할 것이라고 생각한다.

삶의 질

오늘날 환자들은 얼마나 오래 사느냐보다 그 기간에 얼마나 양질의 삶을 사느냐가 관심의 대상이란 생각이 든다. 당신도 그런가? 보건의료에 대한 접근법을 평가할 때 수명은 보통 가장 중요한 고려사항이 아니다. 알츠하이머형 치매로 가장 가까운 가족조차 알아볼 수 없다면 그런 상태로 오래오래 살고 싶을까? 퇴행성 관절염으로 인한 심한 관절통이나 요통으로 고생하며 살고 싶은 사람이 있을까? 미국에서 파킨슨병, 황반변성, 암, 뇌졸중과 심장질환으로 고통 받는 사람은 전례 없이 많다. 이제 '고령' 으로 사망하는 사람은 별로 없는 듯하다.

미국인 6,000만 명 이상이 심혈관 질환(심장과 혈관 질환)을 앓고 있으며, 그 중 1,360만 명 이상이 관상동맥질환을 지닌 환자이다. 지난 25년간 심혈관 질환으로 인한 사망자의 수는 감소했지만, 이 질환은 아직도 미국에서 사망 원인 1위를 달리고 있다. 매년 150만 명이 심장발작을 일으키고 이들 중 거의 절반인 70만 명 이상이 사망한다. 불행하게도 이러한 사망자들 가운데 약 절반은 심장발작 1시간 이내에, 병원에 도착하기 오래 전에 죽음을 맞이한다. 30% 이상의 환자들에서 나타나는 심장질환의 첫 증후는 급사이다.[5] 이 때문에 생활습관을 변화시켜 볼 기회도 없이 사망하게 된다.

암의 연구와 치료에 사용되는 막대한 돈에도 불구하고 암은 여전히 미국에서 두 번째 주요 사망 원인이다. 1995년 암으로 사망한 사람은 53만7,000명이었으며, 지난 30년간 암으로 인한 사망자의 수는 꾸준히 증가해왔다.[6]

미국은 지난 25년간 암 연구에 250억 달러 이상을 투자했으나 암으로 인한 사망률은 감소하지 않았다. 암 치료에 있어 큰 진전이 이룩된 것은 일부 암의 조기 진단 때문이지, 요즘의 암 치료가 만

족스럽다거나 아주 효과적이기 때문은 아니다.[7]

시력을 악화시키는 만성 질환인 황반변성을 앓는 환자들은 6개월 간격으로 안과 의사를 방문하는데, 의사가 질환의 진행 경과를 기록하는 일밖에 할 수 없다는 사실을 알고는 절망한다. 일부 경우에 레이저 치료가 미미한 효과를 보이기도 한다.

가까운 사람 중에 알츠하이머형 치매를 앓는 환자가 있다면, 치매 치료가 큰 도움이 되지 않는다는 사실을 확실히 알 것이다. 부모 한 분이 멀쩡한 정신 기능을 서서히 잃어가고 자신의 육체에 포로가 되어 버리는 상황을 지켜보는 것은 상당히 괴로운 일이다.

이제 처음부터 다시 시작할 때이다. 만일 우리가 진정으로 정직한 의사라고 자부한다면 이러한 환자들 대부분에게 제공하는 치료 대안들이 형편없는 수준이라는 사실을 인정해야 한다. 우리는 감염질환을 퇴치하였던 방식으로 이들 질환을 다룰 수는 없다. 따라서 의사와 환자 모두 오늘날 보건의료에 어떻게 접근할 것인지에 대해 시간을 가지고 곰곰이 생각해보아야 한다.

예방의학

오늘날 환자들은 압도적으로 만성 퇴행성 질환 중 하나 또는 그 이상에 걸리는 것이 불가피하다고 받아들이는데, 내게는 좀 당혹스러운 태도이다. 하지만 환자들은 이러한 진단을 받을 때 현대 의학이 자기들을 구원하고 약물이 자기들을 완치할 것으로 기대한다. 안타깝게도 환자들은 병이 난 후에 비로소 요즘의 치료가 실상 얼마나 비효과적인지 깨닫게 된다.

베이비 붐 세대가 50대에 들어서게 되면서 더욱 더 많은 사람이 자신의 건강에 신경을 쓸 것으로 생각된다.

지난달 가까운 친구 한명이 자신은 그저 죽을 때까지 건강하게 살고 싶다는 작은 소망을 내게 말했다. 여러분도 그러길 바라는가? 나도 그렇게 살고 싶다. 30년 넘게 개업의 생활을 하면서 판단하건데, 만성 퇴행성 질환이 나와 내 환자 모두에게 가져다 줄 고통과 통증은 상당히 심각할 것으로 전망된다.

이러한 이유로 나는 이 책을 썼고 이 때문에 나는 사후 치료보다는 예방의학을 권장한다. 여기서 '예방'의 의미를 짚고 넘어가야 할 필요가 있다.

전통 예방의학(조기 진단)

보건의료계는 예방의료를 추진한다고 자부한다. 그러나 이러한 접근법에 대해 충분히 생각해본 적이 있는가? 의사들은 분명 건강관리의 한 방편으로 환자들에게 정기 신체검사를 받으라고 권한다. 하지만 이 유용한 권유를 곱씹어 보면, 곧 의사들은 단순히 질병을 '조기에' 발견하려 한다는 결론에 도달한다. 가령 의사들은 습관적으로 팝 도말 검사(세포진검사), 마모그램(유방촬영), 혈액 검사와 신체검사를 시행한다. 이는 주로 환자에게 잠재적인 질환이 이미 존재하는지를 알아보려는 것으로, '예방된 것' 은 아무것도 없다.

물론 질환 진단은 빠를수록 환자에게 좋다. 그러나 여기서 내가 강조하고 싶은 점은 의사나 보건의료계가 환자들에게 건강을 어떻게 '보호해야' 하는지를 교육시키는 데 실제로 투자하는 시간과 노력은 미미하다는 것이다. 다시 말해 의사들은 그저 질환을 치료하느라 너무 바빠 퇴행성 질환을 원천적으로 예방하는 건강한 생활습관에 대해 환자들에게 교육시키는 데 신경을 쓸 겨를이 없다는 것이다.

진정한 예방의학

'예방' 이라는 수식어를 사용하려면 실제로 무언가를 예방해야 한다. 진정한 예방의학은 환자들이 3가지 접근법을 수용하도록 격려하고 지지하는 것이라고 나는 강력히 제안한다. 즉 건강하게 식사하고, 규칙적으로 운동하며, 고품질 영양 보조제를 섭취하도록 하는 것이다. 원천적으로 퇴행성 질환에 걸리지 않도록 환자들을 강하게 해주는 것이 진정한 예방이다. 그러려면 환자에게 동기를 유발시켜 주어야 한다. 하지만 대부분의 사람들은 위험의 본질을 진정으로 이해하고 나서야 비로소 생활습관을 바꾸려는 의지를 갖게 된다.

요즘 의학 분야의 맹점은 바로 이와 같이 진정한 예방의학을 실행하지 못한다는 것이다.

건강한 생활습관의 요소

운동

우리는 병을 막아내는 가장 큰 방어벽의 하나인 '숙주(host)', 즉 우리 몸에 대해 잊고 있었다. 나는 케니스 쿠퍼 박사가 예방의학 분야에서 선도적인 의사들 중 한분이라고 생각한다. 그는 '에어로빅' 이라는 단어를 만들었고 1970년대 초 이 운동을 유행시켰다.

오늘날 우리가 의심 없이 믿는 사실을 불과 30년 전에는 의학적으로 증명해야만 했다. 당시 의사들은 환자들에게 운동을 하라고 권하는 것이 옳은지를 놓고 학회에서 논쟁을 벌였다. 쿠퍼박사는 운동이 환자에게 가져올 수 있는 건강 혜택을 계속해서 주장했다. 70년대 말이 되자 의사들 대부분이 쿠퍼박사의 주장에 동의하고 적당한 운동 프로그램을 권장하기 시작했다.

1980년대 초 미국 공중위생국 국장은 적당한 운동 프로그램을 통해 얻을 수 있는 주요 건강 혜택을 망라한 지침을 발표했는데,[8]

이러한 이점들을 요약하면 다음과 같다:

- 체중을 감량시킨다.
- 혈압을 낮춘다.
- 뼈를 튼튼하게 하고 골다공증 위험을 감소시킨다.
- '좋은' HDL 콜레스테롤 수치를 증가시킨다.
- '나쁜' LDL 콜레스테롤 수치를 감소시킨다.
- 중성지방 수치를 감소시킨다.
- 체력과 근육협응을 증가시켜 낙상 위험을 감소시킨다.
- 인슐린에 대한 민감도를 개선한다.
- 면역계를 증강시킨다.
- 행복감을 전반적으로 증가시킨다.

이처럼 운동이 주는 이점들을 한번 훑어보기만 해도 건강에 많은 도움이 되리라는 판단이 든다. 적당한 운동 프로그램을 개발하겠다고 마음먹은 사람은 많은 다양한 질환을 예방할 수 있는 중요한 선택을 한 것이다.

건강한 식생활

식습관은 어떠한가? 의사들은 저지방 식사를 하고 매일 과일과 채소를 적어도 7그릇 먹는 환자들은 추가로 건강 혜택을 누린다는 사실을 알게 되었는데, 이들 이점은 다음과 같다:

- 체중을 감량시킨다.
- 당뇨병 위험을 감소시킨다.
- 심장질환 위험을 감소시킨다.
- 거의 모든 암 위험을 감소시킨다.
- 고혈압 위험을 감소시킨다.
- 고콜레스테롤 위험을 감소시킨다.
- 면역계를 증강시킨다.
- 인슐린 민감도를 증가시킨다.
- 에너지와 집중력을 증가시킨다.

건강한 식생활은 윈/윈(win/win) 전략이라는 사실을 직시하자!

영양 보조제

지난 7년 동안 의학문헌을 조사한 결과, 나는 고품질 영양 보조제를 복용하면 심지어 건강한 사람에게도 건강 혜택이 상당히 많다는 확신을 갖게 됐다. 간단히 말해 영양 보조제의 기본적 이점들은 다음과 같다:

- 면역계를 증강시킨다.
- 항산화 방어 시스템을 증강시킨다.
- 관상동맥질환 위험을 감소시킨다.
- 뇌졸중 위험을 감소시킨다.
- 암 위험을 감소시킨다.
- 관절염, 황반변성과 백내장 위험을 감소시킨다.
- 알츠하이머형 치매, 파킨슨병, 천식, 폐쇄성 폐질환과 기타 많은 만성 퇴행성 질환에 걸릴 위험을 감소시킬 잠재력이 있다.
- 몇 가지 만성 퇴행성 질환의 임상 경과를 개선할 잠재력이 있다.

규칙적인 운동과 건강한 식생활을 하고 동시에 보조제를 섭취하는 환자들이 실제로 일부 약물의 복용을 중단할 정도로 고혈압, 당뇨병과 고콜레스테롤을 개선할 수 있을까? 의학문헌은 확실히 이러한 접근법을 지지한다.

거의 모든 의사들은 환자들이 이러한 만성 질환에 약물을 사용하기 전에 우선 건강한 생활습관으로의 전환을 시도해볼 만하다는데 동의하나, 대부분은 처방전을 내줄 때조차도 생활습관 변경을 말로만 할 뿐이다. 사실 의사들은 환자들이 십중팔구 생활습관을 바꾸지 못할 것이고 현실적으로 유일한 구제 수단은 자신들이 처방하는 약물이라고 생각하는 것이 보통이다. 따라서 의사는 환자가 처음으로 고혈압, 당뇨병 또는 고콜레스테롤이란 진단을 받으면 그저 처방전부터 작성하기 시작한다.

환자들에게 선택할 기회를 주자

나는 지난 7~8년 동안 환자를 대하는 태도가 달라졌다. 즉 약물을 최우선이 아닌 마지막 수단으로 사용한다. 나는 실제로 약물 복용을 피할 수 있는 기회가 조금이라도 있다면 적극적으로 생활습관을 바꾸려 하는 환자들이 많다는 사실에 놀랐다. 물론 그렇지 않은 환자들도 여전히 있으며 이들에게는 얼마든지 약을 처방해줄 수 있다.

증세가 너무 심각해서 즉시 약물로 치료해야 하는 환자들도 있다. 하지만 이들에게도 언젠가 약물을 줄이거나 중단할 수 있을 것이라는 기대 하에 건강한 생활습관 변경을 통해 서서히 증세를 호전시킬 기회를 준다.

좋은 운동 습관과 건강한 식생활이 건강에 이롭다는 사실은 다들 안다. 그러나 고품질 영양 보조제의 복용에 따른 건강 혜택을 아는 사람은 거의 없다. 특히 의사들이 그러한데, 나도 그 무지한 의사들 중 한명이었다. 하지만 수많은 연구를 통해 건강한 식생활, 적당한 운동과 고품질 영양 보조제라는 트리오가 건강을 지킬 수 있는 최선의 방법임이 증명되었으며, 행여 건강을 잃었을 경우에도 회복하는 데 가장 좋은 방법이다.

데이비드의 이야기

이러한 이론의 실례를 보자. 데이비드는 유타 주에서 아내 및 아이들과 살면서 거의 평생을 운전면허시험 감독관으로 일했었다. 데이비드는 늘 건강했고 약을 복용한 적이 없었다. 그러나 1990년 초 그는 이상하게 피로하고 다리에 힘이 없었다. 그해 봄에는 다리를 끌고 다니고 때로 넘어지기까지 했다. 그는 여러 의사에게 가보았으며, 마침내 한 신경과 의사가 '백질뇌병증(leukoencephalopathy)' 이라는 희귀 질환에 걸린 것으로 진단을 내렸다.

데이비드는 분명 자신의 병명을 듣고 '이게 무슨 병이지?' 라는 반응을 보였을 것이다. 신경과 의사는 그에게 이것이 다발성 경화증과 아주 비슷한 진행성, 퇴행성, 탈수초화(demyelinating) 뇌질환이며 현재 별다른 치료법이 없다고 설명했다. 의사는 데이비드에게 죽음으로 몰아가는 질환이라 희망이 거의 없다고 말했다.

이 소식은 데이비드에게 절망이었다. 그는 낙담과 충격 속에 집으로 돌아왔다. 들어본 적도 없는 질환 때문에 죽어야 한다니. 의사의 말대로 데이비드는 점점 쇠약해졌다. 현기증이 오고 장과 방광을 조절할 수 없었다. 1993년 봄이 되자 휠체어 신세를 져야 했으며, 1995년 6월경에는 다리에 통증이 너무 심해 경구형 모르핀을 복용해야 했다. 이제 그는 모든 것을 아내와 아이들에게 전적으로 의존하고 지금까지와는 전혀 다른 삶을 살아야 했다.

1995년 11월 데이비드는 심한 인플루엔자에 걸려 더 허약해지고 팔과 다리는 혈액순환이 되지 않아 차가웠다. 주치의는 데이비드와 그의 가족에게 회복이 힘들 것이라고 말했고, 그가 백질뇌병증 때문에 1~2주 후 사망할 것으로 예상했다.

데이비드는 호스피스 프로그램의 관리를 받아 얼마 남지 않은 삶을 집에서 보낼 수 있었으며, 그와 가족은 장례 계획을 세우기 시작했다. 데이비드는 자신이 사랑한 모든 것을 잃는 슬픔 속에 가족과 친구들에게 작별 인사를 했다. 물론 몇 년 전부터 죽음을 받아들이기 시작했지만, 의사들이 예상했던 그 죽음의 때가 다가온 것이다.

그러나 데이비드는 크리스마스가 지나도록 살아 있었다. 침대에서 꼼짝할 수 없긴 했지만 죽지는 않았다.

몇 달이 지난 후 데이비드는 영양 보조제를 먹어보기로 했다. 그는 정제형 항산화제 및 미네랄과 포도씨 추출물을 복용하기 시작했다. 복용 5일도 안 돼 잠이 줄고 다소 기력이 생겼다. 보조제를 복용한 지 몇 주 후에는 짧은 시간이나마 침대에서 벗어날 수 있었으며, 어머니날에는 아이들에게 이끌려 꽃집에 가 예전과 같이 아내와 어머니를 위해 쇼핑까지 할 수 있었다. 데이비드는 매주 점점 강해지면서 삶에 대한 희망을 되찾았다.

데이비드는 1996년 여름 '로렌조 오일'이라는 영화를 보았다. 영화 속 주인공인 소년 로렌조는 데이비드와 비슷한 뇌질환이 있었다. 영화를 보면서 데이비드는 로렌조의 치료에 가장 중요한 역할을 했고 실제로 자신의 증세 악화를 억제한 것으로 생각되는 것이 포도씨 추출물이라는 사실을 발견하고는 놀랐다. 포도씨 추출물이 자신을 현저히 호전시킨 주요 요인일 수 있다고 깨달은 순간 데이비드는 더 많은 양을 복용하기로 했다. 그는 곧 이 추출물이 매우 강력한 항산화제이고 뇌척수액에 의해 잘 흡수된다는 사실을 알았다. 포도씨 추출물의 양을 늘리고 항산화제와 미네랄을 계속 복용한 결과, 데이비드는 놀라울 정도로 좋아졌다. 다리의 통증은 가라앉기 시작했고 다시 걷기 시작했다. 다리의 힘은 매주 지속적으로 증가해 약 2달 후 데이비드는 3년 만에 처음으로 교회까지 스스로 걸어갔는데, 아직 심하게 발을 질질 끌지만 어쨌든 걷는 것이 아닌가!

데이비드의 주치의는 모르핀 처방을 중단하고 증세 개선을 기록했다. 의사는 믿을 수 없었으나 부인할 수도 없었다. 데이비드가 가장 감동한 때는 운전면허시험을 다시 봐서 합격한 순간이었다. 그간 남의 시험을 감독해오다 그가 다시 혼자서 운전할 수 있게 된 것이다.

데이비드는 여전히 환자이며 병이 완치된 것은 아니다. 하지만 이제 그의 삶을 좌우하는 것은 질환이 아니라 바로 그 자신이다. 걸음걸이가 아직 좀 이상하나 그는 신경 쓰지 않는다. 그런 데이비드를 볼 때마다 나는 미소를 짓게 된다. 그의 회복을 지켜보는 것은 기쁜 일이었다.

데이비드의 경우는 내게 영양의학이 환자들의 모든 건강에 커다란 가능성을 열어준다는 확신을 가지게 한 많은 이유들 중 하나이다.

* * *

이 장에서 우리는 보건의료에 대한 미국의 접근법에 관해 이야기했다. 당신의 입장은 어떤가? 늙는 것이 두려운가? 향후 겪게 될지도 모를 만성 질환 또는 통증을 숙명으로 받아들이는가? 건강을 보장하기 위해 생활습관을 바꿔볼 용의가 있는가? 나는 충만하고 풍부한 육체 생활이 40세부터 감퇴해서는 안 된다고 생각한다. 나는 당신의 인생에서 매해는 최선의 해가 될 수 있다고 믿는다. 너무 짧게 살아가고 너무 오래 죽어가는 인생은 이제 그만둘 때이다. 그러기 위해서는 우선 우리 모두의 몸속에서 벌어지는 전쟁을 이해하여야 한다.

다음 장은 이에 관한 이야기이다.

제 3장 | 몸속에서의 전쟁

한번쯤 의자에 등을 대고 잠시 눈을 감은 채 숨쉬는 데 집중해보자. 어깨에 힘을 빼고 가능한 한 깊이 숨을 들이마신 다음, 서서히 숨을 내쉬는 일을 몇 차례 반복해보자. 온몸이 신선한 공기로 가득 차듯, 발끝까지 그 상쾌함이 느껴지도록 숨을 쉬어 보자. 잠시 멈췄다 서서히 숨을 내쉬어 보자. 기분이 한결 나아지지 않는가? 공기는 우리의 폐에 생기를 불어넣는다. 유산소 운동 또는 달리기를 통해 숨이 가빠지면 우리는 활기가 돋고 행복감마저 느낄 수 있다.

직업병인지 몰라도 나는 산소가 내 코로 들어와 폐에 다다르기까지 몸속 세포 안에서 일어나는 일련의 과정을 상상하곤 한다. 생명이란 복잡하게 얽힌 불가사의라는 점을 매번 숨쉴 때마다 깨닫는다. 나는 산소가 풍부한 신선한 공기로 내 폐를 채운다. 그러면 산소 분자는 폐포의 얇은 벽을 거쳐 인근을 지나가는 혈액으로 퍼지고 그곳에서 적혈구 속의 헤모글로빈과 결합하며, 이렇게 새로

산소 포화된 혈액은 박동하는 심장에 의해 뿜어져 다시 내 몸의 구석구석으로 간다. 그러면 헤모글로빈은 산소를 방출하고 방출된 산소는 세포 속으로 들어가 에너지와 생명을 준다.

체내의 모든 세포는 '미토콘드리아'라 불리는 난로를 가지고 있다. 나무 타는 소리를 내며 따스함을 선사하는 난로 앞에 있는 당신을 상상해보라. 난로는 늘 안전하고 조용히 타오른다. 그러나 가끔씩 떨어지는 불똥이 카펫을 태워 조그만 구멍을 낸다. 불똥 하나쯤이야 그리 신경 쓸 일이 아니지만, 만일 불똥이 몇 개월, 몇 해에 걸쳐 계속 튄다면 적어도 난로 앞의 카펫은 온통 누더기가 되고 말 것이다.

이와 비슷하게 미세 기관인 미토콘드리아는 세포 안에서 전자이전에 의해 산소를 환원시켜 ATP 형태로 에너지를 생성하고[1] 부산물로 물을 만든다. 이러한 과정은 100이면 최소 98번 문제없이 진행된다. 그러나 산소를 물로 환원시키는 데 필요한 4개 전자가 모두 늘 계획대로 움직여주지 않는다는 데 문제가 있다. 이때 "활성산소(free radical)"가 발생한다.

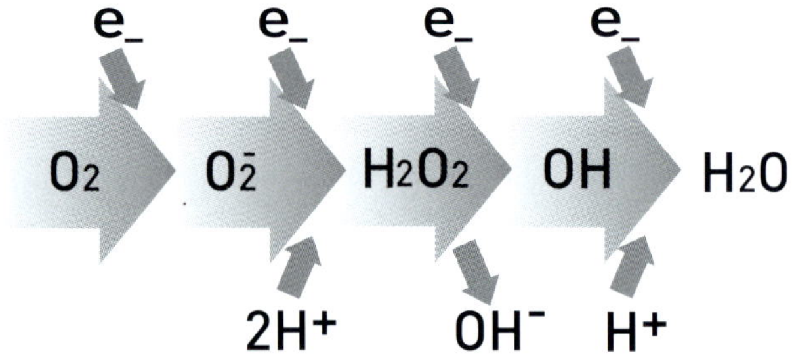

산소가 물로 환원되는 화학적 경로

난로에서 떨어진 불똥은 활성산소를 의미하고 카펫은 당신의 몸을 나타낸다. 몸 어디라도 활성산소에 의한 손상을 가장 많이 받는 부위가 먼저 닳아 잠재적으로 퇴행성 질환을 일으킬 수 있다. 만일 그곳이 눈 부위라면 황반변성 또는 백내장을, 혈관인 경우에는 심장발작이나 뇌졸중을, 관절강이라면 관절염을, 뇌인 경우에는 알츠하이머나 파킨슨병을 일으킬 수 있다. 세월이 흐르면 결국 우리의 몸은 난로 앞의 카펫처럼 아주 초라해질 것이다.

사람들은 산소의 "밝은" 측면과 그것이 가져오는 생명(난로의 온기처럼)만을 상상해 왔으나, 우리 대부분에게 생소한 이야기의 나머지 측면을 간과할 수 없다. 즉 날뛰는 활성산소는 우리에게 '산화 스트레스(oxidative stress)'를 유발한다는 것이다.

산화 스트레스는 거의 모든 만성 퇴행성 질환의 근본 원인이다. 이는 내부에서 일어나지만, 인체 외부 표면인 피부에서도 발생하기 때문에 관찰하기 쉽다. 여러 세대가 함께 촬영한 가족사진을 본 적이 있는가? 이들의 피부를 자세히 들여다보면, 가장 젊은 성원과 가장 늙은 성원 간에 현저한 차이가 존재함을 알게 될 것이다. 이러한 차이는 피부의 산화 스트레스에 기인한다. 이와 똑같은 쇠퇴 과정은 인체 내부에서도 일어난다.

산소의 어두운 측면

이미 언급했듯이 우리는 생화학적 연구를 통해 퇴행성 질환, 그리고 아마도 노화 과정 자체의 근본 원인은 활성산소가 유발하는 산화 스트레스임을 알게 되었다.

이들 활성산소의 격렬한 작용은 실제로 광 폭발을 일으킨다는 것이 화학적으로 증명됐다. 활성산소는 쉽게 중화되지 않으며, 연쇄반응을 일으켜 잠재적으로 위험한 질환을 초래한다. 당신의 몸속에서 말 그대로 '전쟁' 이 벌어지고 있다는 사실을 아는가? 소리 없이 날마다 산소가 분해되는 동안 목숨을 건 싸움이 일어나고 있다는 사실 말이다. 이 전쟁에 참여하는 매혹적이고 이목구비가 뚜렷한 인물들이 인체의 대사 과정에서 어떠한 역할을 수행하는지 알아보면 전쟁의 성격이 분명해진다:

적 : 활성산소

아군 : 항산화물질

아군의 후방 : 보조 영양소 – B 보조인자(비타민 B1, B2, B6, B12와 엽산)와 항산화 미네랄. 이들은 전선에서 싸우는 병사들을 위해 연료, 탄약, 식량과 정비병을 보급하는 역할을 수행한다.

적군 지원병 : 공기, 음식과 물에 함유된 오염물질, 과도한 스

트레스, 운동 부족 등과 같이 체내에서 생성되는 활성산소의 양을 증가시키는 조건

야전병원(MASH) : 활성산소로 인한 손상을 복구시키는 팀

활성산소는 주로 그 외부 궤도에 짝이 없는 전자가 1개 이상인 산소 분자 또는 원자이다. 세포 내에서 에너지를 생성하는 정상적인 대사 도중 산소를 활용하는 과정(산화라 불림)에서 활성산소가 만들어진다. 이들은 본질적으로 전하를 가지며 인근에 위치한 모든 분자 또는 물질로부터 전자를 가져오려는 성질을 지닌다. 이들은 이렇듯 격렬하게 움직여 체내에서 광 폭발을 일으키는 것으로 화학적으로 입증됐다. 아무튼 활성산소는 항산화제에 의해 서둘러 중화되지 않으면 한층 더 격렬한 활성산소를 생성하고 세포막, 혈관, 단백질, 지방 또는 심지어 세포의 DNA에 손상을 초래할 수 있다.[2] 과학 및 의학 문헌은 이러한 손상을 일러 산화 스트레스라 칭한다.

아군 : 항산화물질

신은 우리를 활성산소의 공격에 무방비 상태로 내버려두지 않으셨다. 사실 인체가 지닌 항산화 방어 시스템의 정교함을 살펴볼 때 나는 새삼 인간이 얼마나 놀랍고 대단한 창조물인지를 느끼고 아

주 감사할 따름이다. 우리는 실제로 몸속에 항산화물질 군단을 보유하고 있으며, 이들은 활성산소를 중화시켜 무해하게 만들 수 있다. 항산화물질은 마치 난로 앞에 세워 놓은 유리 벽 또는 촘촘한 철망 칸막이와 같아서 여전히 불똥(활성산소)이 튄다 하더라도 카펫(우리 몸)은 보호받게 해주는 역할을 수행한다.

항산화물질은 활성산소에 전자를 내주어 짝이 없는 전자에 균형을 회복시킴으로써 활성산소를 중화시키는 능력을 지닌 모든 물질을 말한다. 우리 몸은 심지어 이러한 기능을 가진 항산화물질을 스스로 만들어내는 능력을 보유한다. 사실 인체는 세 가지 주요 항산화 방어 시스템, 즉 슈퍼옥시드 디스뮤타제(superoxide dismutase), 카타라아제(catalase)와 글루타티온 페록시다제(glutathione peroxidase)를 생성한다. 이런 이름들을 외우는 것은 중요하지 않고 체내에 천연 항산화 방어 시스템이 존재한다는 사실을 깨닫는 것이 중요하다.

하지만 우리의 몸이 우리가 필요한 모든 종류의 항산화물질을 만들지는 못한다. 이러한 나머지 항산화물질은 음식이나 영양 보조제를 통해 섭취해야 한다. 체내 활성산소를 충분히 처리할 만큼 항산화물질이 가용한 한 우리 몸은 아무런 해를 입지 않는다. 그러나 활성산소가 가용한 항산화물질보다 많이 생성되면 우리 몸에서 산화 스트레스가 발생한다. 이와 같은 상황이 오랜 기간 지속될 때 우리는 만성 퇴행성 질환을 일으켜 몸속에서의 전쟁에 패할 수 있다.

따라서 균형이야말로 이렇게 지속되는 전쟁에서 승리하는 비결이라 하겠다. 우리는 공격과 방어의 균형을 유지해야 하며, 우리 몸은 항상 활성산소보다 많은 항산화물질로 무장해야 몸속에서의 전쟁에 승리한다.

우리는 대부분의 항산화물질을 채소와 과일에서 얻는다. 가장 흔한 항산화물질은 비타민 C, 비타민 E, 비타민 A와 베타카로틴이다. 우리는 음식에서 기타 수많은 항산화물질을 섭취할 수 있는데, 여기에는 코엔자임 Q10(CoQ10), 알파-리포산, 색상이 화려한 바이오플라바노이드 항산화물질 등이 있다. 중요한 점은 항산화물질들이 서로 상승작용을 일으켜 체내의 다양한 부위에서 활성산소를 무장해제한다는 것이다. 군대에 여러 종류의 전투 병력이 있는 것처럼 항산화물질들도 각각 주어진 역할이 있다. 일부 항산화물질들은 다른 항산화물질들을 사실상 재생시키는 능력을 보유해 보다 많은 활성산소를 중화시키는 데 일조한다. 예를 들어, 비타민 C는 수용성이고 따라서 혈액과 혈장 내의 활성산소를 표적으로 하는 데 최선의 항산화물질이다. 비타민 E는 지용성이므로 세포막 내에서 최선의 항산화물질이다. 글루타티온은 세포 자체 내에서 최선의 항산화물질이며, 알파-리포산은 세포막과 혈장 내 모두에서 효과를 발휘한다. 한편 비타민 C와 알파-리포산은 비타민 E와 글루타티온을 재생시키는 능력이 있어 이들이 다시 사용될 수 있도록 돕는 역할도 한다.

항산화물질은 많으면 많을수록 좋다. 우리의 목표는 생성되는 활성산소를 중화시키기에 충분한 수준 이상의 항산화물질을 보유하는 것이다. 이는 항산화물질 군단의 일원 모두가 항상 빠짐없이 균형을 이룰 때만 가능한 일이다.

아군의 후방

모든 군대는 전선 후방에 보급부대가 필요하며 이는 전투의 최종 결과에 중요하다. 단순히 체내에서 생성되는 활성산소를 중화시키는 항산화물질(또는 병사)의 양이 충분하다고 안심할 수는 없다. 병사들이 최상의 전투 능력을 발휘하려면 탄약, 식량, 식수, 의복 등 군수품이 계속 보급되어야 한다.

항산화물질이라는 병사는 활성산소의 위협에 맞서 전방에서 자신의 임무를 완수하기 위해 '충분한' 양의 기타 영양소를 보급 받을 필요가 있다. 우선 구리, 아연, 망간, 셀레늄과 같은 항산화 미네랄이 충분해야 하는데, 이들은 항산화물질의 화학 반응을 도와 항산화물질이 제 역할을 효과적으로 수행할 수 있도록 한다. 이러한 미네랄들이 충분하지 않으면 보통 산화 스트레스가 발생하게 된다.

또한 항산화물질은 제 임무를 적절히 수행하기 위해 효소 반응 과정에서 일부 보조인자(cofactors)를 필요로 한다. 보조인자는 정비병 또는 보급 장교, 연료탱크, 탄약 제조자와 같이 군 지원 시스템에 해당하며, 주로 엽산, 비타민 B1, B2, B6 및 B12 등 B 보조인자를 말한다. 그러므로 몸속에서의 전쟁에 승리하길 기대한다면 항산화 미네랄과 보조인자를 모두 충분히 비축할 필요가 있다.

전장은 실상 내가 방금 설명한 것보다 더 복잡하다. 우리 몸에서 생성되는 활성산소의 양은 매일 일정하지 않다. 매일 일어나는 정상적인 대사 및 산소 환원 과정에서 활성산소의 생성은 다양하며, 따라서 우리 몸의 방어 시스템은 언제 얼마만큼의 활성산소가 공격해올지 모르는 상황에서 전쟁을 이어간다. 우리 몸이 생성하고 그래서 중화시켜야 하는 활성산소의 양은 많은 요인들에 의해 증가한다.

그렇다면 우리 몸이 퇴치할 수 있는 수준보다 많은 양의 활성산소를 생성시키는 요인은 무엇일까? 나는 이 질문에 대해 꽤 오랜 시간 연구하였고 답을 찾기 위해 활성산소의 다양한 근원을 살펴봤다. 이제 그 주범들을 논의할 차례다.

활성산소를 생성시키는 주범

과도한 운동

케니스 쿠퍼(Kenneth Cooper) 박사는 그의 저서 『항산화 혁명(The Antioxidant Revolution)』에서 과도한 운동은 우리 몸이 생성하는 활성산소의 양을 현저히 증가시킬 수 있다는 점을 강조했다. 그는 격렬한 스포츠를 했던 운동선수 몇 명이 심장발작, 뇌졸중 및 암으로 조기 사망하는 것을 보고 심히 우려했다. 이들은 매일 오랜 시간 운동을 하면서 평생 30회 또는 40회의 마라톤을 했다고 한다.

이 항산화 책을 쓰기 위해 연구하던 중 쿠퍼박사는 과도한 운동이 잠재적으로 해를 끼칠 수 있음을 알게 됐다. 가볍게 또는 적당하게 운동을 하면 우리 몸이 생성하는 활성산소의 양은 조금만 증가한다. 반면 과도하게 운동을 하면 우리 몸에서 생성되는 활성산소의 양은 급상승하고 기하급수적으로 증가한다.

쿠퍼박사의 저서는 과도한 운동이 실제로 우리의 건강에 해로울 수 있으며, 특히 수년간 이러한 운동을 지속할 경우에 그렇다고 경고하는 것으로 결론을 맺었다. 쿠퍼박사는 모든 사람에게 적당한 운동을 권장하고 아울러 보조제로 항산화제를 섭취하라고 추천한다. 본격적인 운동선수야 어쩔 수 없이 격렬한 운동을 감수할 수밖에 없지만, 이들도 충분한 양의 항산화 보조제를 섭취해 이러한 운동과 균형을 맞추어야 한다.[3]

과도한 스트레스

운동과 마찬가지로 가벼운 또는 적당한 정신적 스트레스는 활성산소를 다소 증가시킬 뿐이다. 그러나 과도한 정신적 스트레스는 활성산소의 양을 현저히 증가시켜 결국 산화 스트레스를 일으킨다. 많은 압박을 받을 때 흔히 병이 난다는 점을 느껴본 적이 있는가? 친한 친구나 가족 중에서 오랜 기간 엄청난 스트레스를 받다 결국 암이나 심장발작을 일으킨 경우를 얼마나 보았는가?

내 환자들 가운데 평생 수차례 마라톤을 완주한 환자는 많지 않지만, 지속적으로 정신적 스트레스를 받는 환자는 수백 명이나 된다. 금전적, 직업적 및 인간적 압박은 우리의 인생을 아주 복잡하게 해 정신적 스트레스는 진료 시 내가 다루어야 할 가장 시급한 건강 문제이다. 일단 산화 스트레스의 심각성을 이해하기 시작했다면, 장기적인 정신적 압박이 당신의 건강에 미치는 위험을 알고 대책을 세울 수 있을 것이다.

대기오염

환경은 우리 몸에서 생성되는 활성산소의 양에 엄청난 영향을 미친다. 대기오염은 우리의 폐와 몸에서 산화 스트레스를 일으키는 주요 원인이다. 오늘날 주요 도시라면 어디든 운전을 해보면, 짙은 스모그를 볼 수 있을 뿐만 아니라 냄새까지 맡을 수 있다.

내가 1970년 콜로라도대학 의대를 다니던 시절이 생각난다. 신경과 순환근무 때 나는 아침 여섯시에 회진을 돌아야 했다. 그 전에 나는 서쪽 창가로 걸어 내려가 일출 광경과 그 햇살을 받아 눈부시게 빛났던 아름다운 로키산맥을 감상하곤 했다. 그런 다음 서둘러 회진을 시작했고 회진에는 매일 2시간 정도 소요됐다. 이 일이 끝나면 나는 1교시 임상 강의에 앞서 로키산맥의 그 아름다운 풍경을 좀더 보고 싶어 다시 뛰어갔다. 하지만 놀랍게도 그때쯤이면 산맥을 볼 수조차 없었다. 보이는 것은 짙고 붉은 스모그 사이로 어렴풋이 눈에 들어오는 흰 윤곽선뿐이었다. 사람들이 통근하는 그 2시간 동안 일어난 변화는 참으로 극적이다.

대기오염이 건강에 미치는 영향은 상당한 우려를 자아냈다. 오염된 대기는 오존, 이산화질소, 이산화황과 몇 가지 탄화수소 분자를 함유하는데, 이들은 모두 체내에서 현저한 양의 활성산소를 생성시킨다. 이들 독성물질에 날마다 노출되면 건강에 중대한 영향을 준다. 대기오염은 천식, 만성 기관지염, 심장발작과 심지어 암의 원인으로 지적되고 있다. 이러한 질환의 근본 원인이 바로 산화스트레스라는 사실을 이해함으로써 우리는 대기오염이 초래하는 손상으로부터 자신을 보호하는 전략을 개발할 수 있다.

우리는 또 다른 측면의 대기오염, 즉 석면 섬유와 같은 광물 분진에 대한 직업상 노출을 고려해보아야 한다. 석면에 철을 함유한 섬유를 추가하면 한층 더 많은 활성산소를 생성시킬 수 있다. 이와 같은 물질에 장기간 노출되면 폐암과 간질섬유증(interstitial fibrosis)을 일으키는 것으로 밝혀졌다. 직업상 위험은 이 외에도 많다. 즉 농부는 헛간과 곡식 저장고에서 일하면서 미세 먼지에 노출되며, 산업 근로자는 작업 중에 다양한 화학물질과 미세 먼지에 노출된다.

말할 필요도 없이 우리가 들이마시는 공기의 질이 우리의 건강을 좌우하는 셈이다.

흡연

우리는 일상에서 건강을 가장 위협하는 존재로 스모그나 화학물질을 떠올린다. 그러나 우리 몸에 최대의 산화 스트레스를 유발하는 물질은 담배 연기라고 하면 믿겠는가? 사실이다. 흡연은 천식, 폐기종, 만성 기관지염, 폐암 및 심혈관 질환 위험을 증가시킨다. 물론 우리 모두는 흡연이 인체에 백해무익하다는 사실을 알지만, 그 이유가 흡연이 몸속에서 생성하는 산화 스트레스의 양이란 사실을 아는 사람은 드물다. 담배 연기는 여러 가지 독성물질을 함유하며, 이들 물질은 폐뿐만 아니라 전신에서 생성되는 활성산소의 양을 증가시킨다. 흡연보다 극적으로 우리 건강 전반에 영향을 미치는 습관이나 중독은 없다.

니코틴만큼 중독성이 강한 것도 없는 듯하다. 미국 공중위생국 국장인 에버렛 쿱 박사가 흡연은 습관이라기보다는 일종의 중독이라고 규정하였을 때부터 우리가 흡연을 보는 시각은 완전히 바뀌었다.[4] 어떻게? 그는 니코틴의 중독성을 대중에게 알렸는데, 아마도 담배회사들은 이러한 사실을 반세기 전부터 알았을 것이다. 실제로 담배를 피우면 2~3주 이내에 니코틴에 중독될 수 있다는 강력한 증거가 있다.[5] 그러니 왜 사람들이 담배를 끊기가 그리 어려운지 이해가 되지 않는가? 내 환자들만 봐도 금연은 금주보다 훨씬 더 어렵다. 나는 흡연이 유발하는 건강 비용이 우리가 계측할 수 있는 수준보다 한층 더 많을 것이라고 생각한다.

간접흡연의 경우는 어떨까? 간접흡연에 현저히 노출된 사람은 천식, 폐기종, 심장발작과 심지어 폐암 위험이 증가한다는 연구 결과가 있는데,[6] 이러한 이유로 공공장소에서 흡연을 제한하는 법률이 많은 나라에서 통과됐다.

최근 당신은 담배 연기가 자욱한 공간에 들어가 본 적이 있는가? 지난달 대학교에 다니는 내 딸을 승용차로 귀가시키면서 기름이 떨어져 한 작은 마을에 들른 적이 있다. 기름 값을 지불하려고 주유소 계산대로 갔을 때 현지 주민 6명이 테이블에 둘러앉아 커피를 홀짝이면서 하나같이 담배를 피우고 있었다. 나는 기침을 하지 않고는 거의 숨을 쉴 수가 없었고 급기야 몸이 이상해지기 시작했다. 나처럼 담배 연기에 익숙하지 않은 사람들에게 간접흡연의 효과는 보다 분명히 인식된다. 당신도 비슷한 경험을 하였으리라 생각된다. 간접흡연에 매일 노출되면 당신의 건강이 중대한 영향을 받을 것이란 점은 자명하다.

음식과 물의 오염

목이 마른가? 1988년 미국 보건부는 미국에서 식수의 85%가 오염된 실정이라고 경고했는데, 지난 10년간 사정이 나아졌다고 믿을 수도 없다. 이제 5만종 이상의 화학물질이 우리의 식수원을 오염시키고 있다. 그런데도 놀라운 사실은 대개 정수장은 이러한 화학물질들 중 30~40종만 검사한다는 점이다. 게다가 납, 카드뮴, 알루미늄과 같은 중금속들이 대부분의 식수원을 오염시켜 버렸다. 미국에서 비규제 화학 폐기물 20만종 외에 규제대상 화학 폐기물 5만5,000종 이상이 전국에 걸쳐 지하수면으로 새어 들어가고 있다. 우리가 이렇게 오염된 물을 마시면 체내에서 활성산소의 생성은 현저히 증가한다.[7]

미국인들은 오늘날 전례 없는 양으로 생수, 여과수와 증류수를 마셔댄다. 그러나 증류수를 제외하면 당신이 비싸게 주고 사서 마시는 어떠한 물도 그 품질을 알 길이 없다. 이 시장이 규제를 전혀 받지 않는 시장이기 때문이다.

제2차 세계대전 이후로 6만종 이상의 신화학물질이 우리 환경에 유입됐다. 또한 매년 1,000종에 달하는 최신 화학물질이 환경에 유입된다. 우리의 식품은 대부분 제초제, 살충제와 살진균제를 사용해 생산된다. 우리가 이러한 식품을 섭취할 때 이 모든 화학물질이 산화 스트레스를 증가시키는 것으로 의학 연구에서 증명됐다. 일부 화학물질들은 다른 것들보다 더 위험하긴 하나, 이들은 모두 건강에 잠재적인 위험이 된다. 이들 화학물질로 식품업계는 전례 없이 풍부하게 식품을 생산하게 되었다. 하지만 우리의 건강이 치르는 비용은 얼마인가?

태양 자외선

사람은 20세 이전에 평생 쬘 햇빛의 3분의 2를 쬐어버린다고 한다. 이는 곧 지금 이 책을 읽고 있는 당신의 피부가 이미 유해한 태양 자외선에 노출되었을 공산이 크다는 점을 의미한다.

여러 연구에서 자외선은 인간 피부에서 활성산소의 생성을 증가시키는 것으로 나타났다.[8] 이는 다시 피부 세포 내의 DNA에 손상을 가하는 것으로 입증되었는데, 이러한 손상은 피부암으로 이어진다. 결론적으로 이 연구들은 산화 스트레스가 암 발병으로 이어진다는 직접적인 증거이다.

자외선 B(UVB)가 태양 광선에 의한 화상의 주범이지만, 자외선 A(UVA)와 자외선 B는 모두 피부 내에서 활성산소의 생성을 증가시켜 산화 스트레스를 일으킨다. 만약 당신이 자외선 차단 지수(SPF)가 30 이상인 선크림을 바른다면, 주로 자외선 B로부터 피부를 보호하게 된다. 이에 따라 우리는 피부에 화상을 입지 않기 때문에 보다 오래 태양 빛을 쬘 수 있다. 그러나 선크림은 피부의 보다 깊숙한 곳에서 현저히 더 많은 활성산소를 생성시키는 자외선 A로부터 피부를 보호하는 데는 그리 도움이 되지 않는다. 이는 부분적으로 지난 20년간 거의 모든 피부암이 5배나 증가한 이유를 설명할 수 있다.

이제 자외선 A와 자외선 B를 모두 차단하는 선크림이 시판되고 있다. 분명 당신은 자신과 자녀가 태양에 데거나 피부암에 걸리는 것을 방지하기 위해 바로 이런 종류의 선크림을 사고 싶을 것이다. 나는 모든 사람에게 피부에 난 착색된 점의 비정상적 증식이나 변화를 눈여겨 살펴보도록 권한다.

약물과 방사선 치료

내가 처방하는 모든 약물은 체내에서 산화 스트레스를 증가시킨다. 화학요법 약물과 방사선 치료의 주요 작용기전이 암세포에 산화 스트레스 손상을 유발해 사멸시키는 것이기 때문이다. 이로 인해 환자들은 이러한 약물과 치료를 감내하기가 아주 어려워진다. 산화 스트레스의 증가는 또한 부수적으로 정상 세포에 손상을 일으키기 때문이다.

모든 약물은 본질적으로 체내에서 이물질이고 따라서 인체는 이를 대사하여 체외로 배설하려 애쓴다는 사실을 기억하는 것이 중요하다. 이에 따라 간과 신체 전반의 많은 대사 경로에 대한 수요가 증가한다. 결국 활성산소의 생성이 증가하고 산화 스트레스를 일으킬 가능성이 증대된다.

21세기 선진국들은 약물에 지나치게 의존하고 있다. 미국 및 전 세계 약물 소비량은 어느 때보다도 높다. 비록 시판되는 모든 약물은 그 효능을 검증받은 상태이지만, 각 약물은 아울러 내재적인 위험을 지닌다. 중증 약물 부작용은 미국에서 주요 사망 원인 4위를 차지하고 있다. 사실인즉, 적절하게 처방되고 투여된 약물로 인해 미국에서 매년 10만 명 이상이 사망하고 200만 명 이상이 병원 신세를 진다.[9] 약물의 내재적 위험은 대부분 약물이 잠재적으로 유발할 수 있는 산화 스트레스에 기인한다.

* * *

만성 퇴행성 질환 중 70종 이상이 산소가 일으키는 "독성" 작용의 직접적 결과이다. 다시 말해 이러한 질환들의 근본 원인은 산화 스트레스이다. 의학의 발전에 따라 우리 모두가 늙어가면서 두려워하는 이런 끔찍한 질환들의 근원이 이제까지 의심받지 않던 산소의 어두운 측면이라는 사실이 입증됐다.

만일 당신이 낡은 차를 수리해본 적이 있다면 녹의 해로운 작용을 알 것이다. 녹은 지구상에서 가장 강력한 물질들 가운데 하나인 금속을 약화시키고 붕괴시킬 수 있다. 뒤뜰에 버려진 차처럼 우리 몸도 관리하지 않으면 문자 그대로 녹슬기 마련이다. 몸속이 천천히 부식되기 시작하다 금속의 약한 지점처럼 어느 부위든 먼저 닳아버리는 부위가 우리가 일으킬 퇴행성 질환의 종류를 결정하게 된다.

다행히도 우리 몸은 대단한 항산화 방어 시스템뿐만 아니라 놀라운 복구 시스템을 보유하고 있다. 다음 장에서는 이 야전병원(MASH)이 어떻게 몸속의 세포 내에서 벌어지는 전쟁으로 인해 불가피하게 발생하는 부상병들을 치유시키는지에 대해 알아본다.

PART 2

몸속에서의 전쟁에서 승리하기

WINNING THE WAR WITHIN

제4장 | 복구 시스템: 야전병원(MASH)

전쟁에서는 항상 사상자가 생기기 마련이다. 우리의 몸속에서 벌어지는 전쟁도 다를 바 없다. 우리 몸에는 대단한 항산화 방어 시스템이 있지만, 적은 이 시스템을 돌파해 지질(지방), 단백질, 세포벽, 혈관벽과 심지어 세포의 DNA마저도 손상시킨다. 많은 연구소가 단백질, 세포벽 지질, DNA 등이 산화된(활성산소에 의해 손상된) 경우에 이 손상을 제거하고 복구하는 시스템이 존재한다는 사실을 확인했다. 간단히 말해 우리 몸은 정교한 첨단 야전병원(MASH)을 갖추고 있다.[1]

의대 재학 시절 나는 베트남 전쟁에 파병되어 야전병원에 소속될 가능성이 높다는 점을 깨달았다. 내가 콜로라도대학 의대에서 교육받는 동안 대부분의 레지던트들은 베트남에 다녀왔고 인턴들 대부분도 베트남으로 가고 있었다. 그러나 세월이 흘러 내가 인턴 과정을 마칠 무렵에는 전쟁이 거의 끝나가 더 이상 징병이 없었다.

나는 베트남에 가보지는 않았지만, 부상당한 군인들이 온통 헬리콥터에 실려 오던 *MASH*라는 영화를 기억한다. 병사를 살리기 위해 계속 이어지는 긴장되고 분주한 수술 장면들은 아직도 나의 뇌리에 생생하다. 이와 똑같은 시나리오가 우리 몸속에서도 매일 일어나고 있다는 사실을 아는가? 우리의 몸 안에서는 초진 간호사(triage nurse), 마취의사와 외과의사가 정교한 팀을 이루어 내부에서 생성되는 활성산소(free radical)로 인한 손상을 복구하느라 여념이 없다.

우리 몸속에는 직접 및 간접 복구 시스템이 모두 갖추어져 있다. 직접 복구 시스템에 대해서는 아직 모르는 점이 많으나, 이것이 존재한다는 점은 확실하다. 우리가 보유한 지식의 대부분은 간접 복구 시스템에 관한 것이다.

보건의료 분야에서 초진 간호사는 어느 환자가 먼저 의사의 진료를 필요로 하는 위급한 환자인가를 판단하는 역할을 담당한다. 우리의 몸 안에도 이러한 "초진 간호사"가 있어 세포의 손상 부위를 인지하고 복구한다는 사실이 광범위한 연구를 통해 밝혀졌다.[2] 인체는 세포의 손상 부위를 단지 꿰매는 것이 아니라 사실상 세포를 완전 분해한 다음, 처음부터 다시 조립한다. 정말 놀랍지 않은가? 손상된 단백질은 재활용 아미노산으로 만들어져 완전히 새로운 단백질이 된다. 인체는 비슷한 방식으로 변형된 지방 및 DNA도 복구한다. 인체는 스스로를 치유하는 놀라운 능력을 내장하고 있다는 사실을 이해하는 것이 중요하다.

이러한 복구 시스템의 복잡성과 세포의 기능들을 곰곰이 생각해 보면서 나는 이것이 결코 되는 대로 일어나는 일이 아니라는 점을 알았다. 의대 1학년 때 나는 눈의 해부와 기능에 대해 공부했다. 눈의 복잡한 구조를 살펴보면서 나는 눈이 결코 우연하게 되는 대로 생겨난 것이 아니라는 것을 깨달았다. 망막은 12개의 복잡한 층과 수십억 개의 분화된 세포들로 이루어져 있다. 망막에서 간상체(rod)와 추상체(cone)는 광 파장을 모아 이러한 메시지를 뇌로 보낸다. 그러면 뇌는 이 신호를 해석하여 생생하게 움직이는 총천연색 시각을 창조한다. 잠시 당신에게 가장 가까운 곳에 있는 창문을 내다보아도 시각이 주는 선물에 감탄할 것이다. 이것은 우연의 결과가 아니라 정교한 창조물인 것이다!

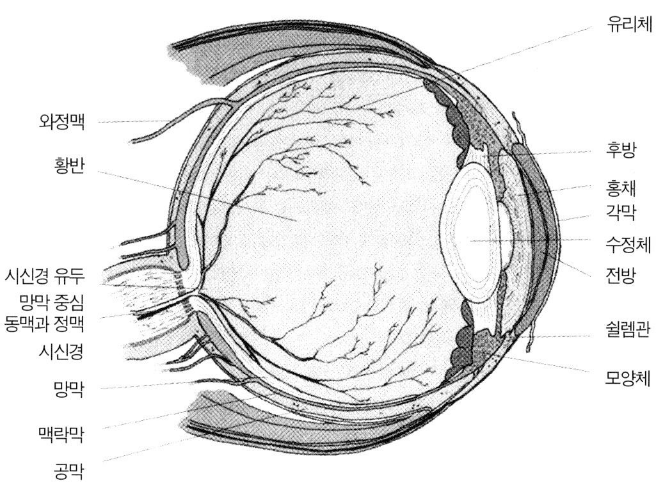

안구 단면도

이와 동일한 생각이 놀라운 인체 면역계와 항산화 방어 시스템을 연구하면서 내게 다시 떠올랐다. 나는 신이 우리의 진정한 치유자라는 것을 의심하지 않는다. “나를 굉장하게, 그리고 경이롭게 만들어주신 주님께 감사드립니다”라고 다윗은 외쳤다.[3] 신은 우리에게 돌보고 양성해야 할 굉장한 “갑옷(earth suit)”을 주신 것이다. 만성 퇴행성 질환에 대한 ‘최선의’ 방어는 내가 처방하는 약물이 아니라 우리 자신의 몸에서 제공된다.

이제 생화학 연구자들은 우리 몸을 이루는 세포 각각의 내부 작용과 복잡성에 관해 연구할 수 있게 되었다. 세포는 많은 초기 진화론자들이 생각했던 것처럼 단순히 변하지 않는 부드러운 겔을 함유한 껍데기가 아니다. 대신 세포는 복잡한 구조물, 유전 암호 및 전달 시스템으로 채워져 있고 이러한 시스템은 정교한 생화학 반응에 의해 생명을 유지시킨다.

잉크 펜을 볼 때 나는 플라스틱, 금속과 잉크가 무수히 오랜 세월 동안 나돌다가 어느 순간 우연히 이것들이 모여 펜을 형성했다고 상상해본다. 그러나 그 후 나는 ‘이것도 누군가에 의해 만들어진 것이다!’ 라고 생각한다. 인체는 심오하게 복잡한 창조물이며, 인체가 어떻게 작동하고 기능하는지에 대해 비밀을 풀면 풀수록 인체는 더욱 더 경이로워진다.

전쟁의 피해

우리의 몸에 대단한 방어 및 복구 체계가 내재함에도 불구하고 손상은 여전히 발생할 수 있다. 산화 스트레스는 이 모든 보호 시스템을 압도해 만성 퇴행성 질환을 초래할 잠재력을 지닌다. 특히 활성산소가 다량으로 생성되는 동안에는 방어 및 복구 시스템이 망가져 더 이상 무수히 손상된 단백질, 지방, 세포막과 DNA 구조물을 처리하지 못할 수 있다.

적절하게 복구되지 않으면 손상된 단백질은 추가로 세포 기능에 문제를 일으킬 수 있다. 지질이 손상되면 세포막은 경직되며, 콜레스테롤이 산화되면 종종 동맥이 경화된다. 아울러 복구가 불량한 DNA 사슬은 세포 돌연변이로 이어져 암이나 노화로 진행되기도 한다.

간단히 말해 우리 몸에 내장된 항산화 방어 및 복구 시스템을 과도하게 작동시키면, 몸에 심각한 손상이 발생해 결국 만성 퇴행성 질환을 일으킬 수 있다. 생화학 연구자들은 산화 스트레스에 의해 손상된 세포들에 대한 자신들의 추정치를 바탕으로, 항산화 효소 및 화합물들이 우리에게 유일한 보호 수단이라면 우리는 세포 내 생명 유지 기관들이 입는 이러한 손상으로 곧 죽게 된다고 한다.[4] 이 때문에 우리는 이 모든 천연 방어 시스템을 최적 상태로 만들어야 한다.

최선의 방어

인간이 에덴동산에서 나온 후 인간의 음식과 환경은 완전히 변했다. 결과적으로 우리의 몸은 문자 그대로 공격을 받고 있다. 대기 및 수질 오염, 흡연의 장기적 영향과 더 급해지고 압박으로 가득 찬 생활이 모두 우리 몸에 스트레스를 가한다. 심지어 우리의 식생활도 타격을 받았다. 우리가 먹는 식품은 이제 질 높은 영양소들이 현저히 결핍되어 있다. 1970년 미국인들은 패스트푸드에 약 60억 달러를 소비했으나, 2000년에는 1,100억 달러 이상을 썼다. 이제 미국인들은 고등 교육, 개인 컴퓨터, 컴퓨터 소프트웨어나 신차보다 패스트푸드에 더 많은 돈을 소비한다. 그들은 영화, 책, 잡지, 신문, 비디오와 음반을 합친 것보다 패스트푸드에 돈을 더 많이 쓴다.[5]

이 모든 요인들로 인해 활성산소는 이전 어느 때보다도 더 활성화되어 우리 몸에 손상을 가한다. 우리의 식사를 주요 항산화 비타민과 미네랄로 보충하는 영양의학만이 우리 몸의 천연 방어 및 면역 시스템을 강화하는 유일한 수단이다.

영양의학은 신이 창조한 천연 방어 시스템을 증강시켜 오염된 세상으로부터 우리의 건강을 보호한다. 우리가 몸이 기능하는 데 필요한 적절한 영양소를 최적 용량으로 섭취하면, 몸은 신이 의도한 대로 역할을 수행할 수 있다.

일단 당신이 산화 스트레스의 개념과 이것이 몸에 미치는 해로운 영향을 이해했다면, 그에 대처하여 이기는 방법을 알고 싶을 것이다. 당신은 우리 몸에서 생성되는 많은 활성산소를 처리하기 위해 항산화제와 이들을 보조하는 영양소를 어떻게 하면 충분히 섭취할 수 있는지 궁금해질 것이다.

이는 단순하게 들릴지 모르지만 우리의 건강에 있어서는 혁신적인 개념이다. 우리가 만성 퇴행성 질환을 예방하거나 지연시키면 시킬수록 그만큼 더 오래 건강한 삶을 즐길 수 있다. 우리는 모두 언젠가는 죽게 되나, 내 친구가 말했듯이 나 역시 죽을 때까지 건강하게 살고 싶다.

목표는 균형이다

내가 십대 초반이었을 무렵 연방정부는 은으로 된 주화를 발행하지 않기로 했다. 그러자 곧 순은으로 된 모든 옛 동전의 가치가 새로 주조된 동전보다 훨씬 더 높아졌다. 개인이나 업체 구분 없이 너도나도 은화를 사재기하기 시작했으며, 물론 우리 십대 역시 은화를 가능한 한 많이 모으려 했다.

나는 특히 운이 따랐다. 내 부친은 아이스크림 전문점인 데어리 퀸을 운영했고 매일 밤 동전 더미를 집으로 가져왔다. 나는 부친의 허락 하에 은화를 골라낸 후 가져나가 팔곤 했다.

나는 중심가에 있는 철물점의 육중한 나무문을 당겨 여는 일을 좋아했다. 오래된 나무의 케케묵은 냄새, 가구 광택 및 기름과 함께 "어서 와라, 아들!"하고 말하는 주인 스멜리 아저씨의 친절한 목소리가 나를 반기곤 했다. 아저씨는 내가 온 것을 보면 저울을 가져와 내 동전의 무게를 재었다(그는 무게에 따라 지불했다). 그는 구식 양팔저울을 사용했는데, 한 쪽 접시에 내 동전 꾸러미를 얹은 다음, 다른 쪽 접시에 추를 한 번에 하나씩 올렸다.

그가 내 동전과 균형을 맞추기 위해 하나씩 더 계속 황동 추를 올려놓아야 했을 때 나는 흥분 속에 숨을 죽이곤 했다. 거의 균형이 잡힐듯하면 그는 모자의 챙 아래로 나를 흘끗 보며 윙크를 했다. 저울이 마침내 완전히 균형을 이루었을 때 그는 "빙고!"라고 말했다. 그리고 그는 내 은화 모두에 얼마만큼의 돈을 지불할지 알려주었다.

산화 스트레스가 발생할 때 핵심은 바로 균형이다. 이러한 점에서 위에서 말한 이야기는 좋은 비유가 된다. 즉 우리의 몸은 항상 모든 은화(활성산소)와 균형을 이루기에 충분한 황동 추(항산화물질)를 올리려는 성질이 있다. 인체는 이 항산화물질들 가운데 일부를 만들지만, 이것으로는 전혀 충분하지 않다. 우리가 먹는 식품, 특히 과일과 채소는 우리 몸이 필요로 하는 여분의 항산화물질들을 전부 공급한다. 한두 세대 전만 해도 사람들은 지금에 비해 항산화물질이 현저히 더 함유된 보다 자연적이고 신선한 식품을 먹었다. 그러나 오늘날 우리는 영양소가 고갈된 고도 가공식품에 길

들여져 있는데다 환경에는 독성물질이 엄청나게 증가한 결과, 우리의 저울은 은화(활성산소) 쪽으로 균형을 잃었다.

우리 몸이 요구하는 수준의 항산화물질을 공급하기 위해서는 영양 보조제를 추가해 저울의 균형을 회복시킬 필요가 있다. 사실 우리는 황동 추(항산화물질)를 더 올려 그쪽으로 저울이 기울게 해 산화 스트레스를 예방하고 싶을 것이다.

동전에도 양면이 존재하는 것처럼 우리 몸이 처리해야 하는 활성산소의 양과 아울러 최적화된 항산화/복구 시스템이란 두 측면이 있음을 기억해야 한다. 다음 장부터 나는 일개인으로서 당신이 건강한 식생활, 적당한 운동과 고품질 영양 보조제를 통해 항산화 방어 시스템을 향상시킬 수 있는 방법을 보여주는 의학적 증거를 제시할 것이다. 더불어 내가 "최적화물질(optimizers)"이라 부르는 초강력 항산화제를 복용함으로써 잃었던 건강을 되찾을 수 있는 방법도 알려주려 한다.

먼저 영양의학이 얼마나 강력할 수 있는지를 몸소 체험한 사람의 경험담을 들어보자.

에블린의 이야기

에블린은 심한 교통사고로 여러 곳에 부상을 당해 입원하게 되면서 가족과 함께 자신의 거처를 워싱턴 주 스포케인으로 옮겼다.

그녀는 몸 좌측으로 근력 약화와 감각 저하가 있었으며, 의사들은 그녀가 이전에 일으켰던 뇌졸중과 관련이 있는 것이 아닌지 걱정했다. 검사를 반복해도 잡히는 것이 없어 그녀와 가족은 암울했다. 그녀의 몸에 무슨 일이 일어나고 있는지는 오리무중이었다.

의사를 18명이나 만나면서 6개월이 흘렀고, 그녀는 마침내 다발성 경화증이란 진단을 받았다. 산화 스트레스의 큰 원인들 중 하나는 부상이나 주요 수술인데, 에블린의 의사는 사고로 인한 외상이 다발성 경화증을 유발했다고 생각했다.

에블린은 이러한 진단에 대해 항상 긍정적 태도를 가지려 했고 병마와의 싸움에 결코 굴복하지 않을 것이라고 결심했다. 의사들은 다발성 경화증에 흔히 사용되는 약물인 베타세론을 그녀에게 투여하기 시작했다. 베타세론은 실제로는 면역계를 증강시키는 화학물질인 베타 인터페론으로, 고가인데다 환자가 감내하기도 아주 힘들다. 에블린의 몸은 이 약물을 간신히 감내하는 정도였으며, 약을 복용할수록 더 쇠약해졌다. 2개월 후 그녀는 약물 복용을 지속하지 않겠다고 가족과 의사에게 말했다. 가족은 약물로부터 얻을 수 있는 이득이 끔찍한 부작용을 감내해야 할 정도는 아니라는 판단에 따라 그녀의 의견을 존중했다.

"그때 전 처참했고 하루하루가 우울했어요"라고 에블린은 회상한다. "저는 창문 밖을 내다보며 잊혀지지 않는 질문을 되뇌었죠: 왜 하필 나야? 왜 하필 지금이야? 밤이 되면 복도를 배회하거나 거실 창문에 앉아 울면서 지샜어요. 이때 저는 가장 외로웠고 가슴

깊은 곳에서 우러나오는 감정을 토로할 수 있었죠."

에블린은 남편 및 자녀들과 함께 환자 동호회 모임에도 나갔다. 가족은 그녀가 편안하게 지낼 수 있도록 생활을 조정해 그녀에게 맞추려 했다. 그런 와중에 에블린은 갑작스런 시력상실의 위기에 직면했는데, 이는 다발성 경화증 환자들 중 일부에서 나타나는 증상이다. "저는 애들 침대의 발치에 앉아 잠자는 모습을 보면서 애들의 얼굴, 머리카락 색깔과 평화로운 표정을 머릿속에 새겨 애들의 모습을 잊지 않으려 했어요. 저는 일지를 써 제 아이들에 대해 기억할 수 있는 모든 것을 기록하려 했죠. 매 순간 순간이 제 삶의 마지막 장면이 될 것만 같아 소중했어요"라고 그녀는 회상한다.

머지않아 에블린은 쇠약해지기 시작했다. 이후 4년간 그녀는 계속해서 양쪽 다리와 궁극적으로 팔과 손에서도 힘을 잃었다. 그녀는 잠시 네발 지팡이를 쓰다가, 몇 달 후 보행 보조기가 필요했다. 더욱 좌절감을 일으키고 낙담시킨 것은 장 및 방광 정체를 경험하기 시작했다는 점이었다. 이로 인해 그녀는 불편했을 뿐만 아니라 여러 차례 방광 및 신장 감염을 일으켰다. 이제 그녀는 가족에게 전적으로 의존하지 않고는 육체적 및 정신적 필요를 해결할 수 없었다.

이 모든 역경 속에서도 에블린의 태도는 놀라웠다. 그녀는 보행 보조기나 가족의 도움 없이는 거의 한 발짝도 내딛을 수 없었으며, 친구들은 그녀의 쇠약한 몰골에 온통 충격을 머금은 표정을 감추지 못했다. 그러나 에블린은 포기하지 않았다. 한 남자의 아내이자 아이들의 어머니인 그녀는 자신의 질환에 대처하여 물리치료를 받았고 스스로 다발성 경화증을 연구하기 시작했다.

에블린은 일부 대체요법을 시도해보았지만 계속해서 쇠약해져 갔다. 그렇게 진단 후 거의 4년이란 세월이 흐르자 그녀는 질환 진행을 완화하기 위한 시도로 강력한 영양 보조제를 복용해 보기로 결심했다. 그래서 그녀는 일부 강력한 항산화 및 미네랄 정제와 함께 포도씨 추출물 및 '코엔자임 Q10(CoQ10)'이라 불리는 천연 영양소를 복용하기 시작했다. 그러자 수주 이내에 에블린은 몸이 나아지기 시작했다.

"수년 만에 처음으로 저는 잠을 푹 잤고 깨었을 때 기분도 개운했어요"라고 그녀는 전한다. "그러니 더 이상 낮에 잠이 오지 않았으며, 방광이나 장 장애도 사라졌죠. 전 제 인내력이 향상된 것을 경험했어요. 곧 다리와 팔에 힘도 돌아오기 시작했죠. 제 아이들은 제가 전화를 받으려 계단을 뛰어 올라오자 그만 경악해버렸어요. 제 딸 타샤는 제가 같이 줄넘기를 하려들자 놀라서 입이 딱 벌어졌죠. 전 오랜만에 처음으로 맨발로 걸어 나가 잔디의 감촉을 느낄 수 있었어요."

에블린은 계속 영양 보조제를 복용하면서 기타 놀라운 일을 많이 겪었다. 그중 하나로, 그녀는 사고 이전부터 심계항진(심장 두근거림)을 앓았다. 하지만 그녀는 다발성 경화증의 개선과 더불어 심장도 정상적으로 박동하고 있음을 깨달았다. 그래서 그녀는 심장 부정맥을 조절하는 노르페이스란 약물을 끊어도 될까 싶어 의사를 찾았는데, 그는 검사를 마친 후 그녀의 진료기록에 '모든 약물 중단'이라고 적었다. 에블린의 삶은 이렇듯 기적처럼 변했다.

어떤 기적이 일어났던 것일까? 에블린은 왜 그토록 증세가 호전된 것일까? 에블린을 진료했을 당시 나는 다발성 경화증 환자들 중 이 정도의 결과를 경험한 환자를 본 적이 없었다. 나는 증세가 재발했다가 관해되는 다발성 경화증 환자를 많이 보았으나, 이들의 전반적 기력과 신체 기능은 여전히 서서히 감퇴했다. 하지만 에블린의 이야기는 현저히 달랐다.

에블린은 당신이 곧 이 책에서 배우게 될 원리들을 적용해 몸속에서의 전쟁에서 승리할 수 있었다. 즉 그녀는 항산화제와 이들을 보조하는 영양소를 충분히 공급해 몸에 균형을 회복하고 산화 스트레스를 다시 억제했다. 그녀는 그렇게 하여 체내 천연 면역계를 증강시키면서 천연 복구 시스템도 향상시켰다.

나는 에블린이 계속해서 호전되어 이제 활동적인 삶을 영위하고 있어 기쁘다. 그녀가 보조제를 복용하기 시작한 지도 7년이 넘었다. 물론 그녀는 여전히 다발성 경화증 환자이고 주의를 요한다. 그러나 그녀는 삶을 마음껏 누리고 있다. 아직도 그녀는 다발성 경화증 환자들의 모임에 나가고 있지만, 이제 자신을 위해서가 아니라 남에게 용기를 심어주기 위함이다.

신경과 전문의는 에블린의 기적과 같은 반전에 대해 아직 어떻게 생각해야 할지 몰랐다. 그는 최근 그녀의 뇌를 MRI로 다시 검사해보도록 지시했는데, 놀랍게도 다발성 경화증에 전형적인 뇌

전역에 걸친 백색반(white plaque)이 현저히 감소했다. 이는 한 가지만을 의미할 수 있는 바, 그동안 치유가 이루어졌다는 것이다. 정상적으로라면 이러한 전형적 뇌 병변의 수는 오직 증가하기만 한다. 말할 필요도 없이 에블린의 신경과 전문의는 할 말을 잃었다.

이는 필수 영양소가 최적 용량으로 공급된다면 인체는 여전히 스스로를 치유할 능력을 보유한다는 강력한 증거이다. 에블린의 이야기는 몸속에서의 전쟁에 승리하여 얻는 혜택을 보여주는 한 예에 불과하다.

* * *

당신은 이제 산화 스트레스의 기본 개념을 이해하게 되었을 것이다. 그래서 이제는 산화 스트레스가 일으키는 만성 퇴행성 질환 각각을 좀더 자세히 살펴봄으로써 이러한 질환을 가장 효과적으로 예방하는 방법에 대해 보다 잘 이해할 필요가 있다. 만일 당신이 이미 중증 만성 퇴행성 질환을 앓고 있다면, 건강을 회복시키는 데 가장 효과적인 방법을 알게 될 것이다. 당신은 지금까지 알고 있는 예방의학과는 전혀 다른 접근법, 즉 세포 영양(cellular nutrition)이 가져오는 놀라운 결과를 보게 될 것이다.

제5장 | 심장질환 : 염증성 질환

우리는 매일 언론을 통해 콜레스테롤 문제의 심각성에 관한 이야기를 접한다. 제2장에서 언급했듯이 심장질환은 미국 내 사망 원인 1위를 차지한다. 나처럼 당신도 이러한 통계치와 언론 보도를 통해 콜레스테롤이 심장질환의 원인이라고 추정했을 것이다.

만약 그랬다면, 당신은 심장질환의 주범이 콜레스테롤이 아니라 혈관의 염증이라는 사실에 나만큼이나 놀랐을 것이다. 내가 연구한 바로는 미국에서 심장발작을 일으킨 환자들 중 반 이상에서 콜레스테롤 수치가 정상이었다.[1] 또 내가 발견한 놀라운 점은 심장질환의 원인이 되는 혈관의 염증을 현저히 감소시키거나 완전히 제거하는 것이 바로 영양 보조제라는 사실이다.

이와 같은 발견은 심장발작의 치료와 예방에 있어 가히 혁명적인 것이다. 당신은 콜레스테롤 저하에만 집중하기보다는 동맥 내에서 염증의 원인을 감소시키는 데 필요한 과정을 이해해야 한다.

이러한 접근법은 심장질환의 예방과 역전에 현저하고도 극적인 영향을 미칠 수 있다.

콜레스테롤이 어떻다고?

혈중 콜레스테롤 상승이 항상 관상동맥질환과 뇌졸중의 위험인자로 간주되지는 않았다는 사실을 알고 있는가? 내가 1972년 처음 의사 생활을 시작했을 때, 의사들은 콜레스테롤 수치가 320 미만이면 정상이라고 생각했다. 내 기억에 의하면, 콜레스테롤 수치가 280 또는 310인 환자들에게는 콜레스테롤 수치가 정상이니 걱정하지 말라고 일러주었었다.

콜레스테롤 수치가 높을수록 심장발작이나 뇌졸중에 걸릴 위험이 커진다는 사실을 깨닫기 시작한 것은 70년대 후반부터였는데, 매사추세츠 주 프래밍햄에 거주하는 수많은 환자들을 대상으로 한 프래밍햄 연구가 큰 영향을 끼쳤다. 이 연구에서 과학자들은 콜레스테롤 수치가 증가할수록 심장발작의 빈도도 증가함을 발견했다. 이 연구 이후로 콜레스테롤 수치가 200 이상이면 비정상으로, 240 이상이면 심장발작 위험이 높은 것으로 분류되었다.[2]

1980년대 초 의사들은 모든 콜레스테롤이 다 나쁜 것은 아니라는 사실을 알기 시작했다. 우리는 고밀도 지단백(HDL, high density lipoprotein) 콜레스테롤은 사실 몸에 유익하고 그 수치가 높을수록 좋으며, 몸에 나쁜 것은 저밀도 지단백(LDL, low density lipoprotein) 콜레스테롤이라는 사실을 알게 됐다. LDL 콜레스테롤은 동맥벽에 축적되어 죽상반(plaque)을 형성하고 동맥을 협소하게 한다. HDL 콜레스테롤은 오히려 돌아다니면서 동맥을 청소하는 역할을 한다.

이 발견 이후 우리는 총 콜레스테롤 수치를 검사할 뿐만 아니라 좋은 콜레스테롤과 나쁜 콜레스테롤이 얼마나 존재하는지도 측정하기 시작했다. 또한 총 콜레스테롤을 HDL 콜레스테롤로 나눈 비도 산출한다. 이 비가 낮을수록 환자가 심장질환에 걸릴 확률은 낮아진다. 이제 HDL과 LDL 콜레스테롤 수치를 둘 다 검사하는 것은 관행이다. 말할 필요도 없이 우리는 모두 콜레스테롤의 중요성과 LDL 콜레스테롤의 해로운 영향에 대해 잘 인식하고 있다.

내가 지금까지 한 이야기는 아주 상식적이다. 이제 당신은 상식적이지 않은 것이 궁금하지 않은가?

LDL 콜레스테롤은 실제로 '나쁜' 콜레스테롤이 아니다. 이것을 창조했을 때 신이 실수하신 게 아니다. 체내에서 만들어지는 원천적(native) LDL 콜레스테롤은 좋은 것이다. 사실 이것은 양질의 세포막, 기타 세포 기관과 우리 몸이 필요로 하는 많은 다양한 호르몬을 만드는 데 필수적이다. 우리는 이것 없이 생존할 수 없다. 사실 우리가 음식으로 이것을 충분히 섭취하지 못할 경우에 우리 몸은 이 형태의 콜레스테롤을 만들어낸다.

문제는 활성산소(free radical)가 원천적 LDL 콜레스테롤을 변화시키거나 산화시킬 때 발생한다. 진정으로 "나쁜" 것은 바로 이 변형된 LDL 콜레스테롤이다. 1989년 〈뉴잉글랜드의학저널(New England Journal of Medicine, NEJM)〉에 게재한 보고서에서 다니엘 슈타인버그(Daniel Steinberg) 박사는 환자들이 산화를 억제할 만큼 충분한 항산화물질을 체내에 보유하면 LDL 콜레스테롤은 나쁜 콜레스테롤로 변하지 않을 것이라고 가정했다.[3]

슈타인버그박사의 이론이 발표된 이후 수년간 그의 이론을 검증하거나 반증하려는 시도로 수백 건의 연구가 시행됐다. 당신은 과학자와 연구자들이 왜 슈타인버그박사의 새 이론에 이렇게 열의를 보였는지 알 것이다. 금년 한해만도 미국에서 심장발작을 일으킬 것으로 추산되는 환자 약 150만 명 중 거의 절반이 65세 미만이다.[4] 우리 모두는 무척 건강한 듯 보였던 친구나 사랑하는 사람들이 갑작스럽게 심장발작으로 사망하는 것을 보았다. 만일 슈타인버그박사의 이론이 사실로 밝혀진다면 아주 다양한 새 예방 및 치료법이 개발될 것이다.

1997년 마르코 디아즈(Marco Diaz) 박사는 슈타인버그박사가 처음 자신의 이론을 발표한 이래 주요 의학저널에 게재된 모든 연구 논문을 검토해보았다. 그 결과 디아즈박사는 체내에 항산화물질의 수치가 가장 높은 환자들에서 관상동맥질환이 가장 적다는 결론을 내렸다.[5]

이 기간 동안 실시된 동물실험들 또한 슈타인버그박사의 이론을 지지한다.[6] 이제 항산화제와 그 보조 영양소는 가장 무서운 살인자인 심장질환과의 전쟁에서 우리에게 새 희망이 되었다.

염증 반응의 본질

혈관에 염증을 일으키는 데 있어 LDL 콜레스테롤만이 문제가 되는 것은 아니다. 기타 주요 원인으로 '호모시스테인(homocysteine, 다음 장에서 설명한다)' 과 아울러 흡연, 고혈압, 고지방 식품과 당뇨병에 의해 유발되는 '활성산소' 가 있다.

동맥 내에서 발생하는 염증은 체내 기타 부위에서 발견되는 염증 반응과 아주 비슷하다. 나는 이 과정을 일반 용어로 설명하여 세포 수준에서 실제로 무슨 일이 일어나고 있는지에 관해 당신의 이해를 돕도록 하겠다. 이 과정의 세부사항에 얽매이지 말아야 한다. (이는 대부분의 의사들도 이해하기 어려우므로, 전부 다 이해하지 못하더라도 자책하지 마라.) 그 다음 나는 이러한 손상으로부터 가장 효과적으로 당신의 동맥을 보호할 수 있는 방법을 설명할 것이다. 사실 아주 간단한 방법이다.

다음 페이지에 전형적인 중간 크기 동맥의 단면도(그림 1)가 있는데, 당신은 '내피(endothelium)' 라 불리는 첫 번째 세포층을 보면 된다. 이것은 동맥의 얇은 내막 조직이다. 내가 향후 이야기할 모든 것은 이 얇은 세포층과 이 내막 표면 바로 아래 '내피하 공간(subendothelial space)' 이라 불리는 부위와 관련된다(그림 2 참조).

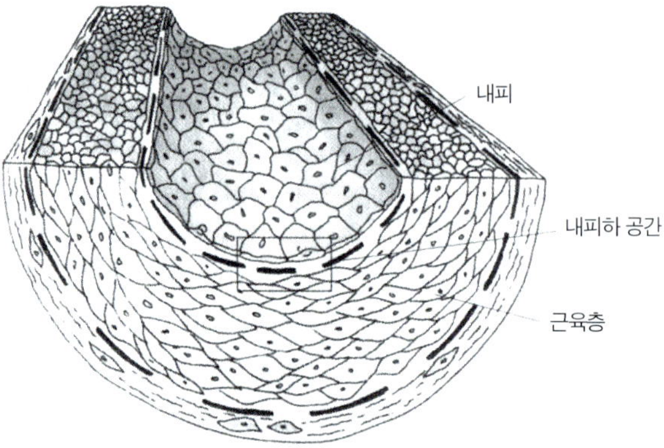

[그림 1] 정상 동맥

동맥의 내부 표면은 내피(endothelium)라 불리는 민감한, 단일 세포층으로 이루어져 있으며 그 아래로 근육층(muscular layer)이 있다. 내피와 근육층 사이는 내피하 공간(subendothelial space)이다. 여기서 모든 손상이 시작된다.

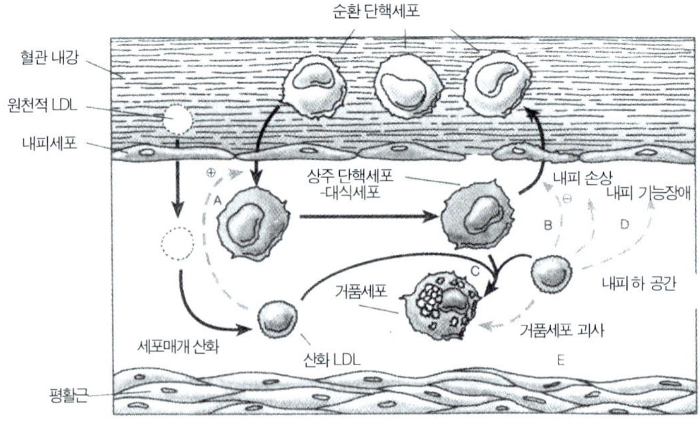

[그림 2] LDL 콜레스테롤의 산화

원천적(native) LDL 콜레스테롤은 실제로 내피하 공간에 갇히게 되는데, 여기에서 충분한 항산화물질이 존재하지 않으면 쉽게 산화될 수 있다. 산화된 LDL 콜레스테롤은 단핵세포(monocyte)란 백혈구에 의해 쉽게 "포식되며" 포식은 단핵세포가 문자 그대로 지방으로 "가득 찰" 때까지 진행된다. 이러한 포식은 LDL 콜레스테롤이 산화되지 않으면 일어나지 않는다는 점을 기억하자. 단핵세포가 산화된 LDL 콜레스테롤로 꽉 차게 되면 "거품세포(foam-cell)"로 변한다. 그러면 거품세포는 동맥의 민감한 내막에 산화 스트레스를 일으켜 손상을 입힌다. 이는 내피의 손상과 기능장애로 이어지며, 그러면 동맥경화 과정이 시작되어 가속화된다.

염증 반응은 4단계 과정이다.

1단계: 초기 내피 손상

내피는 극도로 민감한 내막으로 가장 작은 자극에도 상처를 입기 쉽다. 이제 거의 모든 연구자들은 산화 스트레스가 이 단일 세포층을 손상시키거나 자극할 때 동맥경화가 시작된다고 믿는다.

산화된 LDL 콜레스테롤, 호모시스테인과 과다한 활성산소가 이렇게 내피를 '손상시키는' 산화 스트레스를 유발한다. 이는 LDL 콜레스테롤이 동맥의 내막 바로 아래 부위(내피하 공간이라 불림)로 들어가 거기서 산화될 때 발생한다. 그러면 이 콜레스테롤은 동맥 내막을 자극하기 시작한다.

2단계: 염증 반응

우리의 몸은 이 동맥 내피를 보호하도록 고안된 방어 체계를 갖추고 있다. 만약 동맥 내피에 손상이 가해지면 우리 몸은 해로운 산화 LDL 콜레스테롤을 제거하고자 특정 백혈구(주로 단핵세포)를 파견해 대응한다. 여기서 단핵세포로 구성된 방어팀은 내피에 대한 자극을 최소화하려는 시도로 적들을 포식한다. 이러한 염증 반응이 성공하면 문제는 해결되고 동맥 내막은 복구될 것이다. 그러나 일반적으로 발생하는 과정은 이와 다르다.

단핵세포를 흰색 미니밴이라고 생각해보자. 이 미니밴이 돌아다니면서 아이들을 태우고 내려줄 곳에 내려줄 때, 자리와 안전벨트의 수가 한정되어 한번에 실을 수 있는 아이들의 수는 제한된다. 날씨가 좋은 날이면 이와 똑같은 경우가 단핵세포에도 적용된다. 우리가 건강할 때 단핵세포들은 돌아다니면서 원천적 LDL 콜레스테롤을 태우고 다른 원천적 LDL 콜레스테롤을 내려준다. 그리고 꼭 미니밴처럼 단핵세포들은 한번에 제한된 수의 원천적 LDL 콜레스테롤 입자만을 실을 수 있다. 이는 '천연 자동조절 기전(natural feedback mechanism)'으로 알려져 있다.

그러나 원천적 LDL 콜레스테롤이 산화되면, 이 콜레스테롤 입자들은 더 이상 무해한 어린이들이 아니다. 이제 이들은 인체에 위협을 가하며, 단핵세포도 완전히 다른 방식으로 이들을 태운다. 단핵세포는 계속해서 나쁜 산화 LDL을 모으기만 하지 밖으로는 하나도 내보내지 않는다. 이는 마치 고도 비만 청소년 일당이 운전사가 몇 명이 들어오는지 통제할 수 없는 상태에서 미니밴의 뒷문으로 마구 밀려들어오는 것과 같은 현상이다. 만약 이런 현상이 발생한다면 밴은 움직일 수 없고 곧 교통 체증을 일으키게 될 것이다.

단핵세포가 나쁜 콜레스테롤과 마주칠 때에도 비슷한 곤경에 빠진다. 천연 자동조절 기전이 없기 때문에 단핵세포는 너무나 많은 산화 LDL 콜레스테롤(지방)로 꽉 차 거품세포가 된다. 이것은 실제로 당신이 지금 마음속에서 그려보는 것과 똑같다. 즉 지방 덩어리처럼 생긴 세포이다. 이러한 거품세포는 동맥 내막에 부착되고 궁극적으로 동맥경화로 가는 초기 결손인 '지방 선조(fatty streak)'를 형성한다.

지방 선조는 염증성 병변이다. 이는 동맥경화에 이르는 과정의 초기 단계인데, 이 과정이 여기서 그냥 멈춘다면 인체는 이 결함을 제거할 기회라도 있다. 하지만 그렇지 않다. 어느 전쟁에서나 그렇듯 이 과정에서 부수적인 손상이 발생한다. 다시 말해 동맥 내막을 구성하는 얇고 취약한 세포층은 손상을 치유하기로 되어 있는 과정에 의해 오히려 한층 더 손상을 입어 염증이 확대된다. 그러면 더 많은 단핵세포를 끌어 모으고 다시 원천적 LDL 콜레스테롤은 산화 LDL로 변한다. 이는 동맥 내막 주변 부위의 만성 염증 반응으로 이어진다.

3단계: 만성 염증 반응

만성 염증은 심장발작, 뇌졸중, 말초혈관질환과 동맥류의 근본 원인이다. 이들은 합쳐 심혈관 질환(우리 몸의 동맥과 관련된 질환)으로 분류된다. 동맥의 염증이 지속될 때 방금 설명한 단순한 지방 선조는 변하기 시작한다. 염증이 더 많은 백혈구(주로 단핵세포)를 끌어 모을 뿐만 아니라, 단핵세포들은 더 많은 산화 LDL 콜레스테롤을 포식한다. 이는 훨씬 더 두꺼운 죽상반(plaque)으로 이어지며, 동맥경화 과정은 이제 상당히 진행되어 간다.

이 만성 염증은 또한 '증식'이란 과정을 통해 동맥의 근육층을 두껍게 하는데, 증식은 보다 많은, 보다 두꺼운 근육세포가 축적되는 과정이다. 결과적으로 동맥은 좁아지기 시작한다. 그림 3을 참조하라.

이상의 전 과정은 악순환이다. 죽상반이 축적될 뿐만 아니라 동맥 또한 두꺼워진다. 정상적으로 내피층은 '아산화질소(nitrous oxide)'라는 중요한 물질을 방출하여 잘 기능하게 된다. 그러나 염증 반응 동안에는 내피에서 아산화질소의 적절한 방출이 차단되어 내피의 기능이 불량하다. 이는 다시 혈소판이 죽상반에 달라붙게 하고 죽상반 주변 동맥이 경련을 일으키게 한다.

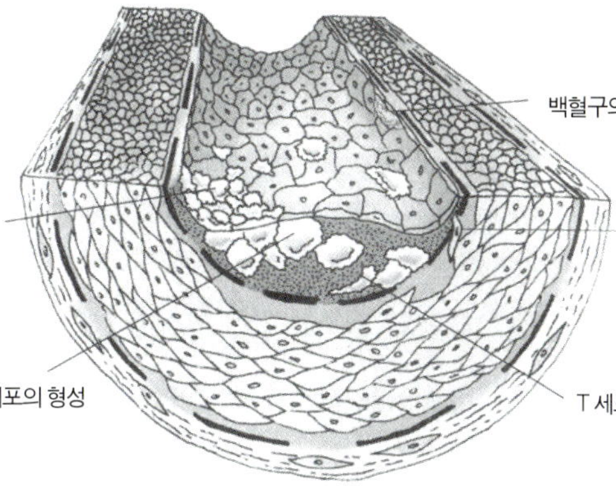

[그림 3] 협착 동맥

거품세포가 축적되면서 더 많은 단핵세포를 끌어 들이고, 이 단핵세포들도 결국 거품세포가 된다. 평활근이 증식하고 이 부위로 이동하기 시작하면서 동맥 내강은 좁아지기 시작한다. 동맥의 내막은 보다 기능이 저하되며, 이는 동맥 경련과 혈소판 부착을 초래해 내강 협착을 더욱 촉진한다.

4단계: 죽상반 파열

심장발작을 일으키는 환자들 가운데 약 50%에서 관찰되는 최종 사건은 이 죽상반들 중 하나가 파열되고 파열된 죽상반 주위에 혈전이 형성되는 것이다. 이와 같은 상황은 해당 동맥의 급성 및 돌연 완전 폐쇄를 야기하고 이로 인해 심장에서 그 부위로의 혈류가 차단된다. 이러한 위험을 초래할 잠재력을 지닌 죽상반은 흔히 작고 동맥에 현저한 협착을 유발하지 않을 수도 있다. 그래서 죽상반이 파열되기 전에 심장질환을 진단하기가 어렵다. (이제 당신은 죽상반이 파열되어 사실상 동맥을 차단하기 전까지 이 질환이 왜 그리도 조용하고 의심받지 않는지를 알았을 것이다.) 산화 스트레스 또한 죽상반의 붕괴를 야기할 수 있으며, 이는 결국 죽상반의 파열로 이어진다.

동맥은 완전히 막힐 때까지 계속 좁아질 수 있다. 당신은 관상동맥들 중 하나 또는 전부에 중증 협착이 있는지 알아보기 위해 동맥에 조영제를 주입하여 검사하는 시술을 받은 친구나 가족이 있을 것이다. 이 경우 환자들은 대개 흉통 또는 전문용어로 '불안정형 협심증' 의 증상을 보인다. 이와 같은 상황에서 의사들은 혈관성형술(동맥 풍선확장술)을 통해 혈관을 개통하거나 수술로 막힌 동맥을 우회하게 해준다.

만일 당신이 심장 전문의나 심혈관 외과의를 쫓아다니며 하루 종일 병원을 돌아본다면, 곧 그가 대부분의 시간을 '불 끄는 작업' 에 쓴다는 사실을 알게 될 것이다. 그는 통상적으로 염증 과정의 막바지에 있는 환자들을 치료하며, 온 정신을 영웅적으로 생명을 구하는 데 집중한다. 환자들에게 이 끔찍한 질환의 진행을 늦추거나 심지어 역전시키는 데 필요한 생활습관 변화에 관해 가르쳐 미래에 다시 자신의 진료를 요하지 않도록 하기에는 남은 시간이 많지 않기 때문에 소방수 역할을 하는 것이다.

연구 결과가 말해주는 진정한 예방

희소식은 항산화제와 이들의 보조 영양소들이 동맥 내 염증의 '모든' 원인을 제거하거나 현저히 감소시킬 수 있다는 것이다. 심장질환에 관한 수백 건의 임상연구들은 영양 보조제를 사용하면 건강에 상당히 유익하다고 한다. 이제 개별 영양소를 살펴보고 염증 반응을 늦추거나 예방하는 데 어떠한 역할을 하는지 알아보도록 하자.

비타민 E

비타민 E는 동맥경화 과정을 저지한다는 면에서는 가장 중요한 항산화제이다. 비타민 E가 이렇게 강력한 방어막을 제공하는 주요 이유는 지용성이기 때문이며, 이에 따라 비타민 E는 세포벽 내에서 제일 강력한 항산화제이다. 비타민 E는 사실상 LDL 콜레스테롤 내로 들어간다. 원천적 LDL 콜레스테롤의 세포막 내에 비타민 E의 수치가 높을수록 LDL 콜레스테롤은 변형이나 산화에 대해 저항력이 높아진다. 비타민 E는 원천적 LDL 콜레스테롤이 어디를 가든 그곳으로 따라간다.

앞서 언급했듯이 LDL 콜레스테롤은 동맥 내에서 산화되는 것이 아니라 얇은 내막을 통과해 내피하 공간으로 들어갔을 때에만 산화된다는 사실을 이해하는 것이 중요하다. 연구자들은 이제 혈장이나 혈액의 항산화제 함량이 높으면 동맥 내에서 이러한 변화가 일어나지 못하게 한다고 믿는다. 내피하 공간에서 주위 세포들이 제공하는 항산화 보호는 현저히 떨어지는 수준이다. 만약 원천적 LDL 콜레스테롤이 비타민 E를 많이 함유하면, 내피하 공간으로 들어간다 해도 산화를 막을 수 있다.

기억하듯이 단핵세포란 백혈구는 원천적 LDL 콜레스테롤을 태우고 내려주기도 하기 때문에 축적은 일어나지 않는다. 원천적 LDL 콜레스테롤이 변형되지 않도록 하는 것이 전체 염증 과정을 초기부터 예방하는 길이다.

비타민 C

최근 연구들은 비타민 C가 주로 수용성이기 때문에 혈액의 혈장 또는 액체 내에서 가장 좋은 항산화제라고 한다. 비타민 C 보충은 내피의 기능을 보존하고 보호하는 것으로 밝혀졌다.[7] 기억하겠지만, 내피의 기능장애는 염증 과정의 핵심이다. 이 얇은 동맥 내막을 온전히 보존하는 것이 최우선 관심사이므로, 비타민 C 보조제가 심혈관 질환을 예방하거나 감소시키는지와 관련해 수많은 연구가 이루어졌다.[8]

비타민 C는 또한 혈장 내와 내피하 공간 내 모두에서 LDL 콜레스테롤의 산화를 방지하는 것으로 입증됐다.[9] 비타민 C의 또 다른 장점은 비타민 E와 세포 내 글루타티온을 재생시키는 능력을 가져 이들이 반복해서 쓰일 수 있도록 해준다는 것이다.

글루타티온

글루타티온은 가장 강력한 세포 내 항산화물질이고 모든 세포 내에 존재한다. 관상동맥질환을 지닌 환자들은 동맥이 건강한 사람들보다 세포 내에 글루타티온의 수치가 낮다. 글루타티온은 내피하 공간 주위의 모든 세포에 함유되어 있기 때문에 핵심적인 항산화물질이다. 따라서 세포가 보다 많은 글루타티온을 만드는 데 필요한 영양소인 셀레늄, 비타민 B2, 나이아신과 N-아세틸-L-시스테인을 섭취하면 인체의 항산화 방어 시스템을 향상시킨다.

바이오플라바노이드

과일과 채소에는 수천 종의 바이오플라바노이드가 존재한다. 당신이 먹는 과일과 채소의 색상이 다양할수록 섭취하는 바이오플라바노이드의 종류도 다양해진다. 이들은 매우 강력한 항산화물질로, 항알레르기 및 항염 성질도 있다. 예를 들어, 적포도주와 포도주스에 함유된 '폴리페놀(polyphenol)' 이란 성분은 산화 LDL 콜레스테롤의 형성을 감소시키고 내피가 온전하게 보존되도록 돕는다.[10]

포도씨 추출물은 만성 염증 질환의 예방을 돕는 데 가장 좋은 바

이오플라바노이드 항산화물질로 생각된다.[11]

영양의학: 진정한 예방

연구자들은 심장질환의 근본 원인이 산화 스트레스로 인해 발생하는 염증이라는 사실을 밝혀냈다. 이제 임상의들(나와 같은 개업의들)은 이러한 정보를 받아들여 환자에게 실용적이고 유용하게 쓰일 수 있도록 할 필요가 있다. 그러나 의사와 연구자 모두는 기본 영양소를 약물로 취급하는 경향이 있다. 즉 각 영양소의 정확한 효능을 알아보기 위해 한번에 단 하나의 영양소에 대한 인체 반응을 연구한다는 것이다.

예를 들어, 이들은 우선 비타민 E로 연구를 시행하고, 다음 또 다른 연구에서 비타민 C를 살펴보고, 그 다음 별도의 연구를 통해 베타카로틴의 효과를 검토한다. 때로 임상시험은 확연한 건강 혜택을 보여주지 못해 의사와 연구자들은 해당 영양소를 추천하는데 주저한다. 이에 따라 흔히 보듯이 언론과 의학문헌에서 논란이 벌어진다. 의사들은 어떤 형태의 영양 보충이든 공식적으로 권장하기에 앞서 그 특정 영양소가 도움을 줄 것이란 점을 확실히 알고 싶어 한다. 그러나 이들은 영양의학에서 아주 중요한 '상승효과'를 간과하고 있다.

이 효과는 항산화제들이 '상호 작용하는' 방식을 말한다. 산화 스트레스를 멈추기 위해 인체는 모든 활성산소를 처리하기에 충분한 항산화제들이 필요하며, 이 항산화제들은 제 임무를 잘 수행하기 위해 보조 영양소들을 필요로 한다. 이러한 성분들은 서로 상승작용을 일으켜 산화 스트레스 퇴치라는 최종 목표를 달성한다.

나는 환자들에게 세포와 조직이 필요로 하는 모든 영양소를 최적 용량으로 공급하도록 제안한다. 염증 과정이 시작도 하기 전에 차단되기를 바라기 때문이다. 그러므로 LDL 콜레스테롤의 산화를 방지하기 위해 이 콜레스테롤 내에 가능한 최고 용량의 비타민 E가 함유되도록 권장한다.

나는 환자들이 내피를 온전히 보존하고, LDL 콜레스테롤의 산화를 감소시키며, 비타민 E와 글루타티온을 재생시키기 위해 비타민 C를 최적 용량으로 섭취할 필요가 있음을 알게 됐다. 또한 베타카로틴은 다양한 종류의 카로틴과 더불어 이러한 과정을 예방하거나 늦추는 데 필수적이다.

아울러 나는 세포 내에 글루타티온 수치를 증가시키기 위해 글루타티온 전구물질인 셀레늄, 비타민 B2, N-아세틸-L-시스테인과 나이아신을 공급하도록 추천한다. 다음 장에서 당신은 또한 엽산과 비타민 B6 및 B12가 심혈관 질환 위험을 감소시키는 데 중요하다는 점을 알게 될 것이다.

다시 말하지만, 이 모든 영양소는 상호 작용하여 동맥 내의 염증을 제거하거나 감소시킨다. 그 비결은 이 모든 영양소를 함께 보충하였을 때 나타나는 상승효과이다. 이 때문에 세포 영양이 우리의 건강에 아주 중요한 것이다.

다음 장에서 몸 안의 새 무법자인 호모시스테인을 만나보자.

제6장 | 호모시스테인 : 새로운 무법자

호모시스테인(homocysteine)이란 말을 들어본 적이 있는가? 혹시 의사가 당신의 호모시스테인 수치를 알아보기 위해 혈액검사를 권한 적이 있는가? 아마 없을 것이다. 이 장을 읽고 나면 틀림없이 왜 그랬는지 의아해할 것이다. 이 물질에 관해 들어본 적이 있는 사람은 거의 없고 이것이 심혈관 질환에 있어 콜레스테롤만큼 큰 위협을 가한다는 사실을 아는 사람은 더더욱 적다.

오늘날 세계적으로 전체 심장발작과 뇌졸중의 약 15%가 혈중 호모시스테인 수치의 상승만으로 발생한다고 추정되며, 미국에 한정하면 매년 심장발작 22만5,000건, 뇌졸중 2만4,000건이란 이야기이다. 아울러 900만 명 정도는 호모시스테인 수치 상승의 직접적 결과로 심혈관 질환을 앓고 있다.[1] 따라서 이 주요 살인자에 대해 보다 잘 알면 큰 도움이 되리라 생각하며, 특히 비타민 B군 보조제를 복용해 간단히 이를 교정할 수 있다는 사실을 알면 그러할 것이다.

호모시스테인이란?

호모시스테인 연구의 역사는 흥미로운데, 킬머 맥컬리(Kilmer McCully) 박사의 경력과 함께 시작된다. 1960년대 중반 하버드의대를 졸업한 촉망받는 병리학자이자 연구자이었던 맥컬리박사는 질환을 생화학적 차원에서 접근하는 연구를 좋아했다. 그의 명성은 자자했으며, 그는 곧 매사추세츠종합병원 병리학과 부교수 및 하버드의대 병리학과 조교수라는 존경받는 지위에 올랐다.

경력 초기에 맥컬리박사는 '호모시스틴뇨증(homocystinuria)'이라 불리는 질환에 특별한 관심을 가졌다. 이 질환은 '메티오닌(methionine)' 이란 필수 아미노산의 분해를 막는 유전적 결손을 가진 소아들에서 나타났다. 이 환아들은 '호모시스테인(homocysteine)' 이란 부산물이 체내에 엄청나게 축적되어 있었다. 맥컬리박사는 이러한 결손을 지녀 심장발작으로 사망한 어린 소년 2명에 관한 증례 보고서를 검토했다. 아직 8살도 채 안된 두 소년이 심장발작으로 사망한 것은 아주 놀라운 일이다. 소년들의 병리 슬라이드를 검사한 결과, 섬뜩하게도 그는 이들의 동맥 손상 정도가 중증 동맥경화를 지닌 노인의 경우와 비슷하다는 사실을 발견했다. 이 발견을 계기로 맥컬리박사는 호모시스테인 수치가 경도에서 중등도 수준이더라도 평생에 걸쳐 존재하면 보통 환자에서 심장발작과 뇌졸중의 원인이 될 수 있지 않을까 하는 의문을 갖

게 되었다.[2]

두 소년의 증례에서 관찰되듯이 호모시스테인은 우리 몸이 메티오닌이란 필수 아미노산을 대사할(분해할) 때 생성되는 중간 부산물이다. 메티오닌은 우리가 먹는 육류, 계란, 우유, 치즈, 흰 밀가루, 통조림 식품과 고도 가공식품에서 다량으로 발견된다. 우리 몸은 생존하기 위해 메티오닌을 필요로 하나, 이 영양소를 다량으로 함유한 식품 목록을 보다시피 우리는 메티오닌을 많이 섭취한다. 정상적으로 인체는 호모시스테인을 시스테인이나 다시 메티오닌으로 전환한다.

시스테인과 메티오닌은 양성 산물이고 전혀 해롭지 않다. 하지만 여기에 약점이 있다. 즉 호모시스테인을 분해해 시스테인으로 전환하거나 메티오닌으로 되돌리는 데 필요한 효소들은 이러한 일을 수행하기 위해 엽산, 비타민 B12와 비타민 B6를 필요로 한다는 것이다. 그러므로 이 영양소들이 결핍되면 혈중 호모시스테인 수치는 증가하기 시작한다.

그런데 우리는 왜 이전에 이 말을 들어보지 못한 것일까? 킬머 맥컬리 박사의 이야기로 되돌아가보자.

옳은 이론 – 시대를 잘못 만나다

맥컬리박사는 자신의 호모시스테인 이론을 60년대 후반과 70년대 초반에 여러 의학저널에 발표했으며 처음에는 대단한 환호를 받았다. 소속 대학 병리학과 과장이던 벤자민 캐슬 박사는 맥컬리 박사를 전폭 지원했고 그의 업적을 저명한 전문가 패널에 소개하기도 했다. 하지만 70년대 중반 경에 이 이론은 빛을 잃고 말았다.

캐슬박사는 정년퇴직을 했으며, 새로 부임한 학과장은 맥컬리박사에게 스스로 연구자금을 타내거나 이직하도록 요구했다. 그의 실험실은 지하로 옮겨졌다. 맥컬리박사는 오랫동안 연구에 몰두했으나 결국 시간과 돈이 바닥났다. 마침내 1979년 학과장은 호모시스테인과 심장질환에 관한 그의 이론이 증명되지 않았기에 하버드대학은 더 이상 그에게 일자리를 줄 수 없게 되었다고 통보했다.[3]

하버드의대와 매사추세츠종합병원에서 맥컬리박사의 직책은 연계되어 있었으므로 그는 1979년 1월 두 일자리를 동시에 잃게 됐다. 하버드의대 동기이자 당시 MIT 동맥경화센터 소장으로 있던 학자는 그의 이론을 "말도 안 되는 헛소리"이고 "대중에게 저지른 사기행위"라고 힐난했다.[3] 곧 매사추세츠종합병원의 홍보실장도 맥컬리박사에게 그의 호모시스테인 이론을 병원이나 하버드와 연관시키지 말도록 요청했다.[4] 그는 완전히 설 땅을 잃었다.

킬머 맥컬리 박사는 확실히 시대를 앞서갔다. 그러나 그저 오늘날 사망 원인 1위인 질환의 근원을 파헤치고자 한 사람에 대한 이 같은 적대감은 무엇 때문이었을까? 이런 비관론과 언어폭력의 동기는 무엇이었을까? 당시 집중적인 자금 지원을 받은 콜레스테롤에 대한 연구가 이유이었을까?

그 당시는 콜레스테롤-심장발작 이론이 각광받던 시기였는데, 킬머 맥컬리 박사의 가정은 명백히 이 이론의 향방에 대한 도전이었다. 심장 전문의로 텍사스대학 의대 학장이자 1979년과 1980년 미국심장협회(AHA) 회장을 역임한 토머스 제임스 박사는 "콜레스테롤 이외의 방향으로 가는 이론으로는 자금 지원을 받을 수 없었다. 다른 방향에 대한 연구는 의도적으로 방해를 받았다. 내 평생 그렇게 즉각적으로 적대적인 반응을 불러온 연구 주제를 다뤄본 적은 없다"고 말했다.[5]

모든 반대 이론이 침묵한 상황에서 콜레스테롤 이론은 활기를 띠었다. 제약회사들은 수십억 달러의 매출을 올리기 시작했으며, 심장발작과 뇌졸중은 단순히 혈중 콜레스테롤 과다로 인해 생긴다는 확신이 팽배했다. 제약회사들이 이러한 이론을 의료계와 일반 대중에게 납득시키는 일을 훌륭히 해냈다고 생각하지 않는가?

호모시스테인에 대한 관심 부활

1990년 메이어 스탬퍼(Meir Stampfer) 박사가 호모시스테인 이론에 대해 다시 관심을 불러일으켰다. 하버드 공중보건대학원 역학 및 영양학 교수인 그는 한 건강 연구에 참여한 의사 1만 5,000명의 혈중 호모시스테인 수치를 살펴보았다. 스탬퍼박사는 그 수치가 '경미하게 상승해도' 심장질환을 일으킬 위험이 증가한다고 보고했다. 호모시스테인 수치가 가장 높았던 남성들은 가장 낮았던 범주의 남성들에 비해 심장발작을 일으킬 위험이 3배 높았다.[6] 이는 호모시스테인이 심장질환에 독립적인 위험인자가 될 가능성을 보여준 첫 대규모 연구였다.

또한 1995년 2월 제이콥 셀헙(Jacob Selhub) 박사는 〈뉴잉글랜드의학저널(NEJM)〉에 게재한 보고서에서 호모시스테인의 혈장 수치가 높으면 뇌에 혈액을 공급하는 2개 주요 동맥인 경동맥의 협착 위험이 증가한다고 밝혔다. 아울러 그는 호모시스테인 수치가 높은 환자들은 대부분 그들의 몸에 엽산, 비타민 B12 및 B6의 수치가 낮다고 지적했다.[7]

또 다른 대규모 환자-대조군 연구인 유럽협동행동프로젝트(ECAP)는 호모시스테인 수치가 높을수록 심장발작을 일으킬 위험이 커진다는 점을 시사했다.[8] 그동안 정상으로 여겨졌던 호모시스테인 수치들이 갑자기 매우 위험한 수준으로 인식되기 시작했다.

연구자들을 한층 더 걱정하게 한 점은 호모시스테인 수치가 높으면서 동시에 기타 주요 위험인자(고혈압, 콜레스테롤 상승 또는 흡연)를 1개 이상 지닌 환자들은 혈관 질환 위험이 '극적으로' 증가한다는 사실이었다. 이러한 임상연구들의 결과는 호모시스테인 수치가 낮을수록 좋다는 근거를 제공했다.

그러자 갑자기 연구자들은 호모시스테인이 심혈관 질환에 독립적인 위험인자라는 주장을 사실로 받아들였다. 국립심폐혈액연구소(NHLBI)의 클로드 랑팡(Claude L' enfant) 소장과 같은 콜레스테롤 진영의 보수적인 지지자들조차도 "호모시스테인 상승의 위험이 완전히 증명된 것은 아니지만, 이것은 굉장히 중요한 연구 분야이다"라고 인정했다.[9] 오늘날 의학적 근거에 의하면 호모시스테인이 관상동맥질환, 뇌졸중과 말초혈관질환을 초래하는 데 역할을 할 수 있다는 점은 이론의 여지가 없다.

돈 있어! 경제 논리에 휩싸인 의학

이제 당신은 심장발작을 일으키는 사람들 중 절반 이상에서 콜레스테롤 수치가 정상인 이유를 이해할 수 있을 것이다. 그런데 왜 의료계는 맥컬리박사가 호모시스테인에 관한 가설을 발표한 지 25년이 되어서야 관심을 갖게 된 것일까?

하버드의대 교수이자 브리검여성병원 예방의학과 과장인 찰스 헤네켄스(Charles Hennekens) 박사가 들려주는 이야기를 들어보자. "우리는 급성 심장발작을 일으킨 환자들과 심장발작 생존자들의 치료에 아스피린이 주는 커다란 효과에 관해 알고 있지만, 아직 이 약물을 제대로 활용하지 못한다. 최근 FDA 자문위원회 모임에서 나는 만일 아스피린이 지금보다 절반만 효과적이고, 가격은 열배 비싸고, 처방을 받아야 하는 의약품이라면 사람들이 보다 진지하게 이 약물을 대할지도 모른다는 농담을 던진 적이 있다"라는 것이다.[10]

적어도 제약회사들은 이 약물을 보다 진지하게 대해 의사들에게 건강에 이롭다고 설득할 것이 분명하다. 여기서의 상황도 비슷하다. 아스피린처럼 하루에 몇 십 원밖에 안 드는 비타민 B 보조제는 상승된 호모시스테인 수치를 대부분 효과적으로 낮출 수 있다. "호모시스테인 연구를 지지하는 데 상업적 관심이 없는 것은 피할 수 없는 사실이다. 왜냐하면 이것으로 돈을 벌 수 있는 사람은 아무도 없기 때문이다"라는 스탬퍼박사의 말은 일리가 있어 보인다.[11]

의료계와 제약업계가 콜레스테롤을 저하시키는 합성 의약품으로 벌어들인 돈을 생각해보자. 매년 수십억 달러가 굴러들어온다. 당신은 콜레스테롤이 높으면 위험하다고 가르쳐준 사람이 누구라고 생각하는가? 대체 누가 〈유에스에이 투데이〉지에 콜레스테롤 저하의 중요성을 당신에게 알리는 전면광고를 내고 있는가? 바로 제약회사들이다. 왜 아무도 호모시스테인 저하의 중요성을 당신에게 깨쳐주는 TV 또는 신문 광고를 내지 않는 것인가? 그 이유는 비타민 B12, 비타민 B6와 엽산을 판매해서는 돈을 그다지 많이 벌 수 없기 때문이다. 말하기 슬프지만, 우리는 지금 의료 경제학의 파급효과에 휩싸여 있다. 혹시 이것이 킬머 맥컬리 박사가 하버드에서 그의 연구자금과 일자리를 다 잃게 된 근본적인 이유가 아니었을까?

맥컬리박사는 사람들에게 호모시스테인의 위험을 교육시키지 않음으로써 누가 가장 많이 이득을 보는지에 대해 묻는다. 그는 "지난 몇 백년간 수명이 가장 극적으로 개선된 것은 의학이 아니라 공중보건을 통해서였다. 그러나 공중보건은 수익성이 없는 것으로 잘 알려져 있다. 사람들은 질환을 예방해서는 이윤을 남기지 못한다. 이들은 의학을 통해서, 즉 중증의 말기 질환을 치료해 이윤을 챙긴다"고 말했다.[12]

호모시스테인의 정상 수치는 있는가?

체내에서 특정 세포 기관과 호르몬을 생성하는 데 필요한 콜레스테롤과는 달리 호모시스테인은 전혀 건강에 이롭지 않다. 호모시스테인 수치는 높을수록 심혈관 질환 위험이 커지며, 반대로 낮을수록 좋다. 어느 정도 밑이면 안전하다는 역치는 없다. 호모시스테인 수치는 가능한 한 낮출 필요가 있다.

실험실들은 대부분 호모시스테인 수치의 정상 범위를 5~15마이크로몰/리터(혈액 1리터 당 마이크로몰) 사이로 제시한다. 그러나 의학문헌에서는 이 수치가 7마이크로몰/리터를 초과하면 심혈관 질환을 일으킬 위험이 증가한다고 한다. 따라서 대부분의 환자들은 호모시스테인 수치를 7 미만으로 할 필요가 있다. 만일 당신의 수치가 12를 상회하면 매우 위험한 상태이다.

의료계에서 새로운 실체 또는 위험인자가 발견될 때마다 환자에 대한 검사 기준은 한참 뒤쳐지는 경향이 있다. 콜레스테롤의 경우에도 그러했고 호모시스테인도 그러할 것이다. 그러므로 당신의 의사가 호모시스테인 수치가 10 또는 11로 정상 범위이니 걱정하지 않아도 된다고 말하더라도 안심하지 마라. 만약 당신에게 아직 심혈관 질환 증후가 없다면 호모시스테인 수치를 적어도 9로, 이미 심혈관 질환 증거 또는 기타 심장질환 위험인자가 있다면 7 밑으로 낮출 필요가 있다.

호모시스테인 수치는 어떻게 낮추는가?

호모시스테인 수치가 높다면 두 가지 측면을 생각해보아야 한다. 하나는 당신의 식사에서 인체가 대사하고 분해해야 하는 메티오닌의 양이다. 메티오닌은 육류와 유제품에 많이 함유되어 있으므로 이들의 섭취량에 주의할 필요가 있다. 재미있는 사실은 이들에는 포화 지방과 콜레스테롤도 많이 함유되어 있다는 점이다. 따라서 우리는 이러한 식품들 대신 식물성 단백질과 함께 과일 및 채소를 보다 많이 섭취할 필요가 있다. 메티오닌은 필수 아미노산이긴 하지만, 우리는 식사를 통해 늘 충분한 양 이상으로 섭취한다.

다른 하나는 호모시스테인을 분해하기 위해 필요한 효소들이 효과적으로 작용할 수 있도록 엽산, 비타민 B6와 비타민 B12를 충분히 공급하는 것이다. 호모시스테인 상승의 해로운 측면을 보고한 연구들 모두가 아울러 비타민 B군 수치가 고갈되어 있음을 보여주었다는 점은 흥미롭다. 그래서 나는 모든 환자에게 엽산

1,000mcg(마이크로그램), 비타민 B12 50~150mcg과 비타민 B6 25~50mg을 섭취하도록 권장한다.

앞서 설명했듯이 호모시스테인 수치는 낮을수록 좋다. 나는 모든 사람이 가능한 한 7 아래로 내려가길 바란다. 내 환자들의 초기 호모시스테인 수치가 9를 상회하면, 나는 비타민 B군 보조제를 복용하게 하고 6~8주 이내에 다시 체크한다. 이러한 비타민 B군 요법으로 호모시스테인 수치는 15~75% 가량 떨어진다. 하지만 모든 환자가 비타민 B군만으로 충분한 반응을 보이지는 않을 것이다. 이런 경우 나는 이 환자들이 메틸화(methylation)에 전반적인 문제를 지니고 있다고 의심한다. 메틸화는 인체가 체내에서 호모시스테인을 양성인 또는 무해한 산물로 환원시키는 데 사용하는 생화학적 과정이다.

메틸화의 결함

메틸화의 결함은 호모시스테인 수치를 상승시킬 뿐만 아니라 주요 만성 퇴행성 질환 중 일부, 특히 일부 암과 알츠하이머형 치매에서 핵심적인 근본 문제들 가운데 하나이다. 사실 내가 이 장을 쓰는 동안 알츠하이머형 치매에 걸릴 위험이 높은 사람을 가려내는 새 검사법이 개발되었다는 연구 결과가 막 보고돼 굉장히 기대하며 읽어보았다. 이 검사법이 무엇을 체크하는지 짐작할 수 있겠는가? 그렇다. 바로 호모시스테인의 혈중 수치이다.[13] 나는 지난 수년간 내 진료실에서 이 검사를 계속 실시해 왔는데, 호모시스테인 수치의 상승은 비타민 B 결핍의 지표일 뿐만 아니라 체내 "메틸 공여체(methyl donor)"의 수치 감소에 대한 지표도 된다는 사실 때문이다. 메틸 공여체는 체내의 호모시스테인 수치를 감소시키는데 필요할 뿐만 아니라 뇌가 필요로 하는 주요 영양소를 생성한다.

가장 저렴하고도 훌륭하게 호모시스테인 수치를 감소시키는 메틸 공여체는 '비테인(betaine)' 혹은 '트리메틸글리신(trimethylglycine, TMG)이다. 만일 호모시스테인 수치가 바람직한 수준으로 떨어지지 않을 경우에 나는 일일 비타민 B군 보조요법에 TMG 1~5g을 추가한다.

맥컬리박사에 대한 결론

1997년 8월 10일자 〈뉴욕타임스〉에 '킬머 맥컬리의 흥망성쇠'라는 제목의 기사가 실렸다. 이 기사는 그에 관한 이야기의 결말을 상세히 보도하면서 여기서 우리가 표명한 우려에 대해 흥미로운 관점을 제시했다:

> 맥컬리박사의 얼굴에는 20년 전이라면 더 크게 드리웠을지도 모를 실망의 그림자가 잠시 스쳐 지나간다. "지난 10월"이라고 그는 말문을 열

> 면서 "매사추세츠종합병원 병리학과의 친목회에 초대를 받았는데, 거기서 내가 학과를 떠나도록 하는 데 관여한 사람들 중 한명을 만나게 되었어요. '이제 보니 자네가 옳았어' 라고 그가 말하더군요. 벌써 20년이란 세월이 흘렀고 내 경력은 거의 끝났습니다. 잃어버린 20년이지만 어찌할 도리가 없지 않습니까, 안 그래요?"라고 한숨을 내쉰다.[14]

더욱 안타까운 사실은 당시 맥컬리의 복직을 막았던 정치 및 경제 세력들이 오늘날 더욱 강력해졌을 수 있다는 점이다. 지난 4월 〈뉴잉글랜드의학저널(NEJM)〉은 '공격받는 메신저 – 특수 이익집단에 의한 연구자 위협' 이란 제목의 논설을 게재했다. 거기에는 이익집단, 의사협회 또는 대학 자문위원들에 의해 괴롭힘을 당한 사례 3가지가 실렸는데, 이들은 흔히 자신들이 제약사와 맺고 있는 긴밀한 관계를 공개하지 않는다. 어떤 연구가 자금 지원을 받고 홍보되어야 하는지와 관련해 점점 더 많은 압력단체가 가세함에 따라 "이런 공격은 보다 빈번해지고 신랄해질지도 모른다"라고 논설은 지적했다.[15]

맥컬리박사는 호모시스테인의 위험성을 알고 있었다. 나는 그가 또한 비타민 B군 보충이 이 위험을 저렴하고도 안전하게 예방해준다는 사실을 알고 있었을 것으로 확신한다. 그는 거대한 정치 세력에 맞서 있었고 이제 진실은 밝혀졌다. 의사들이 여전히 환자들의 호모시스테인 수치를 검사하기를 그토록 꺼려하고 환자 모두에게 비타민 B군을 권장하지 않는 이유는 우리에게 의문이다. '영양의학에 무지한 의사들이 환자를 죽음으로 몰 수 있다.' 특히 호모시스테인이 심장질환에 있어서 콜레스테롤만큼이나 중요한 위험인자라는 사실을 고려해볼 때 말이다.

새로운 심장질환 검사법

초민감도 CRP(Ultrasensitive CRP)

의료계가 관상동맥질환이 콜레스테롤 질환이 아니라 확실히 염증성 질환이라는 사실을 깨닫기 시작하면서 의학문헌에 환자를 평가하는 효과적인 방법을 의사에게 소개하는 임상연구들이 점증하고 있다. 여러 연구들은 동맥 내에 존재하는 염증의 양을 알려주는 체내 다양한 산물에 주목했다.

이렇게 가장 선호되는 혈액검사 한 가지는 '고민감도 C반응성 단백(highly sensitive C-Reactive Protein, hsCRP)' 검사이다. 이 검사는 현재 존재하는 동맥 염증을 측정해 사실상 콜레스테롤 수치보다 심장질환에 걸릴 위험을 더 잘 예측한다. hsCRP를 시행함으로써 의사는 콜레스테롤 수치가 정상이면서도 여전히 심혈관 질환을 일으킬 위험이 높은 환자들을 확인할 수 있다.

혈중 호모시스테인 수치 (Homocysteine Blood Levels)

공복 혈중 호모시스테인 수치 검사는 쉬울 뿐만 아니라 심혈관계의 문제 여부를 확인하는 데 중요하다. 실험실 간에 검사가 보다 표준화되면 더 널리 보급될 것으로 기대된다. 현재 혈청 호모시스테인 수치 검사의 비용은 45~150달러이다.

심장 석회화 점수 (Heart Calcification Scores)

대부분의 의료센터는 이제 관상동맥 내에 존재하는 석회화(또는 죽상반 축적) 정도를 측정할 수 있도록 CT 촬영기에 변경을 가한 상태이다. 이 검사는 간단하고 비침습적이나, 비용이 보통 250~600달러나 된다. 나는 이 검사를 심장질환의 현저한 위험인자들을 지녔거나 심장질환 가족력이 강한 모든 환자에게 추천한다.

검사에서 석회화가 보인다면, 의사는 환자의 문제가 얼마나 심각하고 얼마나 적극적으로 치료해야 하는지 감을 잡게 된다. 기어하듯이 30% 이상에서 심장질환의 첫 증후는 급사이다. 나는 이 검사가 아주 유용하고 내 환자들에게 동기를 부여한다는 점을 발견했다.

* * *

나는 당신이 의사에게 이러한 검사들 중 하나 또는 전부를 시행해달라고 요청하기를 바란다. 먼저 보험회사에 문의해 이 검사들에 보험이 적용되는지를 확인하도록 한다. 전통적인 화학 및 콜레스테롤 검사와 함께 이 검사들은 어느 환자가 심혈관 질환에 걸릴 위험이 높은지를 확인하는 데 도움이 된다. 모든 의사의 초점은 이와 같은 과정을 예방하거나 늦춰 자신의 환자들이 외과의사의 손에 내맡겨지지 않도록 하는 것이어야 함은 분명하다. 당신도 이 말에 공감이 가지 않는가?

제7장 | 심근병증 : 치유를 향한 새 희망

나와 죽마고우인 웨인에 대한 이야기를 잠깐 하고자 한다. 우리는 사우스다코타 주에서 미주리강을 끼고 있는 작은 마을에서 같이 자랐다. 그의 아버지는 고등학교 내내 나의 농구 코치이었으며, 웨인은 나보다 나이가 어림에도 스포츠에서는 항상 나와 막상막하였다. 사실 나는 고등학교 3학년 때 하프마일 육상경기에서 지역 고등학교 신기록을 수립했는데, 웨인이 2년 뒤 이 기록을 깼다. 웨인과 나는 둘 다 사우스다코타대학에 진학했고 함께 학교 육상팀에서 활동했다. 대학 졸업 후에도 웨인은 계속해서 운동을 했고, 자전거도 열심히 탔으며, 아직도 가끔 달린다. 나는 절정의 몸 상태를 유지하기 위해 그가 기울인 노력을 존경했다.

그런 그를 아는 나였기에 한여름 어느 날 내 진료실로 들어온 웨인을 보는 순간 심히 걱정하지 않을 수 없었다. 안색은 형편없었으며, 그는 심장이 곧 가슴 밖으로 튀어나올 것처럼 느껴진다고 호소했다. 나의 옛 경쟁자는 지치고 기운이 없어 보였다. 그는 약 3개월 전에 심한 독감에 걸렸는데 어떻게 해도 낫지 않더라는 얘기를 했다. 그가 어떤 일을 하던 그를 완전히 지치게 하는 것 같았다. 그는 레스토랑의 매니저였는데, 일을 계속하기 힘들 정도로 그의 몸은 쇠약해져 갔다.

웨인을 진찰하면서 나는 그의 심장 박동이 정말로 빠르고 불규칙함을 즉각 감지했다. 그의 심장은 마치 세탁기가 돌아가는 것 같은 소리를 냈다. 심각한 상태에 있음이 분명했으며, 나는 그에게 입원하도록 권했다.

웨인은 곧장 입원했고, 거기서 지역 심장 전문의 중 한명이 그를 검사했다. 엑스레이 검사에서 그의 심장은 현저히 비대해진 것으로 나타나, 의사는 즉시 심장초음파검사를 지시했다. 결과는 충격적이었다. 웨인의 심장 박출률(심장이 얼마나 강하게 박동하는지를 나타내는 측정치)은 17%에 불과했다. 정상 박출률은 50~70%이며, 이것이 30% 밑으로 떨어지면 환자는 심장이식 대기자로 거론될 정도이다. 웨인의 심장은 거대했고, 혈전으로 가득 차 있었으며, 심방세동(불규칙한 박동)을 보였다. 그의 상태는 위중했다.

이에 심장 전문의는 웨인의 심장과 관상동맥에 카테터(도관)를 넣고 특수 조영제를 주입해 검사하는 심도자술을 시행했다. 그의 동맥에는 이상이 없었으나, 심장은 확실히 손상을 받은 상태였다. 다음으로 실시한 심근 생검 검사에서 웨인은 심장 바이러스 감염을 앓은 결과로 심근병증(심근의 극심한 허약)을 일으켰음이 밝혀졌다. 이 감염은 그가 봄에 독감에 걸렸을 때 발생했을 가능성이 높다. 그는 실제로 바이러스성 심근염을 앓았었고, 이것이 심장에 심각한 손상을 초래했다.

심장 전문의는 혈액을 묽게 하는 쿠마딘과 함께 심장을 강화하기 위한 시도로 기타 여러 약물을 웨인에게 처방했다. 그러자 그는 매우 허약하고 거의 움직일 수도 없었지만 퇴원은 할 수 있었다.

몇 주 후 웨인의 심장을 다시 검사했더니 박출률이 23%로 증가해 있었다. 하지만 심장 전문의는 아주 낙관적인 입장이 아니었으며, 이 정도가 아마 웨인의 건강이 개선될 수 있는 최고의 상태일 것이라고 생각했다. 그의 심장은 아직 혈전으로 가득 차 있었고 심방세동도 여전했다.

심장 전문의가 제시할 수 있는 유일한 대안은 심장이식 대기자 명부에 오를 수 있는 미니애폴리스 소재 애보트노스웨스턴 병원으로 웨인을 보내는 것이었다.

내가 이런 대안을 내 환자이자 친구인 웨인과 상의하기가 얼마나 힘들었는지 상상도 못할 것이다. 나는 또한 내가 자라면서 사랑하고 존경하게 된 웨인의 부모님에게 아들의 생명이 위태로운 상태에 있다고 알려야만 했다. 엎친 데 덮친 격으로 웨인의 남동생이 최근 폐암으로 사망했다. 내가 절망의 메신저가 된 느낌이 들었다.

웨인은 미니애폴리스에 가는 것을 보류하고 대신 지역 심장 전문의의 치료를 받으면서 정기적으로 나에게 진료 받기를 원했다. 나는 그가 다른 약물들을 계속 사용하는 동안 강력한 항산화 및 미네랄 보조제를 처방해주었다. 그러자 그의 혈전은 마침내 제거되었으며, 심장 전문의는 전기 쇼크 치료를 통해 웨인의 심장 율동을 정상으로 되돌려 놓을 수 있었다.

이즈음 나는 아내 리즈와 함께 북서부로 여행을 가게 되었는데, 비행기 안에서 그녀는 읽고 있던 기사를 내게 보여주었다. 그 기사는 천연 영양소인 코엔자임 Q10(CoQ10)에 관한 연구를 다루었고 텍사스 주 타일러에서 개업 중인 심장 전문의이자 생화학자 피터 랑쉔(Peter Langsjoen) 박사가 글을 썼다. 랑쉔박사는 자신의 심근병증 환자들을 대상으로 그들이 매일 사용하는 약물들에 단순히 CoQ10이라는 영양 보조제를 추가함으로써 건강을 현저히 개선할 수 있었다.[1]

집에 돌아오자마자 나는 CoQ10의 사용에 관한 의학문헌을 철저히 연구했고 내 친구에게 써도 안전할 것이라는 결론을 내렸다. 웨인은 더 이상 잃을 것이 없었다. 나는 다음날 그를 내 진료실로 불러 랑쉔박사가 권장했던 용량 및 용법과 비슷하게 CoQ10을 처방했다.

웨인의 경과는 그의 심장 전문의가 면밀히 감시하고 있었으므로 나는 서너 개월 동안 그를 보지 못했는데, 다시 내 진료실을 찾았을 때 그는 완전 장애자 보조금(total disability income) 신청이 가능한지를 상의해왔다. 내 희망은 사라지는 듯했다. '완전 장애자' 라니? 웨인은 자신이 지난 8개월 동안 일하지 못했기 때문에 친구들과 사업상 아는 사람들이 장애자 신청을 고려하라고 강력히 권유했다고 설명했다. 그래서 요즘 어떻게 지내냐고 물었더니, 그는 상태가 좋고 자전거를 하루 평균 8킬로미터까지 탈 수 있으며 조금씩 뛸 수도 있다고 말했다.

씩 웃으면서 나는 웨인에게 활동 정도가 극적으로 개선된 상황에서 장애자로 추천하기는 곤란할 것이라고 말했다. 나는 심장 상태가 어떤지를 알아보기 위해 심장초음파검사를 다시 해보자고 제안했고 그는 동의했다. 결과가 나오자 나는 깜짝 놀랐다. 웨인의 박출률이 무려 51%로 증가해 정상 범위로 돌아온 것이 아닌가! 그의 기적적인 호전은 많은 기도와 영양소 CoQ10으로밖에 설명할 수가 없었다.

그 다음주 나는 의사 휴게실에서 웨인의 심장 전문의와 우연히 마주치게 되어 친구에게 일어난 변화에 관해 기뻐하며 말했다. 그러나 그 심장 전문의는 나처럼 열광적이지 않았다. 그는 내 말을 도저히 믿지 못했다. 사실 이 의사는 웨인에 대한 심장초음파검사를 "자신"의 기계로 다시 실시해야 한다고 주장했다.

웨인은 심장 전문의의 진료실에 들렀지만, 나는 수 주 동안 결과에 관해 아무 소식도 듣지 못했다. 마침내 서한이 도착했을 때 나는 심장 전문의의 기계로 측정한 웨인의 박출률이 58%로 나왔음을 알게 됐다. '좋았어! 이건 더 잘 된 일이잖아' 라고 나는 생각했다.

그 서한을 받은 지 1주일 후 나는 의사 휴게실에서 간식을 먹고 있었는데, 그 심장 전문의가 다가왔다. 이번에 그의 태도는 좀 달라져 있었다. 웨인의 호전에 놀란 그 의사는 CoQ10에 관한 연구물들을 보고 싶어 했다. 나는 그에게 관련 자료들을 당장 보내주겠다고 약속했다.

그는 "레이, 자네는 예전에 내가 출근하면서 차 라디오에서 듣곤 했던 한 의사를 떠올리게 하네. 그는 영양과 보조제에 관한 의학 연구들을 이야기하곤 했지. 나는 그가 정신이 나갔다고 생각했어. 그가 이야기하는 주제를 헐뜯는 것은 병원에서 우리가 가장 좋아하는 소일거리 중 하나였다네. 그래, 우리는 그를 엄청 씹어댔었지"라고 말했다.

그 심장 전문의는 계속해서 "그중 가장 비판적인 의사는 짐이었지. 그는 의사 휴게실에서 라디오에 나오는 이 의사를 이리저리 계속 씹곤 했어. 이런 상황이 수개월간 지속되던 어느 날 짐의 파트너가 그에게 '짐, 그가 얘기하는 주제에 대하여 그렇게 강한 거부감을 느낀다면, 자네는 왜 그런 영양 보조제를 먹는 거야?' 라고 반문했네. 그러자 짐은 '그거야 뭐, 혹시 내가 잘못 생각하고 있을 가능성에 대비해서이지' 라고 대답했지"라고 말했다.

웨인은 장애자 신청을 하지 않았을 뿐만 아니라 다시 하루 종일 일할 수 있을 정도로 호전됐다. 그가 처음으로 내 진료실에 들른 지 4년이 조금 넘었다. 내 친구는 이제 자신이 육체적으로 하고자 하는 모든 일을 할 수 있게 되었고 후속 심장초음파검사에서 박출률은 계속해서 정상이었다.

그렇다고 웨인의 심장이 '완치된' 것은 결코 아니다. 그는 아직도 심근병증 환자이다. 그러나 CoQ10 영양소를 보충 받음으로써 웨인의 심장은 필요한 연료 공급원을 확보하였으며, 이에 따라 그의 심장은 약해진 상태를 보상할 수 있게 되었다.

심근 질환

심장은 복잡한 장기가 아니다. 심장은 전신에 혈액을 뿜어내는 것을 주요 임무로 하는 근육이나 다름없다. 지난 몇 개 장은 심장에 혈액을 공급하는 관상동맥에 중점을 두었는데, 이번 장은 심장의 근육에 초점을 맞추려 한다.

울혈성 심부전과 심근병증은 심장 '근육'의 질환이다.

심장 내 전기 시스템이 이 근육을 자극해 협동적, 효율적으로 박동하도록 한다. 그러면 심장 판막이 개폐하여 4개 심방과 심실을 통해 혈액이 효율적으로 흐른다. 심장은 체내 모든 장기에 생명을 불어넣는 혈액을 뿜어내는 주요 근육으로, 항상 규칙적인 박동을 유지해야 하므로 상당히 높은 에너지를 요한다.

울혈성 심부전과 심근병증의 원인으로는 고혈압, 재발성 또는 중증 심장발작, 바이러스 감염과 루푸스나 피부경화증 같은 침윤성 심장질환 등이 있다. 이러한 질환 각각은 심장 근육의 힘을 약화시켜 전신에서 받아들이는 혈액의 양을 감당할 수 없게 한다. 심장은 약해진 상태를 보상하기 위해 더 확장되고 더 빨리 뛴다. 그러나 혈액은 결국 폐로 역류해 폐에 물이 차게 된다. 이것을 '울혈성 심부전(congestive heart failure)'이라 한다. 환자는 본질적으로 자신의 수액에 잠기기 시작한다. 가끔 심부전은 주로 우측 심장에서 발생하는데, 이 경우 간에 울혈이 생기고 다리는 붓게 된다.

웨인의 경우처럼 환자의 심장이 심하게 약해지고 확장되면 의사들은 이를 심근병증(cardiomyopathy)이라 부른다. 심근병증은 울혈성 심부전이 매우 심각해진 경우이다. 전형적인 특징은 이례적으로 크고 확장된 심장이다.

코엔자임 Q10이란?

코엔자임 Q10(CoQ10), 다른 말로 유비퀴논(ubiquinone)은 지용성 비타민 혹은 비타민 유사 물질로서 강력한 항산화물질이기도 하다. CoQ10은 장기육(organ meat), 쇠고기, 콩기름, 정어리, 고등어, 땅콩과 같은 다양한 식품에 미량으로 함유되어 있다. 아울러 인체는 아미노산인 티로신(tyrosine)으로부터 CoQ10을 만드는 능력을 보유하나, 이는 최소 8종의 비타민과 여러 미량 미네랄을 필요로 하는 복잡한 과정이다. 이 영양소들 중 어느 하나라도 결핍될 경우에 CoQ10의 체내 합성은 방해를 받을 수 있다.

코엔자임이란 체내에서의 수많은 효소 반응에 필수적인 보조인자를 말한다. 그중 CoQ10은 세포의 미토콘드리아 내에서 사용되는 아주 중요한 3가지 효소에 대한 보조인자이다. 기억하듯이 미토콘드리아는 세포의 배터리 또는 난로로서 세포의 에너지가 생성되는 곳이다. 미토콘드리아 효소들은 모든 세포 기능에 필수적인 ATP(adenosine triphosphate)의 생성에 필요하다.

미토콘드리아는 산화 과정이 일어나는 곳이란 점을 기억할 것이다. 여기서는 에너지가 생성될 뿐만 아니라 위험한 부산물인 활성산소(free radical)도 생성된다. 강력한 항산화물질인 CoQ10은 활성산소를 중화시키는 데 극히 중요한 역할을 하나, 이 상황에서 CoQ10의 가장 중요한 기능은 에너지 생성을 돕는 것이다.

인간 미토콘드리아에 연료 공급을 돕는 CoQ10은 1957년 프레드릭 크레인(Frederick Crane) 박사에 의해 소의 심장 미토콘드리아로부터 처음 분리됐다. 그 이듬해 머크사의 칼 포커스(Karl Folkers) 박사와 동료들은 CoQ10의 정확한 화학적 구조를 규명해 이를 합성하기 시작했다. 그 후 1970년대 중반 일본인들이 이러한 기술을 완성시킴으로써 이제는 순수한 CoQ10을 대량으로 생산할 수 있게 됐다.[2]

CoQ10 결핍과 심부전

수많은 연구자들이 CoQ10의 정상 혈중 수치를 확립했을 뿐만 아니라 심부전의 심각도와 CoQ10의 결핍 간의 직접적인 상관관계를 정립했다. CoQ10의 양은 치주질환, 암, 심장질환과 당뇨병을 앓는 환자들에서 현저히 감소되어 있다. 그러나 CoQ10의 결핍 상태는 울혈성 심부전과 심근병증을 지닌 환자들의 혈액에서 가장 두드러졌다.[3]

CoQ10의 결핍은 나쁜 식습관, CoQ10을 합성하는 인체 능력의 저하 및/혹은 인체의 CoQ10 과다 사용으로 인해 발생할 수 있다.

1980년대 초 연구자들은 환자들에게 CoQ10 보조제를 투여하는 임상시험을 시작했다. 지난 20년간 관심은 계속 증가되었고 수많은 임상연구들이 심근병증 및 울혈성 심부전 환자들에서 CoQ10의 효과를 알아봤다. 지금까지 세계적으로 최소 9건의 위약대조 임상시험이 실시됐다. 아울러 CoQ10의 생의학적, 임상적 측면에 관한 국제 심포지엄이 8회 열렸는데, 이를 통해 18개국에서 온 의사와 과학자들이 300편 이상의 논문을 발표했다.[4]

이러한 국제적 연구들 중 최대 규모는 바지오(Baggio)와 동료들이 시행한 '이탈리아 다기관 임상'으로, 심부전 환자 2,664명이 참여했다. 이 연구에서 환자들 중 거의 80%가 CoQ10을 복용하기 시작하면서 증상이 개선되었고 이 환자들 가운데 54%는 세 가지 주요 증상 항목에서 주요 개선을 보였다.[5] 간단히 말해 연구들과 실례들로 볼 때 CoQ10은 생명을 위협하는 심장질환을 가진 환자들의 치료에 상당히 유용한 보조제이다. CoQ10이 이런 질환을 완치하지는 못하지만 질환의 진행을 저지하는 것은 분명하다.

심근병증 환자의 치료

혹시 심장이식에 드는 비용이 얼마인지 아는가? 25만 달러 정도로 추측한 것은 아닌지?

심장이식 대기자 명부에 '65세 미만' 환자 2만 명 이상이 등재되어 있다는 사실을 아는가? 아울러 65세 이상 환자 수천 명이 심근병증을 앓고 있으나, 이들은 연령 때문에 심장이식 대기자 명부에 오를 자격조차 없다. 이들은 최대한의 의학적 치료를 받는다 하더라도 대부분은 완전 장애자로 살아가게 될 것이다. 심장이식 적격자 10명 중 실제로 이식을 받는 환자는 단 1명이고 나머지 9명은 보통 곧 사망한다. 이러한 수치들에는 울혈성 심부전을 앓는 환자 수십만 명이 포함되어 있지 않다.[6]

1992년 포커스와 랑쉰박사가 의학문헌에 보고한 연구가 이와 같은 딜레마에 확실한 결론을 내려줄 것으로 생각한다. 이들은 이식 대기자 11명을 대상으로 CoQ10을 투여했다. 그 결과 환자들 중 3명이 뉴욕심장협회(NYHA) 병기분류 지침 상 질환이 최악인 4기에서 최선인 1기로 호전됐다(박스 참조). 아울러 4명은 3~4기에서 2기로, 또 다른 2명은 3기에서 1기로 병기가 개선됐다.[7]

기능적 역량에 따른 뉴욕심장협회(NYHA) 병기분류

1기(Class I) : 신체 활동에 제한이 없으며, 일상적인 신체 활동으로는 과도한 피로, 숨참 또는 심계항진(심장 두근거림)이 일어나지 않는다.

2기(Class II) : 신체 활동이 다소 제한되며, 안정 시에는 편안하다. 일상적인 신체 활동이 피로, 심계항진, 숨참 또는 흉통을 일으킨다.

3기(Class III) : 신체 활동이 현저히 제한되며, 안정 시에는 편안할 지라도 일상적 활동 이하 수준에서 2기에서 언급한 증상들이 나타난다.

4기(Class IV) : 어떤 신체 활동을 하든 불편함을 느끼며, 안정 시에도 울혈성 심부전 증상들이 있다. 어느 신체 활동에도 불편함이 증가하고 증상들이 나타난다.[8]

의학문헌에 이미 보고된 상당수의 임상시험을 배경으로 포커스와 랑쉰박사는 이식을 기다리는 말기 심부전 환자들에서 CoQ10의 효능과 안전성을 확증했다.

이는 여러 임상시험에서 효과적이고 안전한 것으로 입증된 천연 비타민/항산화제의 좋은 예이다. 이는 영양의학의 핵심이다. 심장 근육이 어떤 이유에서든 약해지면 심장 세포가 에너지를 생성하기 위해 필요한 영양소들에 대한 수요는 증가한다. 이 영양소들을 과다 사용하기 때문에 심장 근육은 결국 에너지 생성에 필요한 가장 중요한 영양소인 CoQ10이 고갈된다. 하지만 환자들이 이 영양소를 보조제로 섭취하면, 약해진 심장 근육이 CoQ10을 비축하고 보다 많은 에너지를 생성하며 약해진 상태를 보상할 수 있다.

의사들은 CoQ10을 전통적 의학 치료를 대신해서가 아니라 '보조하여' 사용해야 한다. 이는 보완의학이지 대체의학이 '아니다.' 그간 연구들에서 많은 환자가 일부 약물의 사용을 중단해도 될 만큼 증상이 크게 호전되었지만, 그렇다고 이들의 기저 심장질환이 완치된 것은 아니다.

환자들이 장기간 지속적으로 CoQ10 보조제를 복용하는 것이 중요하다. 임상연구들은 환자들이 CoQ10 보조제의 사용을 중단하면 필요한 연료 공급원이 다시 고갈되어 심장 기능이 서서히 감소해 이전의 나쁜 상태로 되돌아간다고 한다. 랑쉰박사는 6년간의 추적 연구를 통해 보조제를 꾸준히 복용한 환자들은 향상된 심장 기능을 유지해나갔다고 보고했다.[9]

왜 의사들은 CoQ10을 추천하지 않는가?

여기서 우리는 전통적 의학 치료법으로는 개선될 희망이 거의 없는 생명을 위협하는 질환에 대해 이야기하고 있다. 보조제로

CoQ10을 먹는 데 드는 비용은 하루에 약 1달러이다. 입원비 감소를 차치하더라도, 이는 환자들 대부분이 대기 중인 25만 달러짜리 심장이식보다 월등히 낮은 비용이 아닌가! 더욱이 CoQ10의 사용은 아직 부작용이나 문제점을 보인 적이 없다. 사실 대부분의 연구들은 4개월 이내에 현저한 개선을 보여준다.[10] 그렇다면 왜 의사들은 심근병증 환자들에게 CoQ10을 시도해보도록 추천하지 않는 것일까?

무지한 의사들이 환자를 죽음으로 몰 수 있다.

나는 의학 세미나에서는 물론이고 웨인의 주치의를 제외한 심장 전문의와의 대화에서 CoQ10의 사용에 관한 이야기를 들은 적이 없다. 그리고 심장 전문의가 울혈성 심부전이나 심장질환을 지닌 내 환자들에게 CoQ10을 처방하였다는 말을 들어본 적이 없다. CoQ10에 관한 연구들을 검토한 후 나 또한 이러한 대안을 환자들에게 제안하기를 꺼려하는 의료계의 태도에 놀랐다. 미국 심장 전문의들 중 1%만이 심부전이나 심근병증을 앓는 자신의 환자들에게 CoQ10을 추천한다고 한다.[11] 의사들이 마땅한 대체요법을 의중에 두고 있는 것 같지도 않은데 말이다. 미국에서 시행된 CoQ10에 관한 연구들은 대부분 국립보건원(NIH)의 자금 지원을 받았다. 그러나 범람하는 합성 의약품과 달리 CoQ10은 천연물이기 때문에 식품의약국(FDA)을 통해 특허를 받을 수 없다.[12] 제약회사들은 아무런 경제적 유인이 없는데 CoQ10 같은 천연물의 FDA 승인을 받는 데 소요되는 3억5,000만 달러를 쓸 리가 없다.[13] 아울러 제약회사가 의사들에게 자사의 약물을 사용해달라고 홍보하는 데에도 비용이 많이 든다. 이런 이유들로 CoQ10이 약물로 승인되는 일은 결코 일어나지 않을 것이다.

의사들이 CoQ10을 추천하지 않는 이유를 알려주겠다. 의사들은 약학 교육을 받아 약물들은 잘 알지만 천연물에 대해서는 별로 아는 게 없다. 우리가 이러한 사실을 인정하기 싫어하는 한, 새 치료제에 관해 우리가 배우는 지식의 대부분은 우리 진료실에 매일 찾아오는 제약회사 판매원들에 의해 좌지우지될 것이다. 나는 아직 CoQ10에 관한 연구와 이것의 심근병증에 대한 효과를 소개하는 제약회사 판매원을 본 적이 없다. 그저 돈 되는 것이 아니기 때문이다.

에마의 이야기

에마는 80대 초반의 애교 있는 환자로서 4년 전쯤 심장 전문의로부터 심근병증 진단을 받았다. 20%밖에 안 되는 심장 박출률은 에마의 삶을 심하게 제한했다. 그녀의 심장 전문의는 불규칙한 심장 박동을 조절하는 코다론을 포함해 여러 약물을 처방했다. 그러나 이 약물을 복용하자 그녀의 상태는 아주 나빠졌고 곧 아무것도 먹을 수 없었다. 그래서 체중이 많이 줄었을 뿐만 아니라, 이 약물은 그녀의 갑상선도 손상시켰다. 갑상선 약을 복용하기 시작했지만, 에마의 상태는 여전히 아주 나빴다. 심장 전문의는 그녀에게

별 희망을 주지 못했으며, 그녀는 고령이라 심장이식 대기자가 될 리는 없었다.

전통적 치료는 에마의 상태를 한층 악화시킬 뿐이었다.

절박해진 그녀는 자신과 비슷한 처지의 환자들이 내게 도움을 받았다는 얘기를 듣고 나를 찾아왔다. 그녀를 진찰해본 결과, 코다론에 의한 부작용이 심각한 수준임을 알 수 있었다. 그녀는 이 약물을 중단하길 원했고 나는 동의했다. 나는 개인적으로 만일 그녀가 이 약물을 계속 사용한다면 1~2개월밖에 더 살 수 없을 것이라고 생각했다. 그래서 코다론을 서서히 끊게 한 후 CoQ10 300mg을 처방했다.

그러자 에마는 식욕과 기력이 향상되고 숨차던 증상이 가라앉아 기뻤다. 활동 수준도 곧 정상으로 되돌아왔다. 4개월 후 그녀의 심장 전문의는 심장초음파검사를 다시 시행했으며 박출률이 42%로 개선되었음을 알고 기뻐했다.

에마는 이제 심장보다는 관절염을 더 걱정하게 됐다. 사실 그녀는 좌측 슬관절 완전 치환술을 받을 수 있었는데, 생명조차 위태롭다고 생각되던 할머니에게 대단한 수술은 아니지 않은가!

심근병증 진단을 받은 지 4년이란 세월이 흘렀지만 에마는 여전히 건강하고 행복한 삶을 살고 있다.

* * *

의사들은 자기 환자들에게 후원자가 되어야 한다. 우리는 천연물이 어떻게 우리 환자들을 도울 수 있는지에 대해 배우고 이해할 필요가 있다. 여기서 내가 아무리 강조해도 지나치지 않은 기본 원리가 있다. 즉 의사는 인체가 정상적으로 기능하도록 돕고 그 능력을 향상시켜 최적 수준으로 활동하도록 노력했을 때에만 치유를 촉진하기 위해 최선을 다했다고 말할 수 있다.

이러한 기능을 도모하기 위해 보조제를 복용하는 것은 보완의학이란 표현이 가장 적절하다. 심근병증을 지닌 환자들은 계속 약물을 복용해야 하나, 여기에 추가로 완전하고도 균형 잡힌 항산화 및 미네랄 정제와 함께 고용량의 CoQ10(1일 300~500mg)을 섭취하면 심장 기능의 정상 회복을 도와 환자는 현저히 호전될 것이다.

제8장 화학적 예방과 암

환자에게 당신은 암이라고 말하는 것처럼 어려운 일은 내게 없다. 하지만 오늘도 내 환자들 중 누군가는 암 진단을 받을 수 있다. 다음과 같은 암울한 소식을 환자들에게 전해야 하는 입장은 나나 다른 의사들이나 마찬가지일 것이다. 즉 미국에서 올해 '새로' 암을 진단받는 환자가 130만 명 이상일 것이란 소식 말이다.[1]

아울러 약 55만 명의 환자가 새해가 밝기 전에 암으로 사망할 것이다. 지난 20년간 암 연구에 250억 달러를 투자했음에도 암으로 인한 사망은 동 기간에 오히려 '증가했다.'[2] 이에 따라 연구자와 임상의들 모두에서 심각한 우려가 제기되었는데, 암의 예방과 치료에 대한 우리의 접근법을 재고해야 할 시점이라는 것이다.

그러나 그동안 연구가 어느 정도 큰 진전을 이룩하지 않았던가? 하기는 그렇다. 우리가 일부 개선을 성취한 것은 사실이다. 하지만 개선된 곳은 주로 일부 암의 '조기' 진단 분야로, 이는 유방암 진단을 위한 유방촬영술(mammography), 전립선암 검출을 위한 PSA 검사 등 기술 진보를 통해 가능했다.

이러한 조기 진단이 우리가 바라는 전부인가? 아니다. 이번 장에서는 암 연구에 있어 가장 최근에 진전된 것들 중 일부와 '당신의' 암 발병 위험을 줄일 수 있는 방법에 대해 논의할 것이다.

암과 그 원인

요즈음 우리가 먹거나 행동하는 모든 것이 암을 유발하는 것처럼 들리는 듯하지 않은가? 태양 광선에 대한 과다 노출은 피부암 위험을 증가시킨다. 석면을 취급하는 근로자는 '중피종(mesothelioma)' 이란 희귀 폐암을 일으킬 위험이 증가한다. 흡연과 간접흡연은 폐암이 암 사망의 주범이 되는 주요 이유이다. 방사선, 그을린 고기, 식사 중 지나친 지방, 사카린과 제초제나 살충제에서 발견되는 기타 많은 화학물질이 발암물질로 일컬어진다.

굴뚝 청소부는 그을음에 많이 노출되기 때문에 음낭암에 걸릴 위험이 높다는 첫 보고서가 발표된 이래[3] 우리는 환경을 더욱 더 두려워하게 되었으며, 그럴 만도하다. 앞서 언급했듯이 우리 몸은 이전 어느 세대보다도 훨씬 많은 화학물질에 노출되고 있다. 이 모든 발암물질이 지니는 한 가지 공통분모는 무엇일까? 추측하였겠지만 이들은 모두 산화 스트레스를 증가시킨다. 여기에 새로운 암 퇴치 전략을 이해하는 열쇠가 있다.

암의 원인인 산화 스트레스

암의 근본 원인은 무엇인가에 대해 많은 연구자들이 이론을 제시했다. 불행하게도 이 이론들 중 어느 하나도 암의 다양한 측면과 인체 내부에서의 암 발생을 완벽하게 설명해주지 못했다.

이러한 의학적 수수께끼와 관련해 피터 코바치크(Peter Kovacic) 박사는 종합적 고찰을 실시한 논문을 〈최신 의화학 2001(Current Medical Chemistry 2001)〉에 발표했다. 이 논문에서 그는 "지금까지 제시된 수많은 이론들 가운데 산화 스트레스가 가장 포괄적이며, 이 이론은 세월의 시험을 견디어냈고 암 발생과 관련된 대부분의 측면들을 합리적으로 설명하고 연관시킬 수 있다"라고 지적했다.[4]

코바치크의 연구는 과다한 활성산소(free radical)가 세포핵 근처에 존재하면 세포 DNA에 현저한 손상을 입힐 수 있다는 의학적 증거를 뒷받침한다. 핵의 DNA는 세포가 분열할 때 특히 취약한데, 이때 DNA 가닥은 말 그대로 감긴 것이 풀리고 확장된다. 이제 연구자들은 활성산소가 세포의 DNA를 손상시킬 수 있다는 사실뿐만 아니라 어느 DNA 가닥이 가장 빈번히 손상을 입는지도 확인할 수 있다.

발암물질의 공격을 받을 때 인체의 야전병원(MASH)은 손상된 DNA를 복구하느라 바쁘다. 그러나 산화 스트레스가 심할 때에는 활성산소에 의한 손상이 복구 시스템을 압도해 DNA의 돌연변이를 일으킬 수 있다. 활성산소는 또한 DNA의 유전적 구조에 손상을 가해 세포의 비정상적인 성장을 초래할 수 있다. 이러한 세포가 복제를 거듭하면 돌연변이를 일으킨 DNA가 새로 탄생한 세포 각각에 옮겨진다. 이 돌연변이 DNA에 추가로 산화 스트레스가 가해지면 손상은 더 커진다. 그러면 세포는 통제를 벗어나 자라고 그 자신만의 행로를 걷기 시작한다. 이러한 세포는 인체의 한 부분에서 다른 곳으로 퍼지는(전이) 능력을 얻어 결국 진정한 암이 된다.

암의 발생

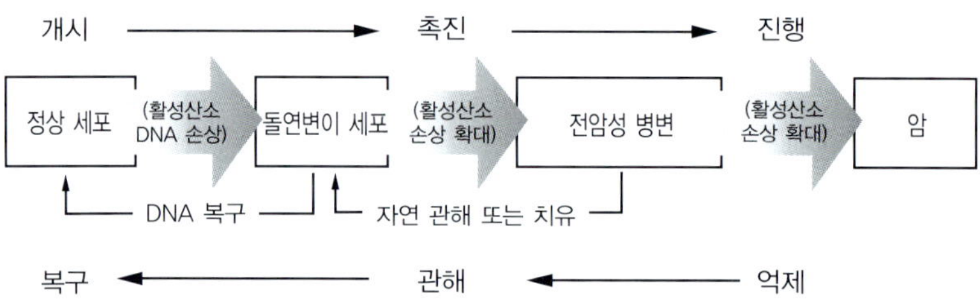

화학적 예방

다단계 과정

시애틀 출신의 생화학자인 도널드 말린스(Donald Malins) 박사는 유방 조직의 DNA에서 구조적 변화를 확인하는 새로운 방법을 보고했다. 그는 적외선을 DNA에 부딪쳐 돌아오게 하는 기구를 사용하고 정교한 컴퓨터를 통해 이러한 신호를 분석함으로써 활성산

소에 의한 DNA의 구조적 손상을 추적할 수 있었다.[5]

암 발병은 보통 수십 년이 걸리는 다단계 과정이라는 말린스박사의 의견에 연구자들은 동의한다. 성인에서 초기 DNA 돌연변이로부터 분명한 암 증후가 나타나기까지는 20년 내지 30년까지 걸릴 수 있다. 소아에서는 세포 교체율이 보다 빨라 이 과정이 보다 신속히 진행될 수 있다.[6]

말린스박사는 정상 유방 조직에서 전이성 유방암으로 진행되는 모든 단계를 추적해 DNA 구조가 현저히 변화한다는 점을 관찰했다. 그는 산화 스트레스가 DNA에 대한 이 예측 가능한 손상의 원인이며, 이에 따라 결국 유방암이 형성된다고 생각했다. 아울러 그는 암이 기능장애 유전자로 인해서가 아니라 오히려 고반응성 활성산소가 유발하는 유전자 손상으로 인해 발생한다고 주장했다.[7]

지난 25년간 연구자들은 비정상적인 유전자가 모든 암 발생의 원동력이라고 믿어왔다. 하지만 이제 연구자들은 특정 유전자를 지닌 사람들은 다른 사람들보다 산화 스트레스에 더 취약하다는 주장을 믿기 시작했다. 이러한 주장은 많은 유형의 암이 가족력을 보이는 이유를 설명할 수 있다.[8]

초전박살이 관건

의사들은 보통 말기 상태에서 암을 진단한다. 안타깝게도 암이 증상을 유발하거나 엑스레이 상에 나타날 정도로 충분히 진행된 상태라면 대개 10년에서 20년 이상 자라온 것이다. 이 경우 의사들은 침습적 수술, 화학요법 및 방사선 치료라는 무기를 꺼내들긴 하지만, 흔히 환자에게 거의 도움이 되지 않는다는 사실을 알게 된다.

내 환자들 중 한명이 폐암 판정을 받았을 때 그의 종양 전문의는 화학요법을 추천했는데, 이 시술을 통해 그의 폐암이 관해될 확률은 약 40%라고 했다. 그는 이러한 말을 듣고 다소 용기를 가졌으나 "관해(remission)"가 정확히 무엇을 의미하는지를 알고서는 낙담했다. 종양 전문의는 "만일 암이 성공적으로 관해되면 당신의 생명은 3개월 정도 연장될 수 있다"고 대답했다. 말할 필요도 없이 이는 내 환자가 원했던 대답이 아니었지만, 암 환자 대부분이 듣게 되는 전형적이고 비극적인 이야기이다.

내 모친이 악성 뇌종양을 진단받았을 때 영상의학과 의사는 치료로 어머니의 생명이 연장될 확률은 약 1%라고 말했다. 내 바람과 달리 어머니는 치료를 받았다. 그러나 어머니는 암으로 인한 고통과 치료에 따른 쇠약에 시달리다 6개월 후 돌아가셨다. 침습적 치료를 통해 생명이 수개월에서 1년 이상까지 연장될 수 있지만, 이러한 한계 편익을 위해 환자들과 그들의 보호자가 감내해야 하는 고통은 바람 앞에 등불 같은 생명을 이어가는 환자들에게 잔인한 듯하다.

우리는 현재 암과의 전쟁에서 지고 있다. 암 사망자의 수를 줄이려면 암을 '훨씬' 더 이른 단계에서 공격해야 한다. 우리에게는 희망이 있다. 암 발생에서 산화 스트레스의 역할을 이해하면 예방 및 치료 가능성도 확대될 것이다.

암의 예방 = 화학적 예방

암의 근본 원인을 이해하기 시작하면 치료 대안도 나온다. 암은 장기간에 걸쳐 발생하는 다단계 과정이기 때문에 이 과정에 개입할 기회는 아주 많다.

암의 가장 초기 단계에서는 주로 핵의 DNA에서 변화가 관찰된다. 활성산소의 DNA 공격을 통해 발생하는 돌연변이는 세포가 복제함에 따라 복제된 세포 각각에 전달되며, 활성산소는 세포에 추가로 손상을 가하기 때문에 결국 전암성 종양이 발생한다. 이 상태가 임상적 진단이 가능한 첫 단계이다. 마지막 단계는 인체 한 부분에서 다른 곳으로 전이되는 능력을 지닌 악성 종양 또는 암의 발생이다.

마지막 단계에서 치료를 통해 암을 공격하는 것과 달리 화학적 예방(chemoprevention)은 가장 초기 단계에서 암 발생을 예방하는 데 초점을 둔다. 기억하겠지만 균형이 핵심이다. 만일 우리 몸에 항산화물질이 충분하면 산화 스트레스는 발생하지 않고 핵의 DNA는 초기 손상으로부터 안전하다. 앞서 이러한 상황을 난로에 비유한 바 있다. 만약 차단막이 설치되어 있다면 카펫 위로 불똥이 튈 수 없다.

화학적 예방도 이미 발생한 세포 손상을 역전시키는 데 목표를 둔다. 제4장에서 설명했듯이 인체는 스스로 치유하는 놀라운 능력을 보유한다(야전병원을 기억하라). 이제 계획적인 3단계 화학적 예방 과정을 통해 암을 퇴치하는 전략과 각 단계가 인체에 미치는 효과를 주의해서 살펴보자.

제1단계 화학적 예방 : 위험을 감소시켜라

암 예방의 첫 번째 전략은 분명해 보인다. 즉 가능하면 언제나 발암물질(암 위험을 증가시킨다고 알려진 화학물질)에 대한 노출을 없애라(아니면 적어도 감소시켜라). 분명한 듯하나, 이 단계는 말하기보다 행하기가 훨씬 어렵다. 당신이 암 위험을 감소시키기 위해 즉시 취해야 하는 조치들은 다음과 같다:

1. 담배를 끊어라! 담배 연기는 가장 강력한 발암물질로 우리 대부분이 노출되고 있다. 니코틴은 중독성이 강하지만, 우리는 니코틴과 함께 담배 연기에 함유된 모든 발암물질을 체내에서 제거하려 노력해야 한다. 흡연자들은 체내에 활성산소의 양이 엄청나게 증가되어 있다.[9] 그리고 정도는 덜 하지만 간접흡연도 산화 스트레스의 주요 인자이다.[10]

2. 태양 광선에 대한 노출을 줄여라. 자외선 A(UVA)와 자외선 B(UVB)는 잘 알려진 발암물질이다. 나는 이 두 자외선을 차단하는 선크림을 사용하도록 강력히 권장한다. 이는 당신이 살아가면서 반드시 지켜야 할 규율이다. 부모는 아이들도 보호할 책임이 있다.

3. 저지방식을 먹어라. 식사 중 과다한 지방 섭취는 산화 스트레스를 유발하는 것으로 알려져 있으며, 특히 그 식사에 항산화물질의 양이 충분하지 않으면 그렇다. 우리는 포화 지방 섭취를 줄여야 하고 매일 과일과 채소를 적어도 7그릇, 섬유질을 35g 이상 먹도록 해야 한다. (당신은 이 모든 말을 이전에 들었을 줄로 안다. 하지만 이러한 조언을 따르는 사람은 전 인구의 9% 미만이다.)[11]

4. 기타 발암물질을 알아라. 가능하면 언제나 행동으로 옮겨 방사선, 살충제, 제초제, 석면, 석탄, 그을음과 같은 발암물질에 대한 노출을 감소시켜야 하는데, 가정환경에서 이들을 추방함으로써 가능하다.

만약 우리가 이 '모든' 발암물질에 대한 노출을 줄이면 우리 몸이 맞서 싸워야 할 활성산소가 체내에서 적게 생성된다. 예를 들어, 하루에 담배 두 갑을 피우는 환자에게 영양의학으로 보강된 건강한 식생활을 하도록 권장하기는 곤란하다. 효과는 기껏해야 미미할 것이며, 금연하지 않는 한 암 위험을 감소시킬 가능성은 분명히 저하되기 때문이다.

제2단계 화학적 예방 : 인체의 항산화 및 면역 시스템을 극대화하라

환경 속의 모든 발암물질과 화학물질에 노출되지 않도록 하는 것은 불가능하다. 이러한 세계에서 우리는 여전히 살아야 한다. 그렇다고 '바깥세상은 어떨까' 라는 두려움 속에 은둔하면 완전하고 풍요로운 삶을 누리지 못할 것이다. 이미 설명했듯이 우리가 생존하기 위해 산소를 필요로 한다는 단순한 사실이 우리를 현저한 산화 스트레스 위험에 처하게 한다. 그러므로 최선의 전략은 은둔하는 것이 아니라 우리 몸의 면역 및 항산화 방어 시스템을 극대화하는 것이다. 그리고 이는 건강한 식사를 함으로써 시작된다.

만일 '산화 스트레스' 가 정말로 암의 원인이라면, 활성산소를 중화시키는 데 쓰이는 '항산화제' 가 암 위험을 줄여줄 것이라는 생각은 논리적인 듯하다. 이 논리는 사실로 입증됐다. 암 연구 전문가인 글라디스 블록(Gladys Block) 박사는 세계적으로 식사와 암에 관한 역학 연구 172건을 검토하면서 이러한 논리를 추구했다. 그는 보편적이고 일관된 한 가지 사실을 발견했다. 즉 과일과 채소(항산화물질의 주요 공급원)를 가장 많이 섭취한 사람들에서 거의 모든 종류의 암을 일으킬 위험이 현저히 감소했다는 것이다. 대부분의 암을 일으킬 위험은 과일과 채소를 가장 적게 섭취한 사

람들에 비해 가장 많이 섭취한 사람들에서 '2~3배 낮았다.'[12]

이와 반대 또한 사실이다. 선도적 암 연구자인 브루스 에임스(Bruce Ames) 박사는 〈미국의학협회저널(JAMA)〉과의 인터뷰에서 과일과 채소를 가장 적게 소비하는 사람들은 보다 많이 소비하는 사람들에 비해 암 위험이 2배 높다고 지적했다.[13]

과일과 채소를 매일 5~7그릇 섭취하는 것만으로도 우리는 거의 모든 유형의 암 위험을 절반이나 감소시킬 수 있다.[14]

우리 몸이 보유한 최선의 방어 무기는 좋은 식사이다. 의사가 처방할 수 있는 그 무엇도 우리 몸이 연료를 공급하고 다시 채우는 데 필요로 하는 식사를 대체하지 못할 것이다. 내가 향후 반복해서 들려줄 원리들 중 하나는 만약 당신이 영양 보조제를 사용하기로 결심한다면 나쁜 식사가 아니라 좋은 식사를 전제로 해야 한다는 사실이다. 강한 면역계를 구축하기 위한 첫 단계는 주로 과일과 채소로 구성된 고섬유질, 저지방 식사를 하는 것이다.

그러나 화학적 예방의 구현에는 더 많은 것이 필요하다. 식사 '보충으로' 항산화제 복용이 화학적 예방에 아주 중요하다는 사실이 의학 연구를 통해 입증되고 있다. 연구들은 좋은 식사를 하면서 20주에 걸쳐 비타민 C, 비타민 E와 베타카로틴으로 보충하면 흡연자와 비흡연자 모두에서 DNA에 대한 산화 손상이 현저히 감소한다고 한다. 비타민 E는 또한 운동 유발 DNA 손상을 예방하는 것으로 나타났다.[15]

제3단계 화학적 예방 : 인체 복구 시스템의 강화

제1 · 2단계 화학적 예방에서 우리는 주로 인체가 처리해야 하는 산화 스트레스의 양을 감소시키고 세포 DNA에 가해지는 이러한 스트레스를 예방하는 항산화제를 충분히 공급하는 데 관심을 가졌다. 이제 제3단계에서는 적절한 영양소들이 보태지면 세포에게 이미 발생한 현저한 손상까지도 복구하게 하는 인체의 놀라운 복구 시스템에 초점을 맞출 것이다.

전암성 병변 또는 증식물을 통해 우리는 화학적 예방에 항산화제를 사용하면 효과적이라는 독특한 통찰력을 얻을 수 있다. 체내에서 이러한 종양을 추적하는 것은 어려우므로 신체 표면에 존재하는 경우를 추적한 연구들이 많다. 이와 같은 연구들은 주로 씹는 담배 애용자들의 구강에서 발견되는 전암성 종양인 백색판증(leukoplakia)과 자궁경부 표면의 전암성 종양인 자궁경부 이형성증(cervical dysplasia)을 관찰한다.

다양한 항산화제를 사용해 이 종양들을 관찰함으로써 이미 손상된 DNA에 미치는 효과에 대해 통찰력을 얻을 것으로 기대되기 때문이다. 암은 다단계 과정이며, 전암성 종양이라도 비교적 진행된 단계에 있어 그 다음 단계는 바로 진짜 암의 발생이다,

그렇다면 암 전단계인 백색판증의 예방과 치료에 대단한 관심이 모아진 것은 상상이 간다. 여러 연구들이 씹는담배 애용자들에서

항산화물질의 수치가 낮다고 보고했다. 결과적으로 항산화물질의 수치가 가장 높은 사람들은 백색판증을 일으킬 위험이 가장 낮은 것으로 나타났다.

해린더 게어월(Harinder Garewal) 박사는 항산화제가 구강암의 예방뿐만 아니라 백색판증의 '역전'에 미치는 효과를 검토했는데, 이 검토 논문은 화학적 예방의 제3단계에 있어 획기적 논문이다. 그의 발견은 항산화제가 암 발생 과정을 정지시킬 뿐만 아니라 인체의 복구 시스템을 강화시켜 세포 손상을 역전시킬 수도 있다는 희망을 불러일으켰다.[16] 그가 검토한 임상시험들 중 몇 가지를 간략히 요약했다.

전암성 병변을 지닌 환자들에게 영양 보조제를 사용한 연구들을 정리하면 다음과 같다 :

1. 인도에서 실시된 한 연구는 비타민 A와 베타카로틴을 사용했는데, 연구팀은 백색판증의 완전 관해율이 위약군보다 10배 높은 것을 관찰했다.
2. 베타카로틴만을 사용한 한 예비연구는 환자들 중 71%에서 백색판증 세포가 정상 세포로 역전됨을 보여줬다.
3. 미국에서 진행 중인 한 연구에서 환자들은 베타카로틴, 비타민 C와 비타민 E를 투여받았는데, 연구팀은 반응률이 60%임을 관찰했다. 비정상적인 전암성 세포는 정상 세포로 되돌아갔다.

4. 미국에서 진행 중인 다기관 임상에서 환자들은 베타카로틴만을 투여받았는데, 이들의 반응률은 56%이었다.
5. 실험적으로 구강암을 유발한 수컷 햄스터를 대상으로 실시한 한 연구는 베타카로틴, 비타민 E, 글루타티온과 비타민 C를 병용하거나 이들을 단독으로 사용하여 비교했다. 각 그룹에서 현저한 개선이 관찰되었지만, 병용 그룹이 가장 좋은 결과를 보였다. 이는 단순히 점점 더 많은 항산화제가 사용됨에 따라 나타나는 부가효과가 아니라 보조제들이 상호 작용해 나타나는 상승효과의 결과였다.[17]

자궁경부 이형성증은 신체 표면에서 발생하는 또 다른 전암성 종양이다. 여러 연구들이 베타카로틴과 비타민 C의 수치가 낮은 사람들은 자궁경부 이형성증 위험이 현저히 높다고 보고했다. 사실 베타카로틴의 수치가 가장 낮은 여성들은 가장 높은 여성들보다 이러한 위험이 2~3배 높았다. 하루에 비타민 C를 30mg 미만으로 섭취한 여성들은 섭취량이 이보다 높은 여성들보다 자궁경부 이형성증 위험이 10배 높았다. 기타 역학 연구들에서는 식사 중 비타민 A, 비타민 E, 베타카로틴과 비타민 C의 결핍이 자궁경부암 위험을 증가시키는 것으로 나타났다.[18]

베타카로틴 보충은 실제로 자궁경부 이형성증의 자궁경부암 진행을 막아주는 것으로 입증됐다. 아울러 일부 임상시험들은 비타민 C와 베타카로틴이 자궁경부 이형성증 위험을 감소시키거나 역전시키는 데 역할을 한다는 사실을 보여줬다.[19]

비록 의학이 이 특정한 암들 각각에서 한 가지 '마법의 탄환' 같은 영양소를 찾으려 시도하더라도 임상의로서 나는 내 환자에게 유익한 '원리들'을 정립하려고 노력한다. 여기서 언급된 것들과 같은 연구들을 검토한 후 나는 이 항산화 영양소들이 상호 작용하여 상승효과를 나타낸다는 사실을 확신하게 되었다. 제5장에서 설명한 바와 같이 이는 우리가 여러 가지 항산화제를 골고루 필요로 할 뿐만 아니라 이들의 효소 기능을 보조하는 미네랄(망간, 아연, 셀레늄과 구리)과 비타민 B군도 필요로 한다는 의미이다.

나는 신이 인체에 구축해준 놀라운 능력, 즉 산화 스트레스로부터 스스로를 보호할 뿐만 아니라 세포의 DNA에 이미 가해진 손상도 복구시키는 능력에 감탄할 뿐이다. 현재 진행 중인 여러 임상시험은 추가로 이러한 발암 과정을 역전시키는 데 항산화제가 하는 역할을 규명해줄 것이다. 한편 백색판증과 자궁경부 이형성증은 암의 다단계 과정에서 최종 단계임에도 연구들은 몇 개 선정된 항산화제를 최적 용량으로 공급해주면 인체가 스스로를 복구시킬 수 있다는 점을 보여준다.

내가 이미 암에 걸렸다면?

아직 완전한 암을 일으키지 않은 사람들을 위한 화학적 예방 요법이 실제로 존재한다고 치자. 그러면 현재 암에 대한 표준 치료법은 어떤가? 항상 유망해 보이지는 않는다. 이러한 치료법에는 폐, 유방, 대장 등에서 발견되는 암과 같은 고형암에 사용되는 수술(가능한 경우), 화학요법과 방사선 치료가 있다. 의학적인 연구 노력에도 불구하고 이 치료법들은 정체기에 접어든 듯하다.

나쁜 소식은 여기에서 그치지 않는다. 호지킨 림프종, 소아 백혈병과 고환암의 치료에 있어 완치율이 증가했다는 증거에도 불구하고 치료에 따라 발생하는 이차 암과 합병증에 대한 우려가 점증하고 있다.[20]

하지만 좋은 소식은 의학 연구가 항산화제와 보조 영양소를 혼합해 투여하는 보완요법을 지지하기 시작했다는 사실이다. 이 요법은 실제로 전통적인 화학 및 방사선 치료의 효과를 '증진시키고' 동시에 이러한 치료에 따르는 독성 부작용으로부터 정상 세포를 보호할 수 있다.

킴벌리의 이야기

캘리포니아 주 산타바바라에 있는 웨스트몬트대학에서 영상학을 전공하던 킴벌리는 4학년 때 갑자기 복부가 불편하고 방광이 눌려지는 느낌을 받았다. 그녀는 학내 병원에서 방광염을 일으킨 것으로 진단되어 일부 항생제를 처방받았다. 그러나 킴벌리의 상태는 악화됐다. 복부 통증은 심해졌고 구역과 구토까지 했다.

더욱이 그녀는 누워 있을 때 하복부에 덩어리를 느낄 수 있었다. 이에 몹시 두려워진 그녀는 즉시 의사에게 가보았다. 의사가 다시 검진한 결과, 자몽만한 덩어리가 만져졌다. 그래서 그는 'CA 125'라는 혈액검사를 실시했다. CA 125는 부인과 암 및 대장암의 존재를 나타내는 암 표지자인데, 킴벌리의 CA 125 수치는 극히 높은 것으로 나와 곧 수술 날짜가 잡혔다.

방년 21세에 킴벌리는 난소암에 걸린 것이다. 이런 젊은 여성에게 난소암은 이례적인 질환이므로, 그녀와 가족은 어안이 벙벙했다. 수술 후 외과의사는 종양을 완전히 제거했다고 아주 낙관했다. 하지만 그는 방심은 금물이라며 종양 전문의를 만나보도록 킴벌리에게 당부했다. 종양 전문의는 아직 앞날이 창창한 그녀의 꽃다운 나이가 몹시 안타까워 화학요법을 집중적으로 받아보라고 권유했다.

킴벌리가 나를 찾은 것은 바로 이때쯤이었다. 그녀는 집중 치료를 받기에 앞서 영양 보충에 대해 알고 싶어 했다. 그녀는 적극적인 영양 보조제 프로그램을 시작하였고 화학요법 일정을 잡았다. 킴벌리는 의사들의 강력한 만류에도 불구하고 휴학을 원하지 않았다. 그녀는 학업에 최선을 다하려는 학생이었으며, 그래서 가능할지는 모르지만 계속 수업을 듣기 위해 산타바바라에서 화학요법 치료를 받기로 했다.

이 젊은 영상의학 전공자는 놀라울 정도로 치료를 잘 받아냈다. 그녀는 학교 수업을 완전히 소화할 수 있었다. 킴벌리의 종양 전문의와 외과의는 모두 그녀가 아주 좋아보였을 뿐만 아니라 치료도 매우 잘 견뎌냈다고 칭찬했다. 그녀는 머리카락이 빠졌으나 수업은 많이 빼먹지 않았다. 마지막 치료 중에 종양 전문의는 킴벌리에게 다가와 직접 "다른 무언가 먹고 있는 게 있나요?"라고 물었다.

그녀는 침대에 누운 채 "어떤 의미지요?"라고 반문했다.

그는 "내가 돌보는 다른 환자들이 모두 저기서 구토를 하고 있지만 당신은 여기서 〈타임〉지를 읽고 있으니 뭔가 먹고 있지 않을까 생각되는 데요"라고 말했다.

그녀가 자신이 시도해온 영양 보조제에 관해 이야기하자 그는 감탄했다. 그녀는 치료를 잘 감내했을 뿐만 아니라 치료에 대한 '반응'도 아주 좋았다.

킴벌리는 지속적으로 건강이 회복됐다. 그녀가 화학요법을 마친 지 3년이 넘었다. 그녀의 머리카락은 다시 자라 아름다웠으며, 그녀는 인생을 즐기고 있다. CA 125 혈중 수치는 정상을 유지해 이제 1년에 두 번만 검사를 받는다. 킴벌리에게 암이 재발했다는 증후는 없었다.

영양 보조제가 듣는 이유

종양 전문의와 영상의학과 의사들은 보통 암 치료를 받는 환자들에게 항산화제를 사용하지 못하게 한다. 왜 그럴까? 의사들은 항산화 보조제가 암세포의 항산화 방어 시스템을 강화시켜 치료 효과를 떨어뜨리지 않을까 우려한다. 왜냐하면 의사들의 치료는 주로 산화 스트레스를 유발해 암세포를 파괴하는 방법이기 때문이다. 이는 합당한 우려이다. 그러나 의학문헌은 이들의 입장을 지지하지 않는다.

콜로라도대학 의대 영상의학과의 케다 프라사드(Kedar Prasad) 및 아런 쿠마(Arun Kumar) 박사와 동료들은 이러한 우려와 관련하여 70건 이상의 연구를 검토해 작성한 보고서 "고용량의 복합 항산화 비타민: 표준 항암요법의 유효성을 개선하는 필수 성분"을 〈미국영양학회저널(JACN)〉에 게재했다. 이 연구 보고서에서 프라사드와 쿠마박사는 특정 화학요법 치료에 '한 가지' 영양소를 보충해 사용했더니 부정적 효과가 나타나더라는 산발적인 연구 두세 건을 언급했다. 반면 '고용량의 복합' 항산화제를 함께 사용했을 때 화학요법의 효과는 증진됐다. 그러면 이와 같은 차이는 왜 생기는 것일까?[21]

항산화제는 암세포의 파괴를 돕는다

임상연구를 통해 암세포는 정상 세포와 다르게 항산화제를 흡수한다는 사실이 밝혀지고 있다. 정상적이고 건강한 세포는 항산화제와 보조 영양소를 필요한 만큼만 흡수한다. 이는 세포 영양의 원리란 측면에서 아주 중요한 과학적 사실이다.

반면 암세포는 항산화제와 보조 영양소를 그칠 줄 모르고 계속해서 흡수한다. 이렇게 항산화제를 과다 섭취함으로써 암세포는 오히려 세포사에 보다 취약하다. 항산화제는 암성 세포와 싸우는데 도움을 줄 뿐만 아니라 방사선과 화학요법이 초래하는 손상에 대해 건강한 세포의 방어력을 개선한다.

항산화제는 건강한 세포를 돕는다

화학 및 방사선 요법이 정상 세포에 초래하는 부작용들은 거의 대부분 이러한 치료가 체내에서 유발하는 산화 스트레스의 증가에 따른 것이다. 이는 상식이다. 하지만 상식이 아닌 것은 환자가 항산화 보조제를 고용량으로 복용하면 정상 세포는 이를 정상 수준으로 흡수하기 때문에 정상 세포의 방어 시스템을 개선시킨다는 점이다. 이는 진정한 윈-윈(win-win) 상황을 만든다. 즉 화학 및 방사선 요법의 효과는 극대화되면서 동시에 건강한 세포에 초래되는 심한 부작용과 손상은 현저히 감소한다.

비타민 E는 다양한 화학요법제가 폐, 간, 신장, 심장과 피부에 야기하는 손상을 예방한다. CoQ10은 아드리아마이신이란 약물이 장기적으로 심장에 초래하는 손상을 예방하는 것으로 증명됐다. 베타카로틴과 비타민 A는 방사선과 일부 화학요법제의 부작용을 감소시킨다. 이 모든 항산화제는 항암 치료가 정상 세포에 야기하는 DNA 손상을 예방하는 데 도움을 주는 것으로 입증됐다.

미셸의 이야기

미셸은 예쁘고 발랄한 4살 박이 소녀였고 사랑과 웃음이 충만한 가정에서 자랐다. 가족이란 안식처를 침범할 수 있는 것은 전혀 없는 듯했다. 그러나 미셸의 태평한 삶에 변화가 왔다. 목과 배에서 느끼던 불편한 증상의 원인이 침습성 암인 '신경모세포종(neuroblastoma)' 인 것으로 의사들이 밝혀냈다. 가족들은 참담한 심정이었다.

미셸은 진단 직후 탐색적 수술을 받았다. 드디어 외과의사가 수술실에서 나오자 가족들은 소식이 안 좋을 것임을 그의 표정으로부터 읽을 수 있었다. 그는 미셸의 종양이 전이되어 횡격막까지 죽 뻗어 올라가 있고 장과 복부 대정맥을 감싸고 있어 종양을 제거할 수 있는 방법이 없다고 설명했다.

미셸이 탐색적 수술에서 회복되기도 전에 종양 전문의 팀은 침습적인 화학요법을 시작했지만, 미셸의 장기적 생존 가망성에 대해서는 여전히 낙관적이지 않았다. 이때 미셸의 어머니가 나에게 상담을 요청했다. 그녀는 의사들이 권장한 치료의 잠재적 부작용으로부터 자기 딸을 보호할 수 있는 일이라면 무엇이든 마다하지 않겠다고 했다.

우리는 주치의의 반대에도 불구하고 미셸에게 적극적인 영양 보조제 프로그램을 실시했다. 미셸은 아주 충실하게 보조제를 복용했다. 이윽고 치료가 시작되었고 미셸은 이를 견뎌내려 애썼다. 보조제를 복용하고 있음에도 상태는 꽤 안 좋았다. 치료가 이례적으로 강했기 때문에 미셸이 이를 버텨내 생존할까 하는 우려가 심했다. 하지만 용감한 소녀 미셸은 치료를 이겨냈고 종양은 현저히 축소됐다.

미셸의 반응에 아주 고무된 의사들은 종양이 절제 가능한 수준으로 축소되었는지 알아보기 위해 다시 수술을 시행했다. 이번에 외과의는 얼굴에 미소를 지으면서 수술실을 나왔다. 그는 자기들이 종양을 완전히 제거한 것으로 생각한다고 말했다. 종양 전문의는 부모에게 화학요법에 대한 미셸의 반응은 그 이상 좋았을 수가 없다고 알렸다.

그러나 미셸의 투병은 끝나지 않았다. 이번에 의사들은 암의 미세 전이가 모두 제거되도록 골수이식 수술을 받으라고 권유했다. 가족들은 또 다시 어려운 결정에 직면했다. 이들은 수집할 수 있었던 모든 정보를 꼼꼼히 검토했으며, 이러한 정보에 기초해 미셸의 아버지는 골수이식에 동의한다고 종양 전문의에게 말했다. 단, 한 가지 조건이 있었다. 부모는 골수이식을 하는 동안 미셸에게 영양 보조제를 복용시키도록 하자고 주장했다.

처음에 종양 전문의는 이를 거부했다. 영양 보조제가 자신의 치료 효과를 차단할 것이라고 생각했기 때문이다. 미셸의 아버지가 의학문헌에 이러한 우려를 뒷받침하는 연구라도 있는지 묻자, 종양 전문의는 "아니요, 하지만 그것은 이론적으로 가능한 우려지요"라고 대답했다.

그러자 응급의료 의사이기도 한 미셸의 아버지는 미셸이 지금까지 치료 중 내내 보조제를 복용해왔다는 사실을 공개했다. 덕분에 미셸은 힘든 치료를 이겨냈을 뿐만 아니라 놀라운 반응을 경험했다고 말했다. 미셸의 아버지는 골수이식을 받는 동안에도 미셸에게 계속 보조제를 복용시켜야겠다는 자신과 아내의 의사를 분명히 했다.

이에 종양 전문의는 미셸이 복용 중인 보조제가 약물과 상호작용을 일으키는지 확인하기 위해 종양 약리학 전문가에게 조사를 의뢰하기로 동의했다. 약리학 전문가가 광범위한 조사를 실시한 후 결국 모두 미셸이 골수이식을 받는 동안 보조제를 복용해도 좋다고 동의했다. 골수이식 수술은 고통스러웠으나, 미셸은 견뎌냈고 회복했다. 사실 종양 전문의는 부모에게 이러한 수술로부터 보다 빨리 회복한 소아를 본 적이 없다고 말했다. 부모의 완강한 입장은 그럴만한 가치가 충분했다.

시련의 수개월을 보내는 동안 미셸과 어머니는 그가 5살이 되면 또래 친구들과 유치원에 다닐 수 있도록 해달라고 수없이 기도했다. 기도가 통했는지 미셸은 유치원 입학식에 참석할 수 있을 정도로 충분히 강해졌다. 이제 그녀가 암을 처음 진단받은 지 3년이 넘었다. 7살인 미셸은 자전거를 타고, 줄넘기를 하고, 유행과 여자친구들을 따라가느라 바쁘다.

* * *

영양과학은 암과 기타 여러 퇴행성 질환과 싸우는 우리에게 커다란 희망을 준다. 영양과학은 암 예방을 도울 뿐만 아니라 전통적 화학 및 방사선 요법의 효능을 증진시킬 수 있다. 인체의 천연 방어 시스템을 증강시키는 과정이 나쁠 수 있겠는가? 항암 치료는 평생 참아내야 했던 것들 중 가장 큰 스트레스를 환자에게 가할 것이기 때문에 의사는 환자가 가능한 한 건강하기를 원하지 않겠는가?

천연 항산화제와 이들을 보조하는 영양소들은 많은 이유로 이상적인 화학적 예방제이다. 이들은

- 활성산소가 세포의 DNA에 가하는 손상을 제한하고 심지어 예방한다.
- 인체가 이미 발생한 손상을 복구시키는 데 필요로 하는 적절

한 영양소들을 제공한다.

- 안전하고 평생 복용할 수 있다. (약물에는 이러한 장점이 없다. 예를 들어, 유방암 위험을 감소시키는 것으로 증명된 타목시펜은 아주 심각한 부작용을 유발한다.)
- 상대적으로 저렴하다. (내가 예방용으로 추천하는 영양소들은 하루에 1달러에서 1달러 50센트밖에 들지 않는다.)
- 암의 추가 진행을 막는 최선의 방어막을 제공한다.
- 화학요법 및 방사선이 유발하는 산화 스트레스로부터 인체를 보호한다.
- 화학요법 및 방사선의 암 퇴치 효능을 증진시킨다.
- 암의 성장과 복제를 억제한다.
- 일부 경우에 종양 관해를 유도하는 것으로 입증됐다.[22]

우리는 전통적 항암 치료의 효과가 정체기에 접어들었다는 사실을 부인할 수 없다. 종양 전문의와 영상의학과 의사들은 환자들의 항산화제 사용에 대해 보다 열린 마음을 가져야 한다. 연구자들이 최적 용량으로 여러 가지 항산화제의 사용을 진지하게 고려한다면, 암의 예방과 치료에 혁신을 일으킬 수 있다. 현재까지 보고된 연구들은 화학적 예방의 모든 단계와 항암 요법에서 항산화제의 사용을 지지한다.

제9장 | 산화 스트레스와 눈

마비스의 의욕을 저하시키는 것은 아무것도 없었다. 오래 전에 남편을 여읜 후로 그녀는 강해졌고 독립적인 삶을 살았다. 그녀는 여행을 즐겼으며 털끝만큼도 주저 없이 스스로 위험을 무릅쓰고 나아갔다. 마비스는 삶이 어떤 것인지 알았다.

실로 그 어느 것도 마비스 에레스먼의 의욕을 꺾지 못했으나, 서서히 엄습하는 실명의 어두운 공포는 예외였다. 1983년으로 거슬러 올라가, 밤하늘을 가르는 번개와 폭풍우를 보면서 좋아하고 확트인 대초원의 끝없는 풍경 속에서도 미묘한 차이를 구분할 수 있었던 마비스는 시력이 악화되었다는 사실을 알게 됐다. 시력이 개선될 기미를 보이지 않자 그녀는 시내 안과 의사를 찾아갔다.

그날 의사는 그녀에게 황반변성이라는 진단을 내렸다. 주차장으로 돌아가면서 그녀는 모든 사물이 세배나 느리게 움직이는 것처럼 느껴졌다.

마비스는 이 질환을 구체적으로 알지는 못했지만, 남은 시력을 사용해야 한다는 사실을 알았다. 시간이 촉박했다. 그녀는 자신의 질환에 관한 것이라면 무엇이든 읽어 가속도를 붙였다. 만약 그녀가 읽은 것들 중에 해결책이 '존재했다면' 그녀는 발견했을 것이다.

그러나 안타깝게도 그녀가 읽은 내용은 도움이 안됐다. 의사들은 아무것도 해줄 수 없고 단지 시력 악화를 주시해야 한다고 쓰여 있었기 때문이다. 그리고 이러한 상황은 실제로 발생했다.

이후 14년에 걸쳐 마비스의 시력은 계속 악화됐다. 처음에 그녀는 밤 운전을 포기해야 했다. 그러다가 겨울 철 운전도 불가능했는데, 흐린 하늘이 도로와 구분이 안 되었기 때문이다. 사우스다코타 주에서는 겨울이 길다.

이제 낡은 시보래 차는 집 앞 차도에 주차되어 있는 신세이다. 하지만 마비스로 하여금 심한 눈보라를 헤쳐 나가게 했던 바로 그 굳센 결의가 해결책을 찾아주었다. 1997년 4월 어느 날 내 전화기가 울렸고 마비스의 음성이 들렸다. 그녀는 제대로 된 곳에 전화한 것이다. 이 사우스다코타 주 출신 여성에게 이 장에서 소개할 황반변성에 관한 모든 내용을 설명한 후 나는 영양 보조제의 권장용량을 알려줬다. 마비스는 강력한 항산화 및 미네랄 정제를 고용량 포도씨 추출물과 함께 복용하기 시작했다.

그런지 2~3개월 이내에 마비스의 시력은 개선되기 시작했다. 시야는 뚜렷해졌고 야간 시력조차 나아졌다. 다음에 시내 안과 의사를 찾았을 때 이러한 사실이 확인되자 그녀는 흥분을 감출 수 없었다. 사실 그녀의 시력은 무려 6년 전인 1991년과 똑같은 수준으로 회복됐다.

낡은 시보래 차는 이제 더 이상 차도에 주차되어 있지 않았다. 마비스는 갈 곳도, 볼 것도 많았다. 겨울 및 야간 운전은 여전히 걱정되었으나, 오래도록 뇌리를 떠나지 않던 시력상실에 대한 두려움은 더 이상 마비스의 의욕을 저하시키지 못했다. 어떻게 살아야 할지를 알았던 이 맹렬 여성은 웅장한 밤하늘과 드넓은 대초원을 경외 속에 지켜보다 2001년 가을 하나님의 부르심을 받았다.

눈에 생기는 질환

산화 스트레스가 원인으로 작용하여 눈에 퇴행성 변화가 일어난다는 주장이 제기되면서 항산화 비타민 및 미네랄을 사용해 연령 관련(노인성) 안질환을 예방하거나 심지어 치료하려는 데 관심이 높다. 현재 최소 6개 대규모, 다기관 임상시험이 다음과 같은 질환에 대한 다양한 영양 보조제의 효과를 면밀히 평가하고 있다.[1]

백내장

백내장 수술은 60세 이상 환자들에게 가장 흔히 실시되는 수술이다. 이것이 미국 보건의료 체계에 미치는 경제적 영향은 엄청나다. 미국에서 안과 전문의는 매년 백내장 수술을 130만회 시행하며 그 총비용은 '35억 달러'를 상회한다. 만약 미국 인구에서 백내장의 발병을 10년간 지연시킨다면 이 수술을 거의 절반이나 줄일 수 있을 것으로 추산된다.[2]

눈의 수정체는 빛을 모아서 망막에 상이 맺히게 한다. 이러한 일을 제대로 수행하기 위해서는 수정체가 평생에 걸쳐 투명한 상태를 유지해야 한다. 그러나 나이가 들면서 수정체의 다양한 성분이 손상을 입고 혼탁이 발생해 연령관련 백내장을 일으킬 수 있다.

의학 연구자들은 만일 '인생 초기에' 충분한 양의 항산화 보조제를 눈에 공급하면 수정체의 기능을 보존해 백내장을 예방할 수 있는지를 규명하는 것이 필수적이라고 생각한다. 기초 연구들은 활성산소(free radical)가 여기서도 주범이라는 이론을 지지한다. 즉 활성산소는 자외선 손상으로부터 생기고 백내장을 유발한다는 것이다.[3]

인체가 만드는 천연 항산화물질(글루타티온 페록시다제, 카타라아제와 슈퍼옥시드 디스뮤타제)은 눈의 주요 방어 시스템을 형성한다. 하지만 연구자들은 '천연' 항산화 방어 시스템이 충분하지 않아 눈을 완전히 보호하지 못한다는 사실을 알게 됐다. 실제로 몇몇 임상시험은 식사와 보조제로 항산화물질을 증가시키면 수정체에 가해지는 산화 손상을 예방할 수 있는지 가능성을 검토하기도 했다.[4]

눈의 수정체 주변 체액에서 발견되는 항산화물질은 수정체를 보호하는 데 중요하다. 그러므로 수정체 주위의 체액에서 여분으로 존재하는 항산화물질의 함량이 낮으면 백내장은 훨씬 더 빠른 속도로 발생할 수 있다. 이 체액에서 가장 중요한 항산화물질은 비타민 C이다. 비타민 C는 수용성이며 수정체 주변에서 고농도로 발견된다. 여기서 발견되는 기타 항산화물질은 비타민 E, 알파-리포산과 베타카로틴이다.

여러 역학 연구들을 통해 비타민 C, 비타민 E 및 베타카로틴 수치와 백내장 발병 위험 간의 연관성이 입증됐다. 핀란드에서 실시된 환자-대조군 연구는 비타민 E와 베타카로틴의 수치가 가장 낮은 사람들은 백내장 수술을 받을 위험이 4~5배 높다는 사실을 보여줬다.[5] 또 다른 연구는 비타민 보조제를 섭취한 사람들은 백내장 발병 위험이 적어도 50% 감소한다고 보고했다.[6]

천연 항산화물질의 수정체 보호는 노화에 따라 현저히 감소한다는 의학적 근거가 있다. 여러 임상연구는 사람들이 다양한 항산화 보조제를 사용하면 노화되는 눈을 보호한다는 증거를 제시한다. 또한 연구자들은 눈 주변 방수에서 발견되는 비타민 C의 수치가 높을수록 백내장이 잘 예방된다는 사실을 밝혀냈다.[7] 아울러 알파-리포산은 상승효과를 통해 이 모든 항산화제들의 작용을 증진시켜 눈의 수정체를 보호하는 것으로 증명됐다. 또한 최근 임상연구들은 알파-리포산과 비타민 C가 세포 내 글루타티온을 재생시키는 능력을 보유해 이 항산화물질이 반복해서 사용될 수 있게 한다고 한다.[8]

나는 향후 수년 사이 모든 의사들이 백내장을 예방하는 방법으로 항산화제를 권장하도록 희망해본다. 이제 임상시험들이 그 결과를 보고하기 시작했으므로 우리는 특정 항산화제들과 이 항산화제들의 섭취량에 대해 더 많은 정보를 얻게 될 것이다. 그러나 나는 '현재로서도' 증거가 충분해 이환율이 높은 백내장을 감소시키는 비교적 저렴한 방법으로 항산화 보조제를 환자들에게 권유해도 무방하다고 생각한다.

황반변성

미국에서 연령관련 황반변성(ARMD)은 60세 이상 노인들에서 실명의 주요 원인이다.[9] 잘 모르는 사람들에게 설명하자면, 이 질환은 '황반' 이라 불리는 망막 중심부의 변성으로 정의된다. 이곳은 광수용체가 가장 많이 집중되어 있는 부위이자 중심부 시력을 담당하는 곳이다. 이 부위가 변성되기 시작하면 시력의 가장 중요한 측면인 중심부 시력을 잃게 된다. 만일 연령관련 황반변성을 지닌 환자가 당신을 똑바로 바라본다면, 그는 당신의 얼굴은 볼 수 없고 주변의 사물만 볼 수 있다. 다시 말해 주변부 시력만 살아 있다는 것이다.

황반변성은 삼출성(wet)과 비삼출성(dry)의 두 가지 형으로 나뉜다. 비삼출성은 전체 황반변성 중 90%를 차지하는데, 중심부 시력이 점차 감소하고 약 10% 확률로 삼출성으로 진행될 수 있다.[10]

현재 비삼출성 황반변성에는 입증된 치료법이 없다.

삼출성은 중심부 시력을 보다 빨리 감소시키는데, 새로운 혈관이 생겨 이러한 신생 혈관이 누출되기 때문에 발생한다. 삼출성 황반변성은 레이저 광응고 시술로 치료 가능하다. 이 치료법은 부종과 누출 또는 망막으로의 출혈을 일으키는 혈관 신생을 느리게 하고 이러한 누출이 유발할 수 있는 출혈을 멈추게 할 목적으로 시도된다. 하지만 여전히 실명은 대개의 경우 빠르게 온다.

미국실명예방(PBA) 단체는 미국에서 ARMD 환자가 1,400만 명에 달한다고 추산한다. 또 비버댐안연구는 미국에서 75세 이상 노인들 중 30%가 ARMD 환자이고 나머지 23%는 5년 이내에 ARMD를 일으킬 것이라고 한다.

망막 손상의 기전

최근 수년간 여러 연구자들이 연령관련 황반변성(ARMD)의 실제 원인에 대해 흥미로운 제안을 했다. 이 이론들에 따르면, 눈으로 들어와 망막의 황반에 초점이 맞추어지는 빛이 광수용체의 외측 면에서 상당한 양의 활성산소를 생성시킨다고 한다. 다시 말하지만, 만일 이러한 활성산소를 쉽게 중화시키는 항산화물질이 가용하지 않으면 활성산소는 광수용체에 손상을 유발할 수 있다. 이런 유형의 산화 스트레스는 또한 외측 망막 및 광수용체에 고농도로 존재하는 다가불포화 지방(PUFA)에 손상을 일으키는 것으로 밝혀졌다.

LDL 콜레스테롤에 가해지는 산화 손상과 흡사하게 산화되고 손상된 PUFA는 리포푸신(lipofuscin)의 생성을 초래한다. 리포푸신은 지질과 단백질이 결합해 생성되는 물질로 망막 색소 상피 내에 축적된다. 리포푸신은 망막에 한층 더 산화 손상을 일으키며, 실상 민감한 광수용체를 손상시키고 파괴하는 원인이라고 연구자들은 믿고 있다.

이 독성물질들은 색소 상피세포에 축적될 수 있고 궁극적으로 드루젠(drusen)이라는 형태로 분비된다. 드루젠의 생성은 안과 의사에게 환자가 ARMD를 일으키고 있다는 신호탄의 하나로 여겨진다. 이 드루젠이 색소 세포와 혈관 사이에 축적됨에 따라 영양분 교환을 차단하고 광수용체 세포는 더 이상 기능하지 않아 이 부위에 실명이 초래된다.

광수용체에 대한 손상

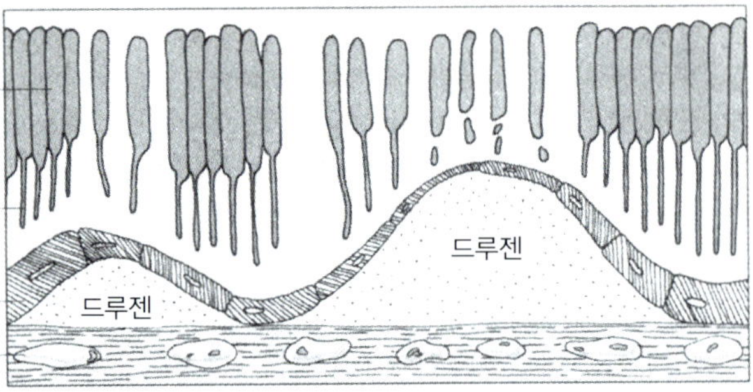

드루젠이 생성되면 눈의 광수용체가 혈관으로부터 분리되어 그 부위에 실명을 유발한다.

망막에서 활성산소의 생성

이미 설명했듯이 망막 색소와 광수용체가 빛을 흡수하는 과정에서 활성산소가 생성된다. 특히 고에너지 자외선 및 청색 가시광선은 눈의 망막에서 활성산소를 생성시키는 능력을 보유한다. 짐작할 수 있듯이 이러한 고에너지 광선에 오랜 기간 노출된 환자들은 ARMD를 일으킬 위험이 현저히 높다. 연구들은 나이가 들면서 고에너지 파장에 의해 발생하는 활성산소로부터 우리를 보호하는 항산화 방어 시스템이 현저히 약화된다고 시사한다.[11] 이는 우리 몸이 유지시키는 항산화물질과 활성산소 간의 균형을 깨트려 눈의 망막에 손상을 증가시킬 것이 분명하다.

여러 연구들이 황반변성 환자들은 이 질환이 없는 사람들에 비해 체내 아연, 셀레늄, 비타민 C, 카로티노이드와 비타민 E의 수치가 낮다는 사실을 보여줬다.[12] 아울러 임상연구들은 영양소들이 ARMD를 개선하거나 발병을 늦추는지 알아보기 위해 이러한 영양소를 보충하여 효과를 평가했는데, 그 결과를 요약 · 정리하면 다음과 같다.

카로티노이드

"레이야, 이젠 당근 좀 먹으렴. 눈에 좋은 거다." 식탁에서 내려와 놀기 전에 크림이 곁들여진 당근을 먹으라고 재촉하는 어머니의 말씀이 아직도 귓가에 선하다.

당신의 부모도 당근을 먹으라고 말하지 않았던가? 당시 의사들은 당근에 함유된 베타카로틴이 시력과 야간 시야 확보에 필수적이라고 믿었다. 이는 어느 정도 맞는 말이나, 베타카로틴은 인체에서 발견되는 12종의 카로티노이드 중 하나일 뿐이다. 오히려 옥수수, 녹색 잎채소와 칼러드(collard) 잎을 먹는 것이 더 중요한데, 이러한 식품들은 '루테인(lutein)' 과 '지아크산틴(zeaxanthine)'

이라 불리는 카로티노이드를 다량 함유하기 때문이다.

루테인과 지아크산틴은 노란색을 띠기 때문에 가시광선의 청색광 부분을 효율적으로 흡수한다. 청색광은 눈의 수정체와 망막에 손상을 입힐 수 있는 주요 고에너지 광선이다. 이 두 가지 영양소가 수정체와 황반에 존재하면 우리의 눈은 청색광을 흡수하고 산화 스트레스를 최소화한다. 이들은 마치 눈 내부의 선글라스와 같은 역할을 해 해로운 고에너지 광선을 차단하고 광수용체 세포가 생성하는 활성산소의 양을 감소시킨다. 이 영양소들은 아주 강력한 항산화물질인 관계로 눈의 이 부위에서 생기는 활성산소의 중화를 도울 수 있다.

루테인이 눈의 보호를 돕는다는 사실을 보여준 연구들

루테인과 지아크산틴을 보조제로 복용한 환자들은 이 영양소들의 혈중 수치를 상승시킬 수 있었을 뿐만 아니라 눈 안에서의 수치도 현저히 증가시킬 수 있었다. 이 환자들에서 망막이 손상을 입지 않도록 하는 황반 색소는 20~40% 증가한 반면, 황반 광수용체 및 색소에 전달되는 청색광은 거의 40% 감소했다.[13]

〈미국의학협회저널(JAMA)〉 1994년 11월 9일자에 게재된 연구는 식사로 두 가지 노란색 영양소인 루테인과 지아크산틴을 가장 많이 섭취한 환자들은 이 영양소들을 가장 적게 섭취한 환자들에 비해 ARMD를 일으킬 위험이 43% 감소했다고 보고했다. 흥미롭게도 이와 같은 효과는 베타카로틴 수치가 높은 환자들에서는 관찰되지 않았다. 루테인과 지아크산틴은 눈의 황반 내에 특정적으로 침착되는 유일한 카로티노이드이다.[14] 크림이 곁들여진 당근에 함유된 베타카로틴을 섭취하면 건강에 이롭기는 하지만, ARMD 위험을 감소시키지 못할 것이다. 아마도 어머니의 진심은 당근(carrot)이 아니라 "카로티노이드(carot)를 먹으렴"이었을 것이다.

비타민 C

비타민 C의 수치가 낮은 사람들은 ARMD를 일으킬 위험이 높다. 비타민 C는 눈 안 수액(방수)에 고도로 농축되어 있고 망막에 매우 중요한 항산화물질이다. 연구들은 비타민 C를 보조제로 복용하면 ARMD의 진행을 느리게 할 수 있음을 시사한다. 비타민 C는 또한 비타민 E와 강력한 세포 내 항산화물질인 글루타티온을 재생시키는 능력도 보유한다.[15]

비타민 E

ARMD 환자들은 황반 부위에서 비타민 E의 수치가 낮은데, 이 부위는 고에너지 광선이 활성산소를 과다하게 생성시켜 광수용체를 손상시키는 곳이다. 비타민 E는 눈 내부에서 가장 중요한 항산화물질이 아니기는 하지만, 여전히 중요한 역할을 한다. 환자가 비타민 E를 보조제로 섭취하면 ARMD의 발병을 막을 수 있다.[16]

코엔자임 Q10

이제 당신은 제7장에서 심근병증에 관한 논의를 통해 코엔자임 Q10과 친숙해졌다. 코엔자임 Q10은 지용성의 강력한 항산화물질이다. 이 영양소는 전신에 있는 지방의 최대 보호자인 것으로 밝혀졌다. 많은 부분이 지방으로 구성되어 있는 눈의 망막도 예외는 아니다. ARMD 환자들은 코엔자임 Q10의 양이 상당히 부족하다. 코엔자임 Q10의 수치가 정상인 환자들은 과다한 활성산소가 유발하는 산화 손상에 저항하는 능력이 더 크다.[17] 코엔자임 Q10은 ARMD 연구에서 아직 새로우나, 그 효과는 유망할 것으로 보인다.

글루타티온

글루타티온은 인체의 모든 세포에서 발견되는 아주 강력한 항산화물질이다. 이 물질은 망막의 색소 및 광수용체 세포는 물론 수정체 안에서 특히 중요한 역할을 한다. 임상연구들은 우리가 나이를 먹을수록 글루타티온의 수치가 감소한다는 사실을 보여줬다. 이 사실은 노화에 따른 안과 질환의 증가와 관련하여 필히 고려하여야 할 사항이다. 여러 연구들이 눈의 수정체와 망막 안에서 이 중요한 항산화물질의 수치를 증가시키는 방안을 검토했다.

글루타티온은 먹으면 체내 흡수율이 불량하다는 점은 연구자들 사이에 잘 알려진 사실이다. 따라서 이 방법을 통해 세포 내 글루타티온의 수치를 증가시키는 것은 거의 불가능하다.[18] 세포 내 글루타티온의 수치를 증가시키는 최선의 방법은 인체가 자신의 글루타티온을 제조하는 데 필요로 하는 영양소를 공급하는 것이다. 기억하겠지만 글루타티온 페록시다제는 인체가 만드는 천연 항산화 방어 시스템들 중 하나이다. 인체가 자신의 가장 효과적인 천연 방어 시스템을 구축하는 데 필요로 하는 영양소들은 셀레늄, 비타민 B2, N-아세틸-L-시스테인과 나이아신이다.

세포 영양에 관한 지식이 증가함에 따라 당신은 세포에게 이 전구 영양소들을 전부 공급하는 것이 중요하다는 점을 깨닫기 시작할 것이다. 이 경우에 알파-리포산과 비타민 C도 중요한데, 이 둘은 다 글루타티온을 재생시키는 능력을 보유하기 때문이다. 세포 내에서 글루타티온의 수치를 증가시키는 것은 어려우므로, 글루타티온이 반복해서 사용될 수 있도록 하기 위해 이 영양소들을 보충요법에 포함시켜야 한다.

연구자들은 광수용체 및 망막 색소 세포가 항산화물질을 최적 수치로 보유하면 산화 손상으로부터 보호받는 능력이 한층 더 개선된다는 사실을 보여줬다. 눈의 수정체도 글루타티온의 수치가 더 높으면 산화 손상으로부터 더 잘 보호를 받는다.[19]

아연과 셀레늄

아연과 셀레늄은 체내 항산화 시스템이 필요로 하는 중요한 미네랄이다. 아연은 체내에서 카타라아제(catalase) 항산화 방어 시스템의 기능에 중요하고 셀레늄은 글루타티온 페록시다제(glutathione peroxidase) 시스템에 필수적이다. 이 두 항산화 방어 시스템은 눈에서 생성되는 활성산소에 대항하는 데 긴요하다. 두 미네랄이 충분한 양으로 가용하지 않으면 두 방어 시스템이 최적 수준으로 기능하는 것은 불가능하다. 여러 연구들이 이 미네랄들, 특히 아연을 보충하면 ARMD가 사실상 안정되고 개선될 수 있음을 보여주고 있다.[20]

페이의 이야기

내가 오래 진료해온 환자들 가운데 한명이 검진 받으러 온 남편을 따라왔다. 검진 중 페이는 황반변성을 진단받은 지 얼마 되지 않았다고 내게 말했다.

가족을 보려고 텍사스로 여행하는 도중 그녀는 언뜻 아무것도 명확히 볼 수 없다는 사실을 알아챘다. 안경을 닦고 또 닦아 껴보았지만 여전히 잘 볼 수가 없었다. 이때 그녀는 안경을 바꿀 시기가 되었다고 판단했다. 집으로 돌아온 후 현지 안과 의사를 찾아갔는데, 안경에는 아무 문제가 없었다.

그러나 페이의 시력은 악화됐다. 예배 보러 갔을 때 성가대 사람들의 얼굴을 알아볼 수 없었다. 근심스러워진 그녀는 망막질환을 전공한 현지 안과 의사에게 전화 예약을 했다. 의사는 검진하자마자 그녀에게 황반변성이란 진단을 내렸다. 페이는 이미 왼쪽 눈의 시력을 상당히 상실했으며, 의사는 황반변성이 삼출성(wet)으로 왔다고 알려줬다. 의사는 레이저 치료가 필요할 경우를 대비해 질환을 면밀히 추적할 필요가 있었다.

나는 페이에게 내가 황반변성 환자들을 대상으로 시행한 연구와 내 환자들 중 여러 명이 영양 보조제를 복용해 오히려 시력 개선을 성취했다는 사례를 소개했다. 분명 그녀는 이 보조제들을 시도해 보고자 했고, 그래서 나는 제17장에서 요약한 보조제 프로그램을 시작하도록 했다.

두 달이 안 되어 그녀는 시력이 현저히 개선되었고 심지어 거의 정상에 가까워지고 있다고 내게 말했다. 이제 그녀는 성가대 사람들의 얼굴을 분간할 수 있게 됐다.

이 이야기는 5년 전에 일어난 일인데, 페이는 계속 영양 보조제를 복용 중이다. 그녀의 시력은 기본적으로 안정된 상태를 유지하고 있다. 페이는 아직도 몇 개월 간격으로 안과 의사를 찾고 있지만, 여전히 레이저 수술을 받을 필요는 없다. 의사는 그녀의 눈이 썩 좋은 상태라고 말한다.

백내장과 연령관련 황반변성의 예방

나는 당신에게 상당한 양의 전문적 정보를 소개했다. 이렇게 한 이유는 당신이 영양 보조제와 안질환 예방에 대해 확고한 결정을 내리기 위해 알아야 할 의학적 근거를 제공하기 위함이다. 내가 제시한 권장사항들은 또한 이미 백내장이나 황반변성을 일으켜 질환의 진행을 늦추고자 하는 환자들에게도 적용된다. 그러나 나는 당신이 '이 모든 것을 어떻게 실천하느냐?' 라고 의아해할 줄로 짐작한다.

나는 임상 진료에서 황반변성 환자들에게는 상당히 적극적인 태도를 취한다. 산화 스트레스가 야기한 손상의 일부를 실제로 역전시킬 수 있는지 알아보고자 하기 때문이다. 나는 권장사항들을 따른 후 안과 의사로부터 시력 개선을 확인받은 환자 10여명을 관심있게 지켜보고 있다.

무엇보다도 우리 모두가 눈에 산화 스트레스를 일으키는 근본원인인 고에너지 광선으로부터 눈을 보호하는 것이 중요하다. 건강한 젊은이인 경우에 망막을 보호하는 각막과 수정체가 자외선의 대부분을 흡수한다. 하지만 각막과 수정체는 가시광선의 고에너지 청색광을 차단하거나 흡수하지 못한다. 우리가 나이를 먹을수록 수정체는 점점 더 많은 자외선을 통과시키고 더 이상 이러한 위협으로부터 망막을 보호하지 못한다.

당신의 눈을 보호하는 데 있어서 적은 태양 광선이다. 우리 몸이 처리해야 할 산화 스트레스의 양을 줄이는 것이 무엇보다도 중요하다. 모든 자외선과 청색 가시광선을 차단하는 고품질 선글라스를 구입하는 것은 좋은 투자이다. 이는 그만큼 중화시켜야 할 활성산소가 줄어든다는 의미이다.

눈에 관한 임상연구들은 체내 항산화 방어 시스템이 압도되면 모든 것이 파괴되고 산화 스트레스가 발생한다는 점을 시사한다. 우리는 모두 보다 의식적으로 눈과 얼굴을 직사광선으로부터 가릴 필요가 있다. 야외에서 일하는 사람들이나 강렬한 태양 광선에 노출되는 운동과 활동에 종사하는 사람들은 야외에 있을 때 '항상' 눈을 보호하는 안경류를 착용하여야 한다.

나머지 절반은 역시 우리 몸의 천연 항산화 방어 시스템을 강화하는 것이다. 여러 연구들은 영양 보조제를 복용함으로써 이를 실현할 수 있다고 보고했다. 특히 한 연구에서 황반변성을 지닌 환자 192명은 항산화제를 복용하였고 대조군 환자 61명은 복용하지 않았는데, 6개월 후 보조제를 복용한 환자들 중 87.5%에서 시력이 연구 시작점과 같거나 나아졌다. 대조군에서 이와 같은 환자들은 59%에 불과했다.[21]

이러한 효과를 보기 위해 어떠한 항산화제를 복용해야 하는지는 제17장에 요약되어 있다.

* * *

2년 전 마을의 안과 의사 중 한분이 식당 주차장에서 나를 세웠다. 그는 "당신이 황반변성을 가진 환자들에게 추천하는 영양 보조제는 무엇입니까? 마침 나는 오늘 아침 양안 시력이 0.2에서 0.5로 개선된 한 여성을 진료했습니다. 황반변성 환자들에서 이러한 사례를 본 적이 없거든요"라고 말했다.

나는 이 장에서 제시한 개념들을 간략하게 설명해주었다.

그러자 안과 의사는 선글라스를 꺼내려고 차문을 열었다. 윙크와 미소를 지으면서 그는 "당신은 당신이 원하는 모든 황반변성 환자들을 도와줘도 좋지만 백내장 환자들은 안 됩니다. 그러면 우리가 수술할 거리가 없거든요"라고 말했다.

물론 나는 농담인줄 알았으며, 그가 영양 보조제에 대해 진정한 관심을 보인 데 감사했다. 백내장과 황반변성의 근본 원인은 산화 스트레스라는 점에는 의심의 여지가 없기 때문에 나는 이 책에 제시된 보조제 프로그램을 적극적으로 실천해야 한다고 생각한다. 요컨대, ARMD에 대한 기타 효과적인 치료법은 없고 많은 환자들이 백내장 수술을 피할 수 있다. 그와 같은 단순한 해결책이 이것보다 더 나은 결과를 제공할 수 있을까?

제10장 | 자가면역질환

육남매 중 막내인 마크는 버겁기는 하지만 형과 누나들을 열심히 쫓아다녔다. 공놀이면 무엇이든 좋아하고 꽤 경쟁심이 강한 건강한 아이였다. 그는 몇 가지 운동을 했으나 늘 좋아한 것은 축구였다.

12살이던 어느 날 마크는 축구를 하면서 공을 세차게 몰다 복통이 시작됐다. 곧 그는 심한 위통으로 배를 움켜쥐었다. 복통은 다음 며칠 동안 점차 심해졌고 설사와 구토를 동반했다. 마크가 어느 일반약에도 반응을 보이지 않자 부모는 마침내 그를 응급실로 데려갔으며, 거기서 그는 충수염(맹장염)이란 진단을 받았다. 간단한 수술과 회복을 거쳐 마크는 퇴원했다.

그는 집에 오래 머물지 못했다. 24시간이 안되어 심해지는 복통, 피가 섞인 설사와 구토로 다시 병원에 갔다. 이제 마크는 수술 전보다 증세가 한층 더 심했다.

이 어린 소년은 병원에 다시 입원했다. 그러나 의사들은 당혹스러웠다. 그래서 그들은 마크를 로마린다대학 의료센터 소아 소화기과에 의뢰했는데, 거기 의사들은 즉시 그를 소아 집중치료실에 입실시켰다. 의사들은 다음 날 대장내시경을 실시했고 소장과 대장 여러 곳에서 생검샘플을 채취했다.

그의 부모는 비디오 화면을 통해 시술 과정을 지켜보면서 말문이 막혔다. 나중에 이들은 마크의 장 내막 전체가 마치 자갈길처럼 보였다고 나에게 말했다. 로마린다대학 의사들은 마크가 '크론병'이라는 자가면역질환을 앓고 있다고 진단했으며, 이차적으로 세균(C. difficile)에 의한 감염까지 온 상태였다.

마크는 아이로서는 꽤 견디기 힘든 심한 통증과 불편을 느꼈다. 의사들은 즉시 항생제 및 마약성 진통제와 함께 프레드니손 200mg을 처방했다. 그들은 외과의들과 상담해 마크의 장을 상당 부분 절제할지 여부에 대해 논의하기 시작했다. 그러나 그들은 다음 몇 주에 걸쳐 마크의 경과를 지켜보기로 했다.

마크는 서서히 나아졌으며 다시 시행한 대장내시경검사에서 감염은 치유된 것으로 나왔다. 그러자 크론병에 전형적인 궤양성 외양이 훨씬 더 확연히 드러났다. 의사들은 부모에게 이 병이 불치성 자가면역질환이라고 알려줬다. 그들은 어떤 이유로 마크의 면역계가 그 자신의 장을 공격해 엄청난 염증과 괴사를 초래했다고 설명했다. 내과팀은 마크가 여전히 아주 고용량의 프레드니손과 마약성 진통제를 사용 중이긴 하지만 이뮤란이란 화학요법제를 처방하고자 했다. 그래서 마크는 이뮤란을 쓰기 시작했으며, 6주간이나 입원한 후 마침내 퇴원하게 되어 기뻤다.

다시금 그가 집에 머문 시간은 짧았다. 1주일이 안 돼 마크는 복통이 극심해져 다시 입원해야 했다.

내과의들은 일반적으로 자가면역질환을 가진 환자들에게 면역계를 억제하는 약물을 투여해 치료한다. 인체 자신의 면역계가 인체를 공격하기 때문에 그 활성을 적극적으로 억제하는 것은 논리에 맞다. 그러나 이 강력한 약물의 주요 부작용들 중 하나는 천연 항산화 방어 시스템도 억제한다는 것이다. 마크의 크론병은 마침내 진정되었지만, 면역계가 억제되어 온갖 종류의 감염에 취약하게 되었다. 감기가 심한 폐렴으로 진행되었고 흔한 독감으로 수주 동안 앓아눕기도 했다. 사실 마크는 축구장에서 처음 복통을 일으킨 후 첫 1년 동안 심한 감염으로 7번 입원해야만 했다. 내가 이 소년을 진료하게 된 것은 바로 이때쯤이었다.

마크의 아버지는 내가 샌디에이고에서 열린 한 모임에서 강연한 직후 내게 다가와 무엇을 추천하겠느냐고 물었다. 나는 마크에게 강력한 항산화 및 미네랄 정제와 함께 고용량의 포도씨 추출물 및 코엔자임 Q10을 처방하겠다고 말해주었다. 또한 마크가 식사를 통해 필수 지방산을 적절한 양으로 섭취하거나 아마씨 기름 또는 생선 기름으로 보충하도록 권했다. 이 모든 것은 마크의 천연 항산화 방어 시스템을 다시 자극한다.

마크는 서서히 나아지기 시작하였으나 여전히 복통과 약물 부작용으로 시름했다. 의사는 점차적으로 프레드니손을 끊었지만 이뮤란은 계속 사용하도록 했다. 마크의 부모는 다시 상담해왔고 나는 개인 소아 소화기 전문의에게 이차적인 의견을 구하라고 권유했다.

이뮤란의 부작용을 제외하고 마크의 경과를 지켜본 개인 소화기 전문의는 마크에게 진통제와 이뮤란을 포함해 모든 약물을 끊도록 해도 무방하다고 판단했다. 마크는 점차 이뮤란을 끊기 시작했으며, 이완 기법을 지도하는 정신과 의사의 도움을 받아 마침내 진통제도 중단할 수 있었다. 결국 그는 약물로부터 해방되었고 첫 복통을 일으킨 날 이후 어느 때보다도 상태가 좋아졌다.

이제 마크는 아주 잘 지내고 정상 식사를 하고 있다. 나는 최근 활기찬 이 15세 소년을 다시 보게 되어 기뻤다. 그와 그의 부모가 감내한 고통스럽고 힘든 경험은 이루 말할 수 없다. 많은 사람들에게 거의 희망을 주지 못하는 질환이 마크에게는 다루기 쉬운 것이 되었다. 그는 이제 2년 반 이상 크론병의 재발 없이 통증에서 해방된 상태이다. 말할 필요도 없이 우리 모두는 마크의 장래에 대해 낙관적이다.

뇌리에서 사라지지 않는 질문이 있다. 즉 마크의 면역계가 어떻게 그처럼 그를 공격할 수 있었을까? 우리 면역계는 우리를 돕기로 되어 있지 않은가? 면역계가 어떻게 작동하여야 하는지부터 살펴보자.

면역계: 우리의 위대한 보호자

우리의 면역계는 바이러스, 박테리아, 곰팡이, 외부 단백질과 비정상적인 암세포로부터 우리를 보호한다. 이는 많은 다양한 면역세포들 간에 정교한 상호작용을 통해 이루어진다. 이 책의 범위 때문에 면역계의 복잡한 작용에 대해 자세히 설명할 수는 없지만, 나는 기본적인 구성원이 누구인지를 아는 것은 중요하다고 생각한다. 각 구성원의 임무를 간단히 설명하면 다음과 같다.

우리 면역계의 다양한 구성원들

대식세포(macrophage) 또는 포식세포(phagocyte)는 제1선 방어를 담당하는 패크맨과 같은 백혈구이다. 이들은 어떤 외부 침입자(바이러스, 박테리아)도 신속히 공격하고 포식할 수 있다. 그러나 때로 대식세포는 자신들이 외부 침입자에 달라붙었는지 아닌지를 확신하지 못한다. 이들은 분명 (마크의 경우처럼) 인체의 일부를 파괴하고자 하지 않는다.

*T-조력세포(T-helper cell)*는 림프구라고 불리는 백혈구 집단에 속한다. T-조력세포는 대식세포를 따라 나와 달라붙어 대식세포가 장악한 입자가 친구인지 적인지를 분간하도록 돕는다. T-조력세포는 적이라고 확인하면 사이토카인(이는 염증 반응을 자극한다)이라는 호르몬을 분비하는데, 사이토카인은 면역계에 신호를 보내 고단 기어를 넣게 한다. 이는 B 세포를 자극해 활성

화시키고 더 많은 대식세포와 T-조력세포를 끌어 모아 구조하도록 한다.

*B 세포(B-cell)*는 침입자를 사멸시키는 능력을 보유하는데, 산화 스트레스를 일으켜 침입자를 파괴하는 효소를 지니고 있기 때문이다. B 세포들 중 일부는 림프절로 돌아와 이 침입자에 대한 항체를 생성한다. 만일 이 침입자가 다시 나타나면 면역계는 이 항체 때문에 대항할 준비가 되어 있다.

*자연살해세포(natural killer cell)*는 그들의 경로에 있는 모든 것을 파괴할 수 있다. 이들은 감염된 세포에 독소와 파괴 효소를 주입함으로써 외부 침입자 또는 암세포와 같이 비정상적으로 증식하는 세포를 효과적으로 파괴한다.

*T-억제세포(T-suppressor cell)*는 외부 침입자가 파괴된 후 나타나서 이렇게 일어난 엄청난 면역 반응을 진정시키는 전투경찰이다. 이들은 부수적인 손상을 억제하는 데 중요하다. 만일 이 고반응성 반응이 견제되지 않는다면, 주변 정상 조직에 막대한 손상이 발생할 수 있다. 이는 염증 반응을 그토록 위험하게 하는 것이다. 잠재적인 감염성 침입자의 제압은 절대적으로 필요하지만, 만약 염증 반응이 통제되지 않으면 커다란 피해를 초래할 수 있다.

당신은 이미 영양 보조제가 인체의 천연 항산화 방어 시스템을 현저히 증강시킬 수 있다는 점을 배웠다. 이 장에서 당신은 또한 동일한 영양 보조제가 우리 몸의 면역계를 현저히 강화시킬 수 있다는 점을 깨닫기 시작할 것이다. 칼하인즈 슈미트(Karlheinz Schmidt) 박사는 "숙주(host) 방어 시스템의 최적 기능은 항산화 미량영양소의 적절한 공급에 달려 있다"라고 말했다.[1] 면역계가 신이 의도한 바대로 우리를 보호할 수 있으려면 우리가 모든 영양소를 최적 수준으로 보유할 필요가 있다는 말은 당연한 이치이다.

영양소와 우리 면역계

다시 의학문헌을 검토해 개별 영양소 각각이 어떻게 실제로 우리의 면역 반응에 영향을 미치는지 살펴보자.

비타민 E

비타민 E가 결핍된 대식세포는 보다 많은 활성산소(free radical)를 방출하고 그리 오래 살지 못한다. 우리의 면역계는 이러한 활성산소의 생성을 이용하여 사실상 산화 스트레스를 일으킴으로써 외부 침입자를 파괴한다. 이는 통제 하에 있는 한 산화 스트레스의 "좋은" 측면이다. 비타민 E 결핍은 또한 흉선에 있는 T

세포의 분화에 영향을 줘 T-조력세포와 T-억제세포 간의 불균형을 초래한다. T-억제세포의 생성 불량은 염증 반응이 통제를 벗어날 수 있는 주요 이유들 중 하나이다. T-억제세포는 면역 반응을 진정시켜 부수적인 손상을 제한하는 데 긴요한 전투경찰이라는 점을 기억하자. 일부 연구자들은 T-억제세포의 기능 불량이 자가면역 반응의 핵심이라고 생각한다.[2]

연구들은 비타민 E를 보충하면 면역계에서 이러한 결핍을 교정하고 감염의 치유를 돕는다고 한다. 임상연구들은 또한 비타민 E 보충에 따른 면역 증강 효과는 노인과 흡수장애 증후군을 지닌 사람들에서 훨씬 더 크다는 사실을 입증했다.[3] 예를 들어, 마크의 질환은 소장과 대장을 모두 침범해 본질적으로 영양소 흡수장애를 초래했다. 비타민 E 보충은 아울러 스트레스 반응 시 다량으로 분비되는 코티솔의 면역 억제 효과를 막을 수 있다.

카로티노이드

잘 알려진 카로티노이드의 특성은 면역계의 염증 반응에 의해 유발되는 잠재적 손상으로부터 주변 정상 조직을 보호할 수 있다는 점이다. 카로티노이드를 보충하면, 이미 읽어서 알듯이 암세포에 대한 우리 방어 시스템의 중요한 부분을 이루는 T-조력세포와 자연살해세포의 수와 효과를 증가시킬 수 있다. 이렇게 되면 우리 면역계의 종양 감시가 크게 개선된다.

비타민 C

라이너스 폴링(Linus Pauling) 박사는 모든 사람에게 비타민 C 보충의 중요성과 이 영양소가 면역계를 증강시키는 능력을 주지시키는 데 영향력을 발휘해왔다. 비록 우리는 아직 다량의 비타민 C가 일반 감기에 도움이 되는지 여부를 놓고 논쟁 중이지만, 면역계에 대한 증강 효과는 꽤 잘 확립되어 있다. 비타민 C는 대식세포의 기능을 개선하는 것으로 증명됐다.[4] 이는 세균성 감염에 대한 제1선 방어를 상당히 개선한다.

비타민 C는 감염에 걸렸다고 생각될 때만 다량으로 복용하기보다는 매일 적당한 양을 섭취하는 것이 현명하다. 한 연구에서 비타민 C를 매일 1g씩 2개월 이상 섭취한 사람들은 면역계의 여러 측면이 뚜렷이 증강된 것으로 나타났다. 비타민 C는 또한 비타민 E를 재생시키고 혈장 내의 과다 활성산소를 처리하는 능력을 지닌다. 이러한 두 가지 특성은 면역계를 개선하는 비타민 C의 능력을 추가로 강화한다.

글루타티온

글루타티온의 전구물질(N-아세틸-L-시스테인, 셀레늄, 나이아신과 비타민 B2)을 보충하면 면역계 전반을 현저히 증강시키는

것으로 밝혀졌다. HIV에 감염된 환자들조차 이러한 긍정적 효과를 경험했다.[5]

코엔자임 Q10

우리가 나이를 먹을수록 코엔자임 Q10의 수치는 감소하고 미토콘드리아(세포의 난로)는 산화 손상에 특히 취약해진다. 코엔자임 Q10은 면역계 세포에서 에너지 생산에 중요한 역할을 하기 때문에 면역계가 적절히 기능하는 데 핵심적이다. 코엔자임 Q10을 보충하면 이러한 문제들을 역전시키고 면역계를 현저히 증강시키는 것으로 입증됐다.[6]

아연

우리 면역계의 모든 측면이 아연을 필요로 한다. 아연의 결핍은 실제로 면역계의 여러 부분을 억제한다. 즉 림프구의 수가 줄고, 많은 백혈구의 기능이 심하게 떨어지며, 면역계를 강하게 자극하는 흉선 호르몬의 수치가 감소한다.

감기에 걸렸을 때면 아연 정제를 복용하는 사람이 많다. 연구들은 이와 같은 아연 정제를 2시간 간격으로 복용하면 감기 지속 일수를 며칠 단축할 수 있다고 한다. 연구자들은 아연이 면역계를 증강시킬 뿐만 아니라 바이러스의 증식도 억제한다고 생각한다.[7] 그러나 여기서 한마디 주의를 당부하고 싶다. 즉 아연을 고용량으로 너무 오래 섭취하면 오히려 면역계를 억제할 수 있다는 점이다. 나는 감기에 걸렸을 때 아연이나 심지어 비타민 C를 고용량으로 단기간 사용하는 것을 반대하지 않지만, 이 영양소들을 최적 용량으로 꾸준히 장기간 보충하는 것이 항산화 방어 시스템과 면역계를 위해 나은 방법이라고 생각한다.

면역계의 구성원들이 모두 최고 역량으로 기능하고 있을 때 그 수혜자는 분명 우리의 전반적인 건강이다. 아이들은 영양 보충을 통해 6개월 이내에 면역계를 최적화할 수 있다. 노화는 일반적으로 면역 반응의 저하와 관련이 있고, 이는 감염의 빈도와 중증도를 증가시킨다. 사실 감염(특히 호흡기 감염)은 노인에서 4번째로 가장 흔한 사망 원인이다.[8]

영국 의학전문지 〈랜싯(Lancet)〉은 최근 노인 환자들에게 영양 보조제 또는 위약을 최적 용량으로 투여해 비교한 연구를 게재했다. 영양 보조제를 투여받은 환자들은 위약군 환자들에 비해 전반적인 면역 반응이 현저히 개선되었고 감염의 빈도와 중증도가 덜했다. 보조제를 보충하여 이들의 면역계를 최적화하는 데는 최소 1년이 소요되었으나, 결국 얻게 되는 혜택은 극적이었다.[9] 기타 여러 연구들과 함께 이 연구는 우리의 면역계가 항산화 방어 시스템이 그런 것처럼 미량영양소들에 크게 의존한다는 사실을 확인해준다.

염증 반응

당신은 이 책을 읽어가면서 염증이 심각한 적이라는 점을 알게 됐다. 당신은 심장질환이 콜레스테롤로 인한 질환이 아니라 실은 염증성 질환이라는 사실을 깨달았다. 마크가 겪은 엄청난 시련은 모두 장에 염증이 생긴 결과이다. 다음 장에서 당신은 관절에서 염증이 증가하기 때문에 수백만 명이 관절염을 일으킨다는 내용을 읽게 될 것이다. 아울러 천식의 근본 원인은 본질적으로 염증이다.

간단히 말해 우리 대부분은 몸속에 염증이 너무 많다. 우리는 이렇게 과다한 염증을 되돌려 균형을 회복할 필요가 있으며, 이러한 회복에 핵심은 영양 보조제이다.

염증 반응은 면역 반응을 포함해 복잡한 연쇄 반응의 결과로, 엄청난 양의 활성산소, 부식성 효소와 염증성 사이토카인을 방출한다. 앞서 기본적인 면역 반응을 살펴보았으나, 이제 이 사이토카인들이 야기하는 지속성 염증(만성 염증) 반응을 다루는 방법을 살펴볼 필요가 있다.

우리의 최고 무기는 항산화 보조제이다. 항산화 보조제는 면역계를 개선하며 염증 반응의 억제를 돕고 항산화 방어 시스템을 증강시켜 정상 세포를 염증에 의한 파괴로부터 보호한다. 하지만 우리는 이러한 염증 반응의 또 다른 중요한 측면을 살펴볼 필요가 있는데, 그것은 우리 몸의 천연 항염증 시스템이다. 당신은 진통제

애드빌 약병에 손을 뻗치면서 당신의 몸이 스스로의 항염 물질을 만들어낸다는 생각을 해본 적이 있는가? 이 물질들이 무엇인지 살펴보자.

필수 지방산

지방이라고 다 나쁜 것은 아니다. 필수 지방산이 바로 그런 것으로, 인체에 필수적이다. 인체는 이 지방을 합성할 수 없어 음식으로부터 얻어야 한다. 인체는 지방을 이용해 '프로스타글란딘' 이라 불리는 특정 호르몬뿐만 아니라 건강한 세포막을 생성한다. 가장 중요한 필수 지방산 2종은 '알파-리놀레산(alpha-linoleic acid)' 이란 오메가-3 지방산과 단순히 '리놀레산(linoleic acid)' 이란 오메가-6 지방산이다. 우리 몸은 오메가-3 지방산을 주로 항염성을 띠는 프로스타글란딘으로 전환시킨다. 오메가-6 지방산은 주로 염증성을 띠는 프로스타글란딘이 된다.

식사로 섭취할 경우에 일반적으로 수용된 오메가-6 지방산과 오메가-3 지방산의 최적 비율은 4 대 1이다. 이는 우리가 오메가-6를 오메가-3에 비해 4배 많이 섭취해야 한다는 것을 의미한다.

오메가-6 지방산은 서구 음식에 풍부한데, 육류, 유제품과 가공식품에 존재한다. 오메가-3 지방산은 아마씨, 캐놀라, 호박, 콩기름과 같은 식물성 기름에서 얻는다. 이 지방은 고등어, 정어리, 연어, 다랑어 등 냉수 어종에서도 발견된다. 짐작하겠지만 보통 미국인은 오메가-6 지방산을 오메가-3 지방산보다 많이, 사실은 훨씬 많이 섭취한다. 평균하여 미국인이 식사로 섭취하는 이들 지방의 비율은 20 대 1 또는 심지어 40 대 1에 달한다.

그 결과 우리의 몸은 항염 물질보다 염증 물질을 '현저히' 더 많이 생성한다. 따라서 몸이 지나치게 염증화되어 있다. 상기와 같은 필수 지방산 섭취의 불균형이 우리 몸에서 이 호르몬들의 생성에 불균형을 초래하는 주요 이유이다. 이 때문에 선진국에서 사는 많은 사람들은 이러한 불균형을 바로잡기 위해 아마씨 기름과 생선 기름을 보충할 필요가 있다.

알려지지 않은 또 다른 사실이 있다. 즉 필수 지방산은 또한 총 콜레스테롤 수치와 LDL(나쁜) 콜레스테롤 수치를 감소시키는 능력을 가진다는 점이다. 이는 지방이라고 다 같지는 않다는 것을 의미한다. 나는 환자들에게 오메가-3 지방산을 보충하라고 할 뿐만 아니라 포화 지방의 섭취를 줄이라고 권유한다. 이 두 가지 노력을 병행할 때 체내 염증은 쉽게 통제 상태로 돌아오고 콜레스테롤 수치는 개선된다.

여러 연구들에서 류마티스 관절염, 루푸스, 심장질환, 다발성 경화증과 기타 염증을 동반하는 모든 질환을 가진 환자들이 이와 같이 중요한 필수 지방산들을 보충하여 섭취하면 증상이 현저히 호전되는 것으로 나타났다.[10] 이는 당신이 건강을 유지하고 이미 건강을 잃었다면 이를 되찾는 데 아주 중요한 측면이다.

우리는 면역계의 다양한 측면과 면역계가 어떻게 작동하도록 되어 있는지를 살펴봤다. 또한 이 정상적인 면역 반응이 사라졌을 때 발생하는 문제도 알아봤다. 이제 우리는 최악의 상황을 살펴볼 필요가 있다. 즉 우리의 면역계가 반란을 일으켜 사실상 우리 자신의 몸을 공격하기 시작할 때 어떤 일이 벌어지는가이다.

자가면역질환

당신은 "한 사람의 최대 강점은 또한 그의 최대 약점이다"라는 격언을 들어보았을 것이다. 이는 면역계에 딱 들어맞는 말이다. 많은 임상의들은 모든 질환은 본질적으로 우리의 면역계가 와해된 결과라고 믿는다. 그러나 묘하게도 자가면역질환의 경우에 면역계는 정상 세포 및 조직을 공격해 실은 인체의 가장 나쁜 적이 된다. 만약 면역계가 관절강을 공격하면 우리는 이를 류마티스 관절염이라고 부르고, 만일 장을 공격하면 크론병 또는 궤양성 결장염이라고 하며, 신경의 수초(myelin sheath)를 공격하면 다발성 경화증이라고 부르고, 인체의 결합조직을 공격하면 루푸스 또는 피부경화증이라고 한다.

이는 왜 그리고 어떻게 발생하는가? 나는 의대에서 자가면역질환은 "비자기" 대신 "자기"를 공격하기 시작하는 "과활동성" 면역계의 결과라고 배웠다. 하지만 자가면역질환의 경우에 면역계가 과활성화 되었다기보다는 오히려 '혼동되어' 본래 의도된 것처럼 외부 침입자를 공격하기보다는 인체를 공격한다고 보는 것이 내게는 더 타당하다.

최근 미국 의학전문지 〈뉴잉글랜드의학저널(NEJM)〉에 보고된 자가면역질환에 관한 검토 논문에서 저자들은 면역계가 '왜' 문자 그대로 "자기"를 공격하는지를 확실히 아는 사람은 아무도 없다고 지적했다. 그러나 많은 연구자들은 산화 스트레스가 모든 자가면역질환의 근본 원인일 뿐만 아니라 면역계가 우리를 실제로 공격하도록 하는 주범일 수도 있다고 생각한다.[11]

여러 연구들이 자가면역질환의 근원은 산화 스트레스라는 사실을 입증했다.[12] 예상할 수 있듯이 류마티스 관절염, 루푸스, 다발성 경화증, 크론병과 피부경화증을 지닌 사람들에서 항산화물질의 수치는 현저히 낮다. 또한 항산화물질의 수치가 낮으면 류마티스 관절염 또는 루푸스를 일으킬 위험이 증가하는 것으로 나타났다. 아울러 산화 스트레스의 임상적 지표들이 이러한 환자들에서, 특히 질환이 악화되는 시기에 아주 높다.[13]

그래서 항산화제 보충이 자가면역질환을 가진 환자들에게 이상적일 수 있다. 항산화 보조제는 천연 항산화 방어 시스템을 최적화할 뿐만 아니라 면역계를 증강시키고 염증 반응의 조절을 도울 수 있다. 다시 말하면 항산화 보조제는 산화 스트레스를 통제 상태로 되돌리고 이러한 악순환 전반을 피하도록 도울 수 있다.

매트의 이야기

매트는 시카고 지역에서 성공한 변호사로, 남보다 오래 일했고 자신의 입지를 굳히기 위해 힘겨운 시간을 보냈지만 일과 아내 및 가족을 우선시하는 것 사이에 균형을 맞추려 무척 애썼다. 그의 건강은 항상 좋았었고, 그래서 그는 1996년 가을이 될 때까지는 건강에 대해서 많이 신경 쓰지 않았다.

매트는 결혼식에 참석하던 중 약간 심한 복부 불쾌감을 느끼기 시작했다. 그는 결혼식 2주 전에 몹시 바빴었기 때문에 독감 바이러스에 걸렸을지도 모른다고 생각했다. 하루쯤 후 그는 스스로의 표현을 빌리자면 마치 "맥(Mack) 트럭에 부딪친" 것같이 느꼈으며 너무 피곤하고 전신이 아팠다.

증상이 악화되었을 때 매트는 의사에게 가보아야겠다고 결심했다. 이때 그는 일련의 심한 복통을 경험하고 있었다. 통증 완화가 절실했던 그는 의사에게 통증을 야기하는 것이 무엇이든 제거해달라고 요청했다. 그는 CT 촬영, 초음파, 엑스레이, 무수한 혈액검사 등 온갖 종류의 검사를 받았다. 그런데도 진단이 나오지 않자 매트의 충격은 상상이 갔다. 그는 진통제만 처방받아 귀가했다.

매트는 최근 영양제 보충에 관한 기사를 읽고 적극적인 보조제 프로그램을 시작하기로 했다. 그러나 그의 증세는 아주 많이 호전되지는 않았다. 전신이 아프고 극도로 피곤한 상태는 여전했다. 그는 마침내 한 전문의를 찾아갔는데, 이 의사는 ANA(항핵 항체)라고 불리는 혈액검사를 지시했다. 매트의 ANA는 1:640(정상은 1:40 이하)으로 양성이었다. 의사는 그에게 전신성 홍반성 루푸스(SLE), 즉 사람들이 흔히 부르듯 루푸스를 앓고 있다는 진단을 내렸다.

ANA는 자가면역 과정이 미친 듯이 날뛴다는 지표이다. 몸의 면역계가 사실상 자기 몸을 공격하고 있었다. 매트는 진단을 받고 나서 보조제의 용량을 한층 더 증가시켰고 항산화제 및 미네랄과 함께 포도씨 추출물 350mg을 복용하기 시작했다. 그는 여전히 간헐적인 통증이 있었지만, 서서히 호전되었고 점차 진통제를 줄일 수 있었다. 이 과정은 매트가 피로 및 독감 유사 증상과 계속 싸워나가야 했던 길고 힘든 과정이었다.

1월경 매트는 훨씬 더 좋아졌고 하루 10시간 근무로 복귀함으로써 잃어버린 시간을 벌충할 수 있었다. 그는 거의 4개월 동안 아무 일도 할 수 없었기 때문에 설레었다. 가족을 재정적으로 부양할 수 있게 되리라는 것은 다시 가능하게 될지라도 매트가 장담하지 못한 일이었다.

그가 몇 달 후 후속 검진을 위해 내원했을 때 전문의는 루푸스의 표준 치료제인 일부 화학요법제를 처방하고자 했다. 말할 필요도 없이 매트는 상태가 아주 좋고 아무 문제가 없다고 주장했다. 그의 ANA 재검사 결과를 본 전문의는 벌린 입을 다물지 못했다. 그것을 믿을 수가 없었다.

그는 "매트, 당신의 ANA가 추락했군"이라고 외치며 "이젠 단지 1:40이고 정상이나 다름없어"라고 말했다. 그는 매트에게 축하한다고 말하고 주치의가 처방한 약물이면 무엇이든 계속 복용하라고 권했다. 매트가 현재 아무 약도 복용하고 있지 않다고 알려주자 전문의는 "당신이 무엇을 하고 있는지 모르겠으나, 계속 그대로 해나가라"라고 대답했다.

매트는 계속해서 잘 해나가고 있다. 그는 이제 5년이 넘는 기간 동안 아픈 적이 없었으며 ANA 검사도 여전히 음성으로 나온다. 그는 이제 루푸스에 걸리기 전 상태보다도 좋다고 말한다. 이는 사실이 아니라는 점을 알지만 매트는 더 이상 루푸스를 앓고 있다고 느끼지 않는다. 루푸스 증상은 재발할 수도, 그렇지 않을 수도 있다. 어느 누구도 확실하게 말할 수 없다. 그러나 한 가지는 확실하다. 즉 매트는 더 이상 자신의 건강을 당연하게 생각하는 일은 없을 것이란 점이다.

* * *

매트의 이야기에서 중요한 측면은 그가 질환 초기에 적극적인 영양 보조제 프로그램을 시작했다는 사실이다. 나는 질환이 꽤 상당히 진행된 후 건강을 되찾을 수 있었던 환자들에 관한 임상 사례를 많이 소개한 바 있다. 하지만 나는 병이 나기 이전에 보조제로 식사를 보충하기 시작하고 그런 다음 주요 질환에 걸렸다는 사실을 안 즉시 최적화물질(optimizers)을 보조제에 추가해 보다 적극적인 자세를 취하는 환자들이 점증하기를 희망한다. 보조제 프로그램은 해를 주지 않고 도움만 줄 뿐이다. (보조제 프로그램의 시작에 관한 자세한 정보는 제17장을 참조하기 바란다.)

제11장 관절염과 골다공증

옛 격언은 뭐라고 하던가? 사람은 누구나 살아가면서 두 가지를 피할 수 없다고 했는데, 그것은 죽음과 세금이다. 이 장을 마감하던 중 나는 세금 만기일이 임박했다는 사실을 새삼 알게 돼 신음소리를 냈다. 그러나 우리 대부분이 살아가면서 피할 수 없는 세 번째 것이 아울러 뇌리를 스쳤다. 그것은 관절염이다. 사실 미국에서 50세 이상의 사람들 중 약 70~80%가 '골관절염'이라 불리고 '퇴행성 관절염'이라고도 알려진 가장 흔한 형태의 관절염을 어느 정도 앓고 있다.[1]

이른 아침에 관절이 뻣뻣해지는 조조강직, 경미한 관절 부종, 관절통과 같은 증상으로 널리 알려진 골관절염은 현재까지 내가 진료해온 만성 퇴행성 질환 중 가장 흔한 것이다. 이 질환은 남녀 간 발병률이 비슷하고 목이나 등 하부를 포함해 체내 모든 관절을 침범할 수 있다. 관절염이 악화되면 심한 불편, 통증과 장애까지 유발할 수 있다.

골관절염은 주로 관절의 연골이 퇴행하는 질환이지만, 활액막(관절의 막)과 기저의 뼈를 침범할 수도 있다. 관절 연골이 닳기 시작하면서 뼈에 가해지는 스트레스는 증가한다. 이렇게 심화된 스트레스에 반응하여 뼈는 오히려 밀도가 증가한다. 그 결과 아주 흔히 관찰되는 것이 관절 주위에 형성되는 골극(bone spur)이다.

당신은 가족이나 친구가 "뼈 위에 뼈"가 있어 관절을 치환할 필요가 있다고 말하는 것을 들었을지도 모른다. 이 사람이 말하는 바는 관절의 연골(완충물)이 완전히 닳아 없어졌다는 것이다. 퇴행성 관절염은 주로 체중 압박 관절(고관절과 슬관절)을 침범한다. 따라서 과체중, 외상 또는 활동으로 인해 기계적 스트레스가 반복되면 이 질환의 발병과 진행이 촉진된다.

관절은 실제로 어떻게 손상될까?

관절 연골은 뼈의 끝 부분을 덮고 있으며, 무릎과 같은 관절은 아울러 뼈와 뼈 사이에서 완충작용을 하는 연골을 추가로 보유한다. 연골은 주로 콜라겐 섬유, 당단백질(glycoprotein)과 프로테오글리칸(proteoglycan)으로 구성되어 있다. 인간의 연골은 계속해서 형성되고 파괴되는 주기를 거쳐 그 구조를 유지한다. 다시 말해 우리의 몸은 연골이 닳아 없어지는 속도와 똑같은 속도로 연골을 만들어야 건강한 관절을 유지할 수 있다. 역시 균형이 핵심이다.

관절이 닳기 시작하면 연골의 파괴가 증가하거나 연골의 생성이 감소하게 되어 균형이 상실된다.

골관절염이 염증성 질환이란 것은 잘 알려진 사실이다. 관절염 환자의 손을 관찰해보면 실제로 손가락 및 손의 관절에서 염증과 부종이 얼마나 심한지 알 수 있다. 정확히 무엇이 이 염증을 유발하고 이것이 어떻게 연골의 손상을 초래하는지에 대해 의문을 가져본 적이 있는가? 이 의문에 대한 대답은 다면적이다. 아래 박스에서 알 수 있듯이 관절 내에서 발생하는 염증의 근원은 실제로 여러 가지이기 때문이다.

관절 염증의 원인

*사이토카인(cytokine)*은 관절 염증을 일으키는 주요 원인들 중 일부이다. 이 단백질들은 세포 간에 메시지를 전달하고 면역과 염증을 조절한다. 가장 중요한 사이토카인들 가운데 두 가지는 종양괴사인자 알파(TNF-a)와 인터류킨 원 베타(IL-1B)이다. 이들은 골관절염 환자들의 관절에서 고농도로 발견된다.

*프로테아제(protease)*는 단백질을 분해하는 효소이며, 역시 관절에서 염증을 유발하는 것으로 증명됐다. 프로테아제는 사이토카인에 의해 조절된다. 일부는 항염 성질을 띠고 일부는 친염(염증 유발) 성질을 띤다. 당연히 관절염에서는 친염 프로테아제가 주된 역할을 한다.

*포식세포(phagocyte, 호중구)*는 염증이 생긴 관절에 모여 염증을 제거하고 연골과 활액막에 대한 손상을 막으려 한다. 그러나 지난 장에서 알 수 있

었듯이 이러한 염증 반응이 항상 좋은 것만은 아니다. 호중구는 오히려 관절에 더 많은 염증을 일으킬 수 있다.

*허혈-재관류 현상(ischemia-reperfusion phenomenon)*은 어렵게 들릴지 모르지만 실은 단순한 과정이다. 우리가 엉덩이나 무릎과 같은 체중 압박 관절을 사용함에 따라 걷거나 특히 달릴 때 체중에 의해 가해지는 압력은 연골로 가는 혈류를 차단한다. 이는 '허혈' 또는 혈액 공급의 결핍으로 알려져 있다. 우리가 관절에 체중이 실리지 않게 하면 압력이 줄어 혈액이 연골로 다시 돌아온다. 이를 '재관류'라고 부른다. 방금 열거한 염증의 근원들과 아울러 이 과정이 활성산소(free radical)를 과다하게 생성시킨다. 그러면 활성산소는 항산화 방어 시스템을 심히 혹사시켜 산화 스트레스를 초래한다.

항산화 방어 시스템이 압도되면, 관절 내에서 산화 스트레스가 연골과 활액막에 손상을 일으킨다. 이와 같은 상황에서 인체가 연골을 신속히 재건시킬 수 없다면 관절은 퇴행하기 시작한다.

또 다른 관절염: 류마티스 관절염

류마티스 관절염은 자가면역질환이다(제10장 참조). 이 질환은 면역계가 관절의 연골과 활액막을 공격하기 시작할 때 발생한다. 그 결과 균형이 깨진(건강에 해로운) 염증 과정이 건강한 조직을 심하게 파괴하기 시작한다. 이러한 염증 반응은 활성산소(free radical)를 과다하게 생성시킬 뿐만 아니라 사이토카인, 특히 종양 괴사인자 알파(TNF-a)를 끌어들인다.

연구들은 류마티스 관절염 환자들의 혈장에서 TNF-a의 수치가 극히 높다고 한다. 연구들은 또한 류마티스 관절염 환자들에서 활성산소의 생성은 정상 관절을 지닌 환자들에 비해 5배나 높다고 시사한다.[2] 따라서 엄청난 산화 스트레스가 작용해 류마티스 관절염 환자들의 관절에 손상을 초래한다.

당신이 주위에 류마티스 관절염을 앓는 사람을 알고 있다면, 이 질환이 얼마나 손상을 일으키는지 잘 알 것이다. 즉 류마티스 관절염은 종종 사람을 불구로 만드는 변형과 통증을 야기한다. 류마티스 관절염을 지닌 사람들은 골관절염을 가진 사람들보다 현저히 더 큰 산화 스트레스를 겪지만, 두 질환 모두 관절의 파괴는 산화 스트레스에서 유래한다. 이 질환들의 근본 원인을 이해하는 것이 중요한데, 이제 의학에서 제공되는 전통적 치료법을 고려할 것이기 때문이다.[3]

관절염의 전통적 치료법

골관절염과 류마티스 관절염의 경우에 기본적인 전통적 치료법은 비스테로이드성 항염제(NSAIDs)와 아스피린을 사용하는 것이다. 이 약물들은 관절의 염증을 감소시키지만, 아울러 위궤양 및 상부 위장관 출혈과 같은 부작용을 빈번히 초래한다. 실제로 NSAIDs 사용으로 인한 상부 위장관 출혈에 따라 미국에서 매년 10만 명 이상이 입원하고 1만6,000명 이상이 사망한다.

이와 같이 위험한 NSAIDs의 부작용을 줄이기 위해 제약사들은 주로 COX-2 효소만 차단하는 새로운 NSAIDs를 개발했다. COX-2 억제제라 불리는 이 약물들은 위장관 부작용을 현저히 덜 유발하기 때문에 대단한 기대 속에 출시됐다. 그러나 불행하게도 이들 약물 역시 부작용이 있는데, 제1세대 NSAIDs만큼 빈번하지는 않아도 상부 위장관 출혈을 일으킬 뿐만 아니라 장 천공도 유발한다.

관절염 환자들이 NSAIDs를 상당히 많이 사용하는 것과 관련해 내가 가장 우려하는 바는 이 약물들이 질환의 근본 원인인 산화 스트레스를 공격하지 못한 채 단순히 통증만 완화한다는 사실이다. 중증 류마티스 관절염을 지닌 환자들은 또한 프레드니손과 같이 보다 강력한 항염제 및 메토트렉세이트나 이뮤란과 같은 백금착제 또는 화학요법제로 치료받는다.

페기의 이야기

페기는 내가 몇 년 전부터 알고 지내는 매력적인 여성이다. 내가 처음 페기를 만났을 때 그녀의 하지는 무릎의 심한 퇴행성 질환으로 인해 사실상 바깥으로 휘어 있었다. 이렇게 휘어진 각도로 걸어야 했기 때문에 그녀는 무릎뿐만 아니라 엉덩이도 상당히 불편했다.

페기는 십대 적에 발생한 스키 사고 후 오른쪽 무릎에 심한 퇴행성 관절염이 생겼다고 내게 얘기했다. 이 사고로 무릎 연골이 손상되었는데, 얼마 되지 않아 이 연골은 다시 손상을 입었다. 두 번째 손상 후 그녀는 수술을 받을 수밖에 없었으며, 외과의는 심각하게 손상된 연골의 대부분을 제거했다. 주치의는 자신이 할 수 있는 일은 다 해보겠지만, 향후 무릎에 상당한 문제가 생길 것이라고 경고했다.

전문의는 그녀에게 부목을 주어 오른쪽 무릎에 착용함으로써 주로 활동할 때 무릎을 보호하도록 조치했다. 그가 권한 또 다른 한 가지는 NSAIDs를 사용해 통증을 계속 조절하고 가능한 한 오래 슬관절 치환술을 연기하도록 한 것이었다. 페기는 치환된 관절이 고작 8년에서 12년간 지속된다는 사실을 알고 있었다. 그러면 그녀는 아주 젊기 때문에 앞으로 살아가는 동안 4번이나 5번 관절 치환술을 받아야만 한다. 어떻게 해야 할까?

내가 페기를 만났을 때 주치의는 이미 그녀와 슬관절 치환술을 받는 것에 관해 논의를 했었고 그녀는 이를 심각하게 고려하고 있었다. 수술을 오래 연기할수록 좋겠으나, 예후는 물론이고 현재 상황의 통증을 견뎌내야 했다.

결국 그녀는 자신의 삶의 질을 희생시키지 않으면서 수술을 연기할 수 있는 모든 조치를 취하기로 결심했다. 그녀는 보충요법에 대해 상당한 독서를 했고 적극적인 영양 보조제 프로그램이 삶의 질을 개선해 주리라고 믿게 됐다. 그래서 강력한 항산화제/미네랄 복합제와 함께 포도씨 추출물, 필수 지방산, 칼슘 및 마그네슘 보조제를 복용하기 시작했다. 그녀는 또한 황산 글루코사민 2,000mg을 섭취하기 시작했다.

페기는 계속해서 물리치료 지침을 따랐고 균형 잡힌 식사를 했다. 영양 보조제 프로그램을 시작한 지 몇 개월 안 돼 페기는 이미 자신이 호전되고 있음을 느끼고 볼 수 있었다. NSAIDs에 대한 의존도가 떨어졌고 이제 수년간 했던 일보다 더 많은 일을 할 수 있었다. 그녀는 훨씬 더 활동적이었으며 통증을 덜 느꼈다. 사실 그녀는 자신의 두려움조차 극복했고 수년 만에 처음으로 스키를 타러 가게 됐다.

그러나 페기가 가장 기뻤던 것은 주치의를 찾아가 무릎 엑스레이를 다시 찍었을 때였다. 의사는 현재의 엑스레이와 2년 전에 찍은 엑스레이를 비교해보고는 놀랐다. 하지가 그리 많이 휘어지지 않았고 뼈 사이가 더 벌어진 것으로 나타났기 때문이었다. 이러한 사실을 페기에게 알려주면서 의사는 뼈의 간격이 넓어진 것은 연골이 다시 자라 들어왔다는 증거라고 설명했다.

이와 같은 소견을 듣고 페기는 완전히 놀라는 눈치가 아니었다. 본인 스스로 차이를 느낄 수 있었고 영양의학에 대한 조사를 통해 그 가능성을 이미 알고 있었기 때문이다. 의사로부터 호전을 확인받은 것은 금상첨화라고나 할까.

페기는 계속해서 활동적이었고 자신이 하고 싶어 하는 모든 활동을 거의 다 하며(그녀는 아직 과격한 운동을 하려면 무릎 부목을 착용한다), 계속 보조제를 복용 중이다. 그녀는 해가 바뀔 때마다 관절 치환술을 또 한해 연기할 수 있음에 감사한다.

페기가 이렇게 좋은 성과를 내고 있는 이유는 무엇일까? 그녀가 추구한 전략을 살펴보도록 하자. 첫째, 페기는 사고 후 나타난 퇴행성 관절염의 근본 원인(세포 수준)을 완전히 이해하려 결심했다. 그녀는 개인적인 연구를 통해, 그리고 학술대회에 참가함으로써 이를 해냈다. 둘째, 그녀는 가능하면서도 가용한 모든 해결책을 고려했다. 셋째, 그녀는 이렇게 얻은 지식을 행동으로 옮겼다.

항산화 보조제

페기와 같이 퇴행성 관절염으로 고통 받는 사람은 누구나 강력하고도 균형 잡힌 항산화 및 미네랄 보조제를 복용할 필요가 있다.

관절염을 앓는 환자들은 몇 가지 항산화물질과 비타민 D, 비타민 C, 비타민 E, 붕소(미네랄), 비타민 B3와 같은 보조 영양소들이 결핍되어 있다는 강력한 증거가 있다.[4] 이 책을 통해 알게 되었듯이 당신은 산화 스트레스를 억제하기 위해서 이 모든 항산화물질을 최적 용량으로 공급할 필요가 있다.

페기는 이 모든 영양소와 함께 또 다른 중요한 영양소인 황산 글루코사민(glucosamine sulfate)을 보조제로 복용하고 있었다.

황산 글루코사민

글루코사민은 연골의 합성에 필요한 기본 영양소들 중 하나이다. 이 영양소는 단순 아미노당이며 연골에 탄성을 주는 분자인 프로테오글리칸의 주요 구성성분이다. 비스테로이드성 항염제(NSAIDs)나 아스피린과는 달리 글루코사민은 단순히 통증을 경감해주는 것 외에 손상된 연골을 재건시키도록 돕는다. 초기 연구들은 황산 글루코사민 사용의 단기 혜택을 보여주었으나, 의사들은 대부분 무덤덤한 반응을 나타냈다.[5]

그런데 1999년 미국류마티스학회(ACR) 연례회의에서 3년에 걸친 대규모, 무작위, 위약대조, 이중맹검 임상연구(의사들이 선호하는 종류의 연구)가 보고됐다. 이 연구는 글루코사민이 관절염 환자들의 통증과 염증을 감소시킬 뿐만 아니라 실제로 연골의 퇴행을 정지시킨다는 점을 보여줬다. 한층 더 인상적이었던 점은 페기의 경우에서와 같이 실제로 연골이 재생된 증거가 제시되었다는 사실이다. 전통적 NSAIDs를 복용한 위약군 환자들은 계속해서 급속한 관절 악화를 경험했다.[6]

기타 여러 연구들과 더불어 이 연구는 황산 글루코사민 보조제를 1,500~2,000mg 범위로 복용하면 관절염 환자들이 거의 부작용 없이 상당한 건강 혜택을 얻는다는 점을 보여준다. 훨씬 더 흥미로운 점은 이 임상연구에 참여한 환자들이 글루코사민을 중단하였을 때 수주, 심지어 수개월 동안 통증이 재발하지 않았다는 사실이다.[7]

반면 NSAIDs를 사용한 위약군에서는 앞서 지적했듯이 궤양, 상부 위장관 출혈, 간 손상 가능성과 같은 현저한 부작용이 나타났다. 이 약물들이 퇴행 과정을 늦추는 데 아무 소용이 없고 실은 이를 가속화시킬 수 있다는 점을 고려하면, NSAIDs가 왜 세계에서 가장 많이 처방되는 약물들 중 하나인지 의아스럽다. 제약사들로서는 당혹스럽겠지만, 환자들에게 황산 글루코사민을 추천하는 의사들이 점증하고 있다.

내가 진료하면서 목격한 결과는 인상적이다. 나는 모든 관절염 환자들에게 글루코사민을 추천하나, 신속히 통증을 완화하기 위해 NSAIDs도 처방한다. 글루코사민을 복용하기로 결정한 내 환자들이 결국 NSAIDs의 복용을 거의 필요로 하지 않는다는 점은 흥미롭다. 환자들이 항산화제, 미네랄, 필수 지방산과 포도씨 추출물을 추가하려 하면 결과는 한층 더 나아진다.

나만의 확신은 아닌 것이 내 정형외과 친구들 가운데 글루코사민의 사용을 지지하는 의사들이 많다. 관절 치환술을 지연시킬 수 있으면 궁극적으로 환자에게 이익이 된다는 사실을 깨달았기 때문이다.

황산 콘드로이틴

황산 콘드로이틴(chondroitin sulfate)은 신속한 효과를 내기 위해 종종 황산 글루코사민과 함께 사용된다. 콘드로이틴은 프로테오글리칸의 일부를 구성하고 수분을 연골로 끌어들이는 역할을 한다. 이는 연골을 보다 유연하고 푹신푹신하게 한다. 이 중요한 영양소가 없으면 연골은 더 건조하고 찢어지기 쉬워진다.

나는 개인적으로 가장 중요한 영양소는 여전히 황산 글루코사민이라고 생각한다. 먹는 콘드로이틴은 보다 많은 환자들을 대상으로 보다 철저하게 연구되어야 할 필요가 있다. 그래야 콘드로이틴이 정말로 역할을 하는지 아닌지와 관련해 보다 그럴듯한 증거가 나올 것이다. 나는 또한 MSM(천연 항염 물질)도 보다 철저히 연구되어야 할 필요가 있다고 생각한다. 그러나 나는 보충요법에 이를 추가했을 때 현저한 반응을 경험한 환자를 여러 명 알고 있다.

황산 콘드로이틴

여러 연구들이 콘드로이틴을 보충한 관절염 환자들에서 개선을 보여준다. 하지만 이 긍정적 연구들은 대부분 콘드로이틴을 정맥 내로 주사하였으며, 일부 연구자들은 콘드로이틴이 위장관을 통해 효과적으로 흡수되지 않는다고 우려한다. 일부는 콘드로이틴이 분해된 후 흡수되어 관절 연골 내에서 결합된다고 말한다. 그래서 나는 골관절염의 치료에 있어 콘드로이틴의 전반적 중요성을 확인하는 추가 연구가 필요하다고 생각한다.[8]

골다공증

골다공증은 미국에서 사실상 유행병 수준에 이른 영양 결핍증이다. 세계에서 가장 부유하고 영양 공급이 가장 잘 되는 나라들 가운데 하나인 미국에서 2,500만 명 이상이 골다공증으로 시름하면서 살아가고 있으며, 이로 인해 매년 미국 경제에 초래되는 비용은 약 140억 달러에 달한다. 골다공증의 직접적인 결과로 미국에서 매년 최소 120만 건의 골절이 발생한다.[9] 나는 낙상이나 외상 없이 그저 내 진료실로 걸어 들어오면서 엉덩이에 골절을 일으킨 환자들을 보았다. 골다공증을 지닌 내 환자들을 보면 척추나 등의 자발성 압박 골절은 엄청난 통증과 고통을 유발한다.

골다공증은 미국 대중에게 단순히 에스트로겐과 칼슘에 의존하는 질환으로 소개되었다. 이러한 국가적 위기에 대응해 보건의료계는 골다공증의 발병을 억제하기 위한 노력의 일환으로 폐경 여성들을 호르몬 대체요법(HRT)으로 치료하고 있다.

HRT가 골다공증의 진행을 늦출 수 있다고 생각하는 사람이 많지만, 이 요법은 이득보다는 해가 더 많을 수 있다. 1997년 〈뉴잉글랜드의학저널(NEJM)〉은 에스트로겐 대체요법을 5년에서 10년 넘게 받은 여성들을 대상으로 한 몇몇 연구들을 분석했다. 그 결과 유방암이 40% 이상 증가한 것으로 나타나자 분석자들은 충격을 받았다. 이러한 부정적 보고가 나오자 제약사들은 재빠르게 HRT의 유익이 위험을 훨씬 능가한다고 의사들을 설득하였으며, 기타 임상연구들은 HRT를 사용한 환자들에서 심장발작, 뇌졸중과 알츠하이머형 치매 위험이 감소하였음을 보여주었다고 반박했다.[10]

그러나 기타 주요 연구 2건, 즉 '심장과 에스트로겐/프로게스틴 대체 연구(HERS)' 및 '여성 건강 계획(WHI) 연구'는 심장질환의 진행이 느려진다는 어떤 증거도 제시하지 못했다. 사실 일부 증거는 HRT를 사용한 환자들에서 심장발작의 발생률이 특히 첫 해에 '증가한다'는 점을 시사했다. 흥미롭게도 이 연구들은 HRT를 사용하는 여성들에서 LDL(나쁜) 콜레스테롤이 현저히 감소하고 HDL(좋은) 콜레스테롤이 현저히 증가한다는 점을 보여줬다. 그러면 이 환자들은 왜 심장질환 위험이 증가했던 것일까?

나는 이 질문에 대한 대답은 합성 HRT 제제를 복용하는 여성들에서 C반응성 단백(C-reactive protein)이 엄청나게 증가되어 있다고 보고한 다른 연구들에 있다고 생각한다. 기억하듯이 C반응성 단백은 동맥 내 염증의 지표이다. 이것은 콜레스테롤보다 향후 심장발작을 훨씬 잘 예측하는 지표로서, 특히 여성에서 그렇다. 심장 질환은 콜레스테롤에 의한 질환이 아니라 동맥의 염증성 질환이라는 사실을 기억할 것이다.

골다공증을 피하고자 합성 호르몬 대체요법을 고려하는 여성들이 있다면, 이러한 새 임상연구들에 비추어 이득이 해를 능가하지 않을 가능성이 있다. 특히 HRT 제제를 복용하는 환자들은 다리에서 혈전을 일으키고 담낭 질환을 일으킬 위험이 증가한다는 것은 잘 알려진 사실이다. 현재 여러 품목의 골다공증 신약이 출시된 상태인데, 예를 들어 포사맥스, 악토넬, 에비스타, 칼시토닌과 같은 약물은 실제로 골밀도를 증가시키는 효능을 보인다. 이러한 약물들을 HRT 대신 추천하는 의사들이 점증하고 있으며 이는 주로 HRT의 장기적 부작용에 대한 우려가 증가하고 있기 때문이다. 상기 약물들을 사용한 단기 연구들은 골절과 골절 재발 위험이 현저히 감소한다는 점을 보여줬다.[11] 폐경기 여성들이 직면하는 여러 가지 문제점에 관해 보다 철저한 논의를 원한다면, 크리스티앙 노스러프(Christiane Northrup) 박사가 쓴 『폐경의 지혜(The Wisdom of Menopause)』란 책을 추천한다.

뼈는 단지 칼슘 덩어리가 아니라 살아있는 조직이다

고등학교나 대학 시절 생물 실험실의 뒤편을 장식했던 골격모형을 기억하는가? 그것은 기말시험에서 비중이 컸을 뿐만 아니라 심한 장난을 칠 때 주요 놀이감이 되곤 했다. 인기가 좋았던 이 플라스틱 모형은 많은 아이들에게 뼈에 관한 정보를 제공했지만, 종종 우리에게 뼈는 활동적이고 살아 있는 조직인데도 '맨 뼈'를 연상하게 했다. 우리의 뼈는 조골(뼈 형성) 및 파골(골 흡수) 활동을 통해 끊임없이 스스로를 재형성한다.

뼈는 단지 칼슘 결정체가 응집되어 있는 것이 아니라 많은 다양한 미량영양소와 효소계에 의존하는 생화학적 반응이 계속해서 일어나는 산 조직인 것이다. 그러므로 살아 있는 어느 조직과 마찬가지로 뼈는 다양한 영양소를 필요로 한다.

흰 빵, 흰 밀가루, 정제 설탕과 지방을 많이 섭취하는 미국인의 식사에는 이러한 필수 영양소들 중 많은 것들이 심하게 결핍되어 있다. 우리 식사는 또한 육류와 탄산음료의 비중이 높은데, 이와 같은 식사는 인의 섭취를 증가시키고 칼슘의 흡수를 감소시킨다. 뼈 건강에 요구되는 영양소들을 충분히 섭취하지 않으면 골다공증을 촉진한다.

골격모형으로 인해 생긴 또 하나의 흔한 오해는 칼슘만 있으면 뼈를 강화하고 골다공증을 피할 수 있다는 생각이다. 그러나 사실은 이 나라에서 골다공증 발생률을 감소시키는 데 성공하려면 칼슘뿐만 아니라 다양한 필수 영양소들이 있어야 한다는 것이다.

척추, 엉덩이와 손목의 골절 위험을 감소시키기 위해서는 몇 가지 중요한 요인들에 관심을 기울여야 한다. 즉 적절한 골량을 보존하고, 뼈에서 단백 기질 부분의 소실을 예방하고, 아울러 뼈가 손상된 부위를 복구하고 대체하는 데 필요로 하는 적절한 영양소들을 모두 갖추도록 해주어야 한다. 뼈를 보존하고 구축하는 이 세 분야 모두에서 영양 보충은 중요한 역할을 한다.

각 영양소를 살펴보고 이들 각각이 어떻게 골다공증의 예방을 돕는지 알아보자.

칼슘

칼슘 결핍이 골다공증을 일으킬 수 있다는 점은 의심할 여지가 없다. 하지만 연구들은 폐경 후 여성들 가운데 25%에서만 골격에 칼슘이 부족하다고 한다. 실제로 이러한 여성들에게 칼슘 보조제를 보충하면 골량을 증가시키는 것으로 나타났으나, 칼슘이 결핍되어 있지 않은 나머지 75%에게 보조제는 아무 효과가 없었다. 칼슘과 비타민 D 보충에 관한 최근 연구들은 골다공증의 진행을 '늦추는' 효과를 보여주었지만, 골다공증을 '예방하는' 효과는 입증하지 못했다. 이 연구들은 또한 엉덩이, 척추와 손목에서 골절의 감소를 보여줬다.[12] 다시 말해 칼슘은 도움이 되나 '해답' 은 아니라는 것이다.

칼슘은 골다공증의 퇴치에 있어 필수 영양소이다. 남녀 모두 식사로 얻는 칼슘의 양에 따라 매일 800~1,500mg의 보조제를 복용해야 한다. 사람들은 탄산칼슘보다는 시트르산칼슘을 더 일관되게 흡수하나, 음식과 함께 섭취하고 비타민 D의 양이 충분하면 흡수 수준은 아주 비슷하다. 당신이 섭취하는 칼슘이 어떤 형태이든지 간에 적절한 흡수를 위해서는 음식과 함께 섭취해야 한다.

아이들도 어른 수준의 칼슘 보충을 필요로 한다는 점을 주지하자. 실제로 연구들은 사춘기 이전에 칼슘을 매일 800~1,200mg 섭취한 아이들은 골밀도를 5~7% 증가시킬 수 있다고 한다. 이 연구 결과는 중요한데, 이러한 골밀도의 증가는 아이들이 자라 청년이 되고 평생을 살아가는 동안 그대로 옮겨질 것이기 때문이다.[13]

마그네슘

마그네슘은 뼈 내부에서 일어나는 몇 가지 생화학적 반응에 중요하다. 마그네슘은 새로운 뼈 결정을 형성하는 과정에서 필요한 효소인 알칼리 인산분해효소(alkaline phosphatase)를 활성화한다. 그리고 비타민 D는 마그네슘을 이용해 가장 활성화된 형태로 전환된다. 만약 마그네슘이 결핍되면 비타민 D 저항 증후군을 일으킬 수 있다.

식습관 조사에 따르면, 미국인들 중 80~85%는 마그네슘이 결

핍된 식사를 한다고 한다.[14]

비타민 D

비타민 D는 칼슘을 흡수하는 데 필요하다. 비타민 D는 흔히 햇빛에 노출될 때 피부에서 생성된다. 하지만 알다시피 나이가 들면서 사람들은 태양에 노출되는 시간이 줄어드는 경향이 있으며, 따라서 비타민 D 결핍이 아주 흔하다.

우리는 또한 강화 식품과 우유를 통해서 비타민 D를 섭취하나, 이 경우 생물학적으로 활성화된 형태인 비타민 D3로 전환되어야 한다. 종종 비타민 D에서 비타민 D3로의 전환에 장애가 있을 때가 섭취 부족인 경우보다 더 문제가 될 수 있다. 이 때문에 나는 활성형인 D3를 사용해 비타민 D를 보충하도록 권장한다.

〈뉴잉글랜드의학저널(NEJM)〉은 매사추세츠종합병원에 입원한 환자 290명을 대상으로 비타민 D의 수치를 살펴본 연구를 게재했다. 이들은 정상적으로 활동했었고 요양원에서 생활하지 않은 환자들이었다. 병원 직원이 이들의 비타민 D 수치를 체크한 결과, 93%가 결핍인 것으로 나타났다. 놀랍게도 종합비타민을 복용 중인 환자들에서도 93%가 비타민 D 결핍을 보였다. 비타민 D 없이는 칼슘을 전혀 흡수하지 못한다는 점을 당신이 깨닫는다면 이 연구의 중요성을 알 수 있다.

이 연구는 '누구나' 비타민 D 보조제를 복용하여야 하고 그것도 일일권장량(RDA)보다 현저히 더 높은 용량으로 복용하여야 한다는 결론을 내렸다. 사실 연구팀은 유행병인 골다공증에 어떠한 영향을 주려고 하면 비타민 D를 매일 500~800IU로 보충하는 것이 중요하다고 결론지었다.[15] 아울러 칼슘을 비타민 D 및 음식과 함께 섭취하면 칼슘의 흡수가 훨씬 더 개선된다는 점을 기억하자.

비타민 K

비타민 K는 뼈 내부에서 대량으로 발견되는 단백질인 오스테오칼신(osteocalcin)을 합성하는 데 필요하다. 그러므로 비타민 K는 골 형성, 재형성 및 복구에 중요하다. 임상연구에서 골다공증 환자들에게 비타민 K를 보충하면 소변으로 배설되는 칼슘이 18~50% 감소하는 것으로 밝혀졌다. 이는 비타민 K가 칼슘을 배설하기보다는 이를 흡수하고 보유하도록 인체를 돕는다는 것을 의미한다.[16]

망간

망간은 연골과 뼈에서 결합조직을 합성하는 데 필요하다. 마그네슘처럼 망간은 전곡(whole grain)을 정제분으로 가공하는 과정에서 소실된다. 골다공증 여성들을 대상으로 한 연구는 이들의 망간 수치가 대조군 여성들에 비해 25% 수준밖에 안된다고 보고했다.[17] 이 영양소는 또한 골다공증을 예방하고자 한다면 체내에 최적 수치로 존재해야 한다.

엽산, 비타민 B6와 비타민 B12

이러한 보조제의 조합이 익숙하게 들리지 않는가? 그래야 할 것이다. 호모시스테인(제6장 참조)은 당신의 혈관에 나쁠 뿐만 아니라 뼈에도 나쁘다. 호모시스테인이 심하게 상승되어 있는 사람들은 심한 골다공증도 지닌 것으로 밝혀졌다.

흥미롭게도 폐경 '전' 여성들은 메티오닌(methionine)을 보다 효율적으로 분해할 수 있어 호모시스테인이 거의 축적되지 않는다. 이는 폐경 후 극적으로 변한다. 폐경 후 여성들은 호모시스테인 수치가 훨씬 더 높다. 이것이 폐경 후 여성들에서 심장질환과 골다공증 위험이 모두 증가하는 점을 부분적으로 설명할 수 있을까?[18] 호모시스테인 수치를 낮추기 위해 이러한 여성들은 보다 많은 양의 엽산, 비타민 B6와 비타민 B12가 필요하다.

붕소

붕소는 골 대사와 관련해 흥미로운 영양소이다. 연구 참여자들이 붕소를 보조제로 섭취했을 때 소변으로 배설되는 칼슘은 약 40% 감소했다. 붕소는 또한 마그네슘의 농도를 증가시키고 인의 수치를 감소시킨다.[19] 붕소는 매일 3mg 보충하면 충분하다.

실리콘

실리콘은 결합조직 기질을 강화하는 능력을 지녀 뼈를 강화하기 때문에 중요하다. 새로운 뼈의 생성이 바람직한 골다공증 환자들은 실리콘의 양을 증가시킬 필요가 있다.

아연

이 미네랄은 비타민 D가 정상적으로 기능하는 데 필수적이다. 골다공증 환자들의 혈청과 뼈에서는 아연의 수치가 낮은 것으로 밝혀졌다.[20]

골다공증의 예방

당신은 골다공증에 걸리고 싶지 않을 것이다. 나는 중증 질환을 앓고 있는 환자들을 여러 명 치료했다. 골다공증은 무기력과 고통을 초래하는 질환이다. 환자들은 계속해서 척추에 골절을 당하고 오랜 기간 극심한 통증에 시달린다. 이미 설명했듯이 골다공증은 단순히 칼슘과 에스트로겐이 결핍되어 생기는 질환이 아니다. 우리의 몸은 골 재형성과 건강한 뼈의 생성을 위해 다양한 영양소를 필요로 한다.

우리는 또한 산화 스트레스를 억제할 필요가 있다. 최근 연구들은 골밀도가 감소되어 있는 환자들에서 산화 스트레스가 증가되어 있음을 보여준다. 따라서 당신은 골 생성에 필요한 중요 영양소들을 보충해야 할 뿐만 아니라 당신의 항산화 방어 시스템을 강화하는 모든 항산화제와 보조 영양소들도 섭취해야 한다.

나는 남녀 불문하고 모든 환자들에게 가급적이면 40세가 되기 전에 고품질 항산화 및 미네랄 정제와 함께 칼슘, 마그네슘, 붕소와 실리콘을 추가로 보충하기 시작하라고 권유한다. 성인들은 또한 건강한 식사를 하고 적당한 운동 프로그램을 개발하는 것이 중요하다. 이러한 프로그램에 체중 부하 운동을 포함시킬 필요가 있는데, 인체를 자극해 보다 많은 뼈를 만드는 데 필요하기 때문이다. 걷기는 하지에 도움이 될 수 있으나 등과 엉덩이에는 거의 소용이 없으며, 머리 위로 역기를 들어 올리는 것과 같은 상체 체중 저항 운동은 골다공증을 예방하려는 모든 사람에게 중요하다.

내가 진료하는 폐경 환자들은 골량이 감소하는 초기 질환인 '골감소증(osteopenia)'의 증거를 발견했을 때조차 이와 동일한 프로그램을 통해 자신들의 골밀도를 개선할 수 있다고 보통 깨닫는다. 이와 같은 상황에서 환자들이 기꺼이 일부 생활습관을 바꾸려 하면, 나는 포사맥스, 악토넬, 에비스타 또는 칼시토닌과 같은 약물의 처방을 연기한다. 즉 환자들이 고품질 보조제를 복용하고 개선된 식사를 하면서 체중 부하 운동 프로그램을 실천하려 할 경우이다.

나는 이러한 환자들에게 매년 DEXA(골밀도) 촬영을 반복하여 면밀히 추적한다. 만일 이들이 안정된 상태이거나 개선되고 있으면, 프로그램을 지속하도록 하고 계속해서 면밀히 추적한다. 하지만 이들의 골량이 더 감소되어 있다면, 상기 신약들 가운데 하나를 처방하기 시작한다.

* * *

관절염과 골다공증을 모두 예방하는 열쇠는 세포 영양이다. 나는 이 장에서 여러 가지 개별 영양소를 제시해 의학문헌이 이들의 중요성에 대해 뭐라고 말하는지를 개략적으로 소개했다.

당신도 알게 되었듯이 잠재적으로 장애를 초래하는 이들 질환을 예방하는 것은 단순히 칼슘이나 에스트로겐을 증가시키는 문제가 아니다. 이는 영양 보조제가 당신의 몸과 협력하여 현재의 건강을 유지하거나 잃은 건강을 되찾게 해야 할 또 하나의 분야이다.

제12장 폐질환

젊은 엄마가 잠자리에 들기 전에 마지막으로 두 살 배기 크리스티앙을 보러 아기의 침실 문을 열고 들어갔다. 허리를 굽혀 아기의 이마에 키스를 하러 다가갔을 때 그녀는 소스라치게 놀랐다. 아들의 얼굴이 창백하였고 숨조차 쉬지 않았던 것이다.

응급구조대에 연락한 후 그녀는 아기에게 인공호흡을 시도했다. 구조대원들이 도착했고 곧이어 크리스티앙은 구급차에 실려 응급실로 향했다. 대원들은 아기의 심장이 박동을 멈추었기 때문에 계속해서 심폐소생술을 실시했다. 그러나 응급실 의사에 의해 비로소 크리스티앙의 심장과 폐는 반응했다.

한때 활발했던 어린 소년은 병원에 입원해 중증 천식 진단을 받았다.

의사들은 크리스티앙을 안정시켰고 그에게 기도를 확장하는 '테오필린' 이란 약물을 처방했다. 부모는 크리스티앙이 살아난 것에 안도했지만, 아들의 앞날을 생각하니 눈앞이 캄캄했다. 천식이 그렇게 갑자기 나타나거나 그렇게 심할 줄은 전혀 예상하지 못했던 것이다. 크리스티앙에게 처방된 약물을 모두 받았는지 확인한 부모는 이 연약한 소년을 집으로 데려왔다.

크리스티앙은 최소 폐 예비량(minimal lung reserve)으로 유년 시절을 제대로 보내지 못했다. 그는 또래 아이들에겐 정상적인 떠들썩한 활동에 참여할 수 없었으며, 폐가 기능을 잘 수행하지 못했기 때문에 나이가 들면서 의사들은 약물을 하나 둘 계속 추가했다.

그러던 중 크리스티앙이 15살이 되었을 때 다시 시련이 닥쳤다. 그는 또 다른 중증 천식 발작을 경험했다. 집에서 기절하면서 그는 숨을 멈추었다. 예전 일을 떠올리면서 다시 부모는 아들에게 인공호흡을 시도하고 구조대원들을 불렀다. 그의 심장과 폐는 응급실에 도착한 연후에 마침내 반응을 보였다. 입원 후 크리스티앙은 항염제 프레드니손을 처방받았으며, 이후로 14년간 계속 이 약을 사용했다.

27세가 되자 크리스티앙은 폐 기능이 거의 남지 않았으며 9가지 종류의 약물을 사용해야 했다. 폐 기능 검사에서 그의 대기도는 정상 폐활량의 단지 17% 수준에서, 소기도는 겨우 8% 수준에서 기능하고 있었다. 온갖 약물에도 불구하고 크리스티앙은 간신히 삶을 이어갈 뿐이었다. 육체적인 노력을 요하는 일이라면 아무것도 할 수 없었던 그는 급성 천식 발작이 또 다시 닥치지 않을까 하는 두려움 속에 하루하루를 살았다. 그는 흡입기와 약물이 충분히 담긴 예비 흡입기를 지참하였는지를 늘 확인해야 했다. 거기에 그의 생명이 달려 있기 때문이었다.

크리스티앙이 강력한 항산화 및 미네랄 정제를 식사 때마다 복용해 자신의 몸을 강화하기로 결심한 것은 바로 이때쯤이다. 90일이 안되어 크리스티앙은 자신이 호전되고 있다고 말할 수 있었다. 이러한 결과에 고무되어 그는 추가로 비타민 C, 칼슘, 마그네슘과 포도씨 추출물을 섭취하기 시작했다. 그 후 20개월에 걸쳐 크리스티앙의 폐 기능은 주치의가 마침내 프레드니손을 끊어도 좋다고 할 정도로 개선됐다. 크리스티앙은 "사람이 프레드니손을 14일간만 처방받아야지 14년간 처방받아서는 안 된다"고 말한 적이 있다.

다시 실시한 폐 기능 검사들에서 크리스티앙은 일관되고 현저한 개선을 보였다. 보조제 프로그램을 2년 동안 시행한 후 크리스티앙은 자신의 대기도가 정상 폐활량의 87% 수준에서, 소기도가 56% 수준에서 기능하고 있음을 알았다. 이는 그가 동 기간에 사용 중인 약물의 수를 9종에서 3종으로 줄였다는 점을 감안하면 나쁜 결과가 아니다.

그의 알부테롤 흡입기는 과거에 1개월만 사용해도 약물이 바닥났다. 그러나 이제는 최소 6개월간 지속되며, 두 번에 한번은 흡입기가 어디에 있는지조차 모른다. 현재 크리스티앙은 편안한 마음으로 스포츠와 운동에 참여할 수 있다. 그의 천식은 더 이상 그의 삶을 구속하지 않는다.

폐와 대기오염

체내 산화 스트레스의 주요 원인을 생각해보면, 가장 심각하고 가장 강력한 원인 물질들은 호흡기를 통해 체내에 유입된다. 이 물질들은 코의 통로로 들어와 폐를 아주 얇게 덮고 있는 폐포에 도달한다. 오늘날 우리가 숨쉬는 공기는 오존, 이산화질소, 자동차 배기가스와 담배 연기로 가득 차 있다. 간단히 말해 숨을 들이마시면 기침하여 내뱉지 않을 수 없는 지경이다.

나는 샌디에이고 머시병원에서 인턴 생활을 시작하기 위해 그곳으로 간 긴 여행을 결코 잊지 못할 것이다. 여행 도중 나는 친구를 만나기 위해 아주사란 곳에 들렀다. 이곳의 스모그는 믿기 어려울 정도이었으며, 특히 사우스다코타 주 출신의 소도시 소년에게는 그랬다. 다음날 아침 내 친구는 장엄한 샌버나디노산을 보여주려 나를 집 마당으로 데려갔다. 한 가지 문제는 우리가 산을 볼 수 없었다는 점이었다. 나는 그가 심호흡을 하고는 신선한 아침 공기가 얼마나 좋은지 모르겠다고 내게 말한 것을 절대로 잊지 못할 것이다.

나도 심호흡을 했지만 기침을 멈출 수가 없었다. 사실 그날 오후 나는 골프를 쳤는데 숨쉴 때마다 기침을 했다. 7번 홀인가를 돈 후 나는 중단하여야 했다. 다른 사람들이 샷을 치거나 퍼팅을 하려 할 때조차도 기침을 멈출 수 없어 당황했다. 나를 아는 사람이면 누구나 내가 얼마나 골프를 좋아하는지를 안다. 내가 골프 도중에 중단하다니 있을 수 있는 일인가!

나는 아주사 현지인들이 보이지 않는 공기는 믿지 않는다고 농담하는 것을 듣고는 고개를 갸우뚱했다. 이 말은 후에 스모그가 '적당히' 낀 날이라고 보도된 뉴스에서 내가 꺼낸 첫마디이었다.

대기 오염물질은 호흡기와 이어 전신에 엄청난 양의 산화 스트레스를 초래한다. 만일 당신이 산화 스트레스의 가장 강력한 원인(흡연)을 당신의 몸에 추가하면, 코의 통로와 폐는 사실상 공격을 받는다.

그래도 신은 우리를 무기력하게 놓아두지 않았다. 신은 우리의 호흡기를 향한 이러한 공격에 대항하도록 정교하고도 정밀한 방어 시스템을 창조했다.

폐의 천연 방어

이러한 독성 친산화물질(pro-oxidants, 산화 유발 물질)에 대항해 제1선 방어를 담당하는 것이 '상피체액(epithelial lining fluids, ELFs)' 이다. 코에서 폐의 끝에 이르기까지 세포들은 두터운 점막으로 덮여 있다. 상피세포 자체는 섬모를 지녀 이 섬모들이 아주 고운 미세융모(brush border)를 형성한다. 이 미세융모는 흡입된 외부 입자, 박테리아와 바이러스를 다시 바깥으로 쓸어낸다.

두터운 점막은 많은 항산화물질들을 함유해 오존, 이산화질소, 배기가스 같은 흡입된 오염물질을 중화시킨다. 이 점막은 아주 효과적인 방어층을 제공해 대부분의 경우에 이런 오염물질들은 그 아래 있는 상피세포와 접촉조차 못한다.

상피체액이 제1선 방어 역할을 한다면, 점액, 섬모와 면역 반응은 호흡기에서 감염을 예방하는 데 대단히 효과적인 팀을 형성한다. 그 밑에 있는 상피세포는 실제로 비타민 C, 비타민 E, 글루타티온 등 몇 가지 항산화물질을 생성해 점막 방어벽으로 분비한다. 이들은 모두 열심히 일해 우리가 흡입한 모든 오염물질을 중화시킴으로써 그 밑에 있는 폐 조직과 폐 기능을 보호한다. 비타민 C는 이 방어 체액막에서 가장 유명한 항산화물질이다. 이것은 이 체액에서 가장 중요한 항산화물질일 뿐만 아니라 비타민 E와 글루타티온을 재생시키는 능력도 보유한다.

그럼에도 불구하고 호흡기 감염 또는 대기 오염물질에 대한 노출이 상피체액에서 발견되는 이러한 국소 항박테리아, 항바이러스 및 항산화 시스템을 압도할 수 있다. 이와 같은 상황이 발생하면 엄청난 염증-면역 반응이 일어난다. 면역 반응이 침입하는 유기체 또는 오염물질을 사실상 공격하는 많은 백혈구들을 끌어들임에 따라 폐 내막의 체액은 아주 두터워진다.

이미 배웠듯이 우리의 면역 반응은 과도한 염증을 유발할 수 있다. 침입자들이 신속히 제거되면 모든 것이 해결된다. 그러나 염증 반응의 종결 또는 통제가 불가능하면 밑에 있는 상피세포에 손상을 일으킬 수 있다. 이는 다시 폐 조직에 현저한 손상을 초래하고 기능을 저하시키는 만성 염증으로 이어질 수 있다.

천식

폐에서 이러한 만성 염증은 현저한 피로를 야기하고 면역계를 고갈시킨다. 면역계가 만성 감염과 싸우든 또는 대기 오염물질과 싸우든, 만성 염증은 천식 환자들, 특히 아이들에게 피해를 준다. 소아 환자들은 연이은 감염과 계속 싸워야 하고 이들의 기력은 건강한 기도를 가진 아이들을 도저히 못 쫓아간다.

내가 1970년대 초 처음 개업을 했을 때 의사들은 천식의 근본 원인은 기관지연축이라고 믿었다. 이는 기도를 둘러싼 환상근(circular muscle)이 실제로 연축을 일으켜 폐의 통로를 좁히는 질환으로, 가슴이 꽉 죄는 느낌, 숨참, 쌕쌕거림(보통 청진기 없이도 들릴 정도로 소리가 큼) 등의 증상을 보인다. 당시 우리가 사용한 일차 치료제는 테오필린, 알부테롤 같은 약물이었으며, 이러한 약물은 주로 기관지연축을 완화하는 작용을 한다. 만약 환자가 심각한 상태이거나 병원에 입원해야 하면, 우리는 강력한 항염제인 '프레드니손'을 추가했다.

하지만 내가 개업한 지 몇 년 후 잇단 연구를 통해 천식의 근본 원인은 만성 염증 반응임이 밝혀졌다. 그러자 치료법도 상당히 변해 우리는 테오필린 유사 약물들을 접어두고 항염제(흡입형 스테로이드 또는 인탈)를 일차 치료제로 선호하게 됐다. 지난 10년간 실시된 연구는 천식(아울러 모든 만성 폐질환 대부분)의 근본 원인은 산화 스트레스의 결과라고 추론했다.[1]

내 아이들의 체육교사는 20년 전 교사 생활을 시작했을 때 학생들에게 1마일(약 1.6킬로미터)을 달리라고 했단다. 그것은 별거 아니었다. 그러나 이제 이야기는 전혀 달라졌다. 그녀가 학생들에게 1마일을 달리라고 하면, 두 주머니가 흡입기로 가득 찬다고 한다. 천식은 미국과 기타 선진국들에서 어린이들 사이에 문자 그대로 유행병이 되었다.

내가 런던과 네덜란드에서 강연을 했을 때 청중들의 최대 관심사는 자기 자녀들이 앓고 있는 천식의 심각성이었다. 나는 세계적으로 현 세대 어린이들은 이전 어느 세대보다도 많은 대기 오염물질에 노출되어 있음을 알게 됐다. 2살도 채 되지 않았는데 중증 천식을 앓는 아이들을 나는 본다. 아이들이 숨을 쉬기 위해 사용하는 약물의 양은 믿기지 않을 정도이다.

대부분의 약물은 이제 염증 반응을 감소시키고 동반하는 기관지 연축을 완화하는 데 목표를 둔다. 그럼에도 근원적인 문제인 산화 스트레스는 여전히 해결되지 않은 상태이다.

나는 천식 환자들의 경우에 폐의 세포외 체액막에서 항산화물질이 현저히 고갈되어 있다고 보고한 여러 임상연구들을 접한 적이 있다. 아이들은 급성 발작을 일으키지 않을 때조차 항산화물질인 비타민 C, 비타민 E 및 베타카로틴의 수치가 낮은 것으로 밝혀졌다. 이들은 또한 산화 스트레스에 의해 생성되어 기도의 만성 염증 및 과활동성을 초래하는 부산물의 수치가 현저히 더 높은 것으로 나타났다.[2]

아담의 이야기

아담은 3살 때 중증 기관지 천식을 일으켰다. 부모로서 자식이 숨쉬기조차 고통스러워하는 것을 지켜보자니 안타까웠다. 이 어린 소년은 결국 몇 가지 종류의 약물을 복용했고 네뷸라이저(약물과 일반 식염수를 섞어주는 흡입용 기계)를 사용해 알부테롤 약물을 투여받았다. 그러나 그는 약물을 잘 감내하지 못했다. 이 약물은 자극제로서의 특성을 지니기 때문에 아담은 잠들기가 힘들었고 심계항진(심장 두근거림)으로 고생했다. 보다 실망스러운 점은 이 약물을 써도 달리거나, 공놀이를 하거나, 가장 단순한 활동에조차 참여할 수 없었다는 사실이었다. 그는 감기에 걸리는 일이 빈번했으며 호흡곤란으로 응급실을 수없이 드나들었다.

최대의 위기는 아담의 4번째 생일에 닥쳤다. 그는 감기에 걸렸고 상태가 급속히 악화됐다. 그의 체온은 40도를 넘나들기 시작했으며, 응급실 엑스레이 검사에서 중증 폐렴과 조절 불가능한 천식 소견이 보였다. 요즈음 자신의 아이들이 폐렴으로 사망할 가능성이 있다고 생각하는 사람은 거의 없지만, 아담의 부모는 생명을 위협하는 현실임을 직감했다. 생일을 맞이한 이 소년은 운이 좋았고 이 심각한 질환을 극복했으나, 이로 인해 한층 더 쇠약해졌으며 기저 질환인 천식은 여전히 심각한 문제였다.

아담은 계속해서 의사들이 처방한 약물을 감내하는 데 문제가 있었지만, 그들은 의학적으로 가능한 모든 조치를 취하고 있었다. 그러나 의사들의 해답은 만족스럽지 못했다. 아버지는 아들에게 도움이 될 수 있는 기타 가능한 치료법을 모색하기 시작했다. 내게 아담의 이야기를 하던 도중에 아버지는 강력한 씹는 종합비타민이 아담에게 도움이 될 수 있는지 알아보기 위해 이를 실험해보기로 결정한 것이 초여름이었음을 기억했다. 그는 초여름에 아담이 수영장의 가장자리 근처에 머물면서 간신히 물속에 발을 들여놓았던 것을 생생히 회상한다. 하지만 여름이 끝날 무렵 그의 아들은 수영장을 처음부터 끝까지 수영하게 되었다. 60일이 안되어 아담은 육체적으로 거의 아무것도 할 수 없는 아이에서 또래 아이들과 경쟁할 수 있는 아이로 변모되어 있었다. 아담은 또한 야구와 결국에는 축구도 하기 시작했다. 사실 그는 다음 4년간 순회 축구팀에 참여할 자격을 얻었다.

아담은 운동을 할 수 있었을 뿐만 아니라 스포츠에 뛰어났다. (의사로서 나는 축구가 천식 환자에게 아마도 가장 어려운 스포츠라고 생각한다.) 그는 약물을 대부분 끊을 수 있었고 흡입기는 가끔만 필요했다. 아담은 이제 13살이며 계속해서 매우 활동적으로 스포츠를 한다. 그는 축구보다는 야구를 하기로 결심했고 그나 그의 부모가 가능하리라고 생각조차 못했던 삶을 즐기고 있다.

이 젊은 선수는 아직도 강력한 종합비타민을 복용 중이고 자신의 보조제 프로그램에 약간의 포도씨 추출물과 여분의 비타민 C를 추가했다. 부모로서 자식이 기본적으로 장애 상태에서 정상적으로 활동하는 상태로 변모한 모습을 지켜보는 것은 감격스러운 일이다. 그리고 이들은 분명 응급실 방문이 그립지 않을 것이다. 영양 보충이 인생을 변화시키는 잠재적인 효과는 얼마나 단순하면서도 심오한가!

천식과 영양

나는 이제 아이가 심한 알레르기성 천식이나 알레르기성 비염으로 진료를 받으러 오면 그에게 면역 및 항산화 방어 시스템이 현저히 고갈되어 있음을 알게 된다. 내게 올 때쯤이면 그는 한동안 코의 통로와 폐에서 만성 염증과 싸워왔던 것이다. 이러한 아이들은 거의 모든 것에 대해 알레르기 반응을 보이는 듯하다. 이들은 눈 밑이 어두워 보이고, 피로하며, 약물을 다량으로 복용한다.

나는 이들에게 강력한 항산화 및 미네랄 보조제를 처방하고 아울러 냉압착(cold-pressed) 아마씨 기름 또는 때로 생선 기름 형태로 일부 필수 지방산을 추가한다. 제10장에서 논의했듯이 필수 지방산은 체내 천연 항염 물질의 생성에 중요하며, 이러한 물질은 염증을 통제 상태로 되돌리도록 돕는다.

포도씨 추출물은 훌륭한 항산화제일 뿐만 아니라 항알레르기항원 효과를 지니는 것으로 보인다. 이것은 천식을 앓는 소아에게 강력한 추가 보조제이다. 나는 보통 부모에게 아이 체중 1킬로그램당 2~4mg의 포도씨 추출물을 복용시키도록 권장한다. 나는 또한 이 아이들에게 추가로 칼슘과 마그네슘 보조제를 처방한다. 마그네슘은 폐에서 근육의 기관지연축을 이완시키도록 돕는다. 이 근육들의 연축이 기도를 좁히는 것이기 때문에 이는 기도를 개방하는 데 도움이 될 것이다.

나는 항상 부모에게 아이의 항산화 및 면역 시스템을 강화하는 데는 약 6개월이 소요되므로 너무 조바심을 내지 말라고 말한다. 만일 내가 이들을 봄에 진료한다면 부모에게 아이가 가을이면 훨씬 더 좋아질 것이라고 말한다. 알레르기성 비염이나 천식을 가진 내 소아 환자들은 '모두' 이러한 영양 보조제 프로그램을 사용해 호전됐다. 일부 사례들은 아담의 경우와 같이 극적이고 일부는 중등도의 호전을 반영하나, 이들은 모두 좋은 결과를 얻는다.

주의할 것은 나는 절대로 천식 소아에게 약물을 중단하라고 하지 않는다는 점이다. 이전에 설명했듯이 영양 보조제는 대체의학이 아니라 보완의학이기 때문이다.

나는 중증 천식을 지닌 아이들이 영양 보충에 아주 잘 반응하기 때문에 이들을 진료하는 것이 즐거웠다. 나는 내가 추천한 보조제를 아이에게 복용시킨 직후 어머니가 들려준 이야기를 기억한다.

5살인 아이는 눈 위에서 썰매를 타고 있었다. 늘 그렇듯이 어머니는 아이의 흡입기를 가지고 문에서 끈기 있게 기다렸다. 아이는 2년 넘게 흡입기의 도움 없이는 특히 바깥 추운 데서 어떤 활동도 할 수 없었다. 하지만 자신의 어린 아이가 오전 내내 흡입기 한번 사용하지 않고 눈에서 썰매를 탈 수 있게 되었으니 어머니는 얼마나 감격스러운가.

나는 또한 아이오와 주 시오욱스시에 우리 가족이 모인 때를 기억한다. 우리가 미주리강을 따라 산책을 하는 동안 내 딸과 조카딸이 달리기를 시작했다. 착한 삼촌이 모두 그렇듯 나는 두 아이를 격려했고 내 딸이 앞서 나가자 조카딸에게 분발하라고 소리쳤다. 그러자 조카딸은 자신이 달릴 수 있다는 것이 그저 감동스럽다고 재빨리 대답했다. 이전에는 운동성 천식으로 인해 달릴 수가 없었다. 나는 몇 달 전 그에게 영양 보조제를 처방한 사실을 까맣게 잊고 있었다.

성인 천식 환자들도 역시 혜택을 볼 수 있다. 내 아내가 만성 피로와 섬유근막증후군(제1장 참조)을 앓고 있었을 때 그녀가 겪은 가장 골치 아픈 문제들 가운데 하나는 중증 천식과 알레르기성 비염이었다. 그녀는 위험물질을 취급할 때 사람들이 사용하는 큰 마스크를 착용하지 않으면 헛간에 갈 수조차 없었다. 아내는 자신의 말을 사랑했고 말 가까이 있게 된다면 무슨 일이든 다 하려 했다.

리즈는 천식과 알레르기를 조절하기 위해 알레르기용 주사제를 포함해 5가지 종류의 약물을 사용 중이었다. 그러나 적극적인 보조제 프로그램을 시작하자마자 그녀의 천식과 알레르기성 비염은 극적으로 호전됐다. 일단 몸이 다시 방어를 강화하기 시작하자 리즈는 마스크 착용을 중단했고 약물을 모두 끊게 되었다. 그녀는 여전히 일부 알레르기 증상을 보이고 일부 약물을 사용하지만, 이런 일은 이제 1년에 2~3차례만 일어날 뿐이다.

말할 필요도 없이 우리 아이들과 많은 성인들은 환경으로부터 문자 그대로 공격을 받고 있다. 크리스티앙 및 아담의 경우와 같이 의학이 모든 열쇠를 쥐고 있지 않으며, 사람들은 막다른 골목에 몰리면 기타 대안을 모색하기 시작한다. 그러나 기억하듯이 나는 대체의학을 제안하지는 않는다. 나는 영양 보조제를 보완의학으로 강력히 추천한다.

대기오염과 만성 폐쇄성 폐질환

환자가 젊었든 늙었든 숨쉴 때마다 고통스러워하고 흔히 하루 24시간 코로 산소를 공급받아야 하는 모습을 지켜보는 것보다 힘든 일은 없다. 폐기종, 만성 기관지염과 세기관지염을 포함하는 만성 폐쇄성 폐질환(COPD)을 앓는 환자들의 경우가 그렇다. 이 환자들은 거의 조금도 움직일 수 없고 폐 장애가 삶의 즐거움을 크게 저해한다.

모든 사람이 의식적인 선택을 통해 건강에 좋은 환경에서 살 수 있는 것은 아니나, 예방은 우리의 마음에 달려 있다. 여기서 다시 나는 중요한 것은 우리가 사는 햇수가 아니라 그 살아가는 동안 우리가 누리는 삶의 질임을 깨닫는다. 우리는 이제 건강을 증진시키거나 건강이 약화되었다면 다시 자극하기 위해 가능한 일이면 무엇이든 해야 한다.

대기오염은 주요 위험인자이다. 담배 연기와 대기 오염물질을 흡입하면 COPD의 근본 원인인 산화 스트레스가 증가한다는 상당한 증거가 있다.[3] 그 결과 발생하는 기도의 만성 염증은 한층 더 많은 산화 스트레스를 야기해 민감한 폐 조직의 손상으로 이어진다. 이렇게 막이 손상되면 막을 통한 혈관으로의 원활한 산소 전달이 저해돼 궁극적으로 폐 기능을 감소시킨다.

산화 스트레스가 COPD의 원인임을 보여주는 연구

맥니박사(W. MacNee)는 산화 스트레스가 COPD의 원인이라는 상당한 과학적 증거가 있다고 의학저널 〈흉부(Chest)〉와 노바티스재단심포지엄에 보고했다. 그는 산화 스트레스의 증가와 식사에서 항산화물질의 결핍 가능성으로 인해 많은 COPD 환자들의 폐 조직에서 항산화물질이 고갈되어 있다는 사실을 발견했다. 따라서 그는 "생체이용률"이 우수한(폐에서 쉽게 이용되는) 항산화제가 산화물질에 의한 직접적 손상을 막을 뿐만 아니라 COPD의 발병에 중추적 역할을 하는 사건들을 유리하게 변화시키는 잠재적 치료법이 될 수 있다고 주장했다.[4]

진행성 COPD는 전통적 약물 치료, 특히 스테로이드에 비교적 내성을 보인다. 분명히 의사의 첫 번째 과제는 대개 환자들이 담배를 끊도록 돕는 것이다. 이는 쉬운 과제가 아니다. 나는 환자들에게 술과 일부 마약성 약물보다 담배를 끊게 하는 것이 더 어렵다고 생각한다. 하지만 환자에게 금연의 혜택은 엄청나다. '따라서 나는 환자들의 금연을 돕는 일이라면 거의 무엇이든 할 것이다.'

(이 책을 통해 당신이 발견할 한 가지 원리는 산화 스트레스를 증가시키는 것들에 대한 노출을 감소시키기 위해 당신이 할 수 있는 모든 일을 다 해야 한다는 것이다. 건강은 단순히 당신 몸의 항산화 방어 시스템을 강화시키는 문제가 아니다.)

만약 당신이 COPD 환자이고 흡연을 한 적이 없거나 현재 흡연을 하고 있지 않다면, 영양 보충이 COPD의 진행을 늦추는 최선의 방법이 될 수 있다. COPD를 포함한 만성 폐질환 모두에 적용되는 기본 원리는 천식의 경우와 같다. 즉 적극적인 보조제 프로그램을 빨리 시작할수록 그 진행을 억제할 가능성은 개선된다. 많은 흡연자들의 경우처럼 일단 폐가 심하게 손상되었다면, 폐 기능을 현저히 개선시킬 가능성은 매우 낮다.

낭포성 섬유증

낭포성 섬유증(cystic fibrosis)은 만성 폐 감염과 소화기 흡수불량(인체가 음식으로부터 영양분을 쉽게 흡수하지 못함)을 주요 특징으로 하는 치명적인 유전질환이다. 낭포성 섬유증 환자들에서 발견되는 흡수불량 증후군은 주로 췌장 효소의 결핍 때문이다. 아울러 폐 기도의 상피세포도 잘 기능하지 못해 점액 축적이 증가하고 세균 감염이 초래된다. 이 질환의 특징인 폐 손상은 역시 폐 내막 안에서 발생하는 엄청난 산화 스트레스에 기인한다.

여러 임상연구들에서 낭포성 섬유증 환자들은 비타민 E, 셀레늄, 베타카로틴과 중요한 항산화물질인 글루타티온이 심하게 결핍되어 있는 것으로 나타났는데, 이 물질들은 폐의 상피세포와 상피체액에서 모두 발견된다.[5] 이와 같이 계속되는 염증 과정은 환자의 폐를 보호하는 데 필요한 필수 항산화물질을 고갈시키고 흡수불량 문제는 지속되고 있기 때문에 환자가 영양소들을 충분히 보충하는 것은 불가능하다.

낭포성 섬유증은 우리의 천연 면역 및 항산화 방어 시스템이 적절하게 기능할 수 없을 때 발생하는 현상의 전형적인 예이다. 폐 조직의 누적적인 산화 손상은 아주 급속히 발생하며, 대다수의 환자들은 성인이 되기 전에 사망한다.

최근 연구들은 고무적인 결과를 보고했다. 즉 영양 보조제를 사용하면 이 질환의 진행을 늦출 가능성이 있다는 것이다. 낭포성 섬유증 환자들에게 췌장 효소 보조제와 강력한 항산화 보조제를 병용하여 연구팀은 비타민 E 및 베타카로틴의 수치를 거의 정상으로 되돌릴 수 있었다.[6] 임상연구들은 또한 환자들이 중요 항산화 영양소들을 섭취하면 산화 스트레스가 통제 상태로 돌아오고 환자의 고갈된 면역계도 개선되어 만성 감염을 퇴치하는 능력이 나아진다는 점을 시사한다.

이러한 임상연구들은 의사들이 낭포성 섬유증 환자들에게 강력한 영양 보조제와 췌장 효소를 보충하는 데 강력한 이론적 근거를 제공한다. 보충요법은 환자의 증상을 개선하는 데 도움이 될 수 있지만, 질환의 진행을 늦출 수 있을 것으로도 기대된다.

샬리의 이야기

샬리는 미모의 젊은 여성이다. 그녀는 활기차고 활력적인 건강미인이다. 그런 그녀가 매일 생존을 위한 투쟁을 벌이고 있다는 사실이 짐작되는가. 샬리는 낭포성 섬유증을 지닌 채 태어났다. 그녀는 이제 23살이며, 이러한 환자들 중 30%만이 성인기까지 생존한다는 점에 비추어 그녀는 이미 이 소수 집단에 들게 됐다.[7]

샬리와 어머니 콜레테만큼 이를 절실하게 느끼는 사람은 없다. 샬리의 여동생도 낭포성 섬유증 환자였는데, 몇 해 전 양쪽 폐이식을 받은 후 사망했다. 두 자매는 떼어놓을 수 없는 사이였다. 둘 다 이 만성 질환을 앓았기 때문에 둘은 대부분의 아이들이 결코 경험하지 못하는 유대감을 공유했다. 사실 동생이 고통 받고 폐이식 후 사망하는 것을 지켜보면서 샬리의 마음에는 자신의 폐를 보호하고 동생의 목숨을 앗아간 공동의 적과 싸워 이길 수만 있다면 무엇이든 하겠다는 간절한 바람이 생겼다.

샬리는 여동생 렉시가 사망했을 때 15살이었다. 그 슬픔은 감당하기 벅찬 것이었으나, 샬리는 또한 나름대로 투병으로 인한 중압감이 있었다. 그녀의 폐는 거의 정상의 35% 수준에서 기능했다. 주치의는 그녀를 폐이식 대기자 명단에 올리고자 했다.

하지만 샬리는 여동생의 경험을 거울삼아 폐이식을 받지 않기로 결정했고 대신 강력한 항산화 보조제를 사용해 자신의 질환을 호전시켜 보기로 결심했다. 렉시가 그녀에게 이러한 희망을 불어넣었던 것이다. 샬리는 렉시가 폐이식 후 보조제에 대한 반응이 좋았던 것을 기억한다. 의사들은 렉시가 수술 후 곧 사망할 것이라고 생각했으나, 그녀는 강인했고 영양제의 도움을 받아 놀라울 정도로 회복됐다.

비록 렉시는 몇 개월밖에 못 살았지만, 샬리는 그녀에게 최선의 선택은 보충요법을 통해 자신의 몸을 강화하는 것이라고 확신했다. 그녀는 강력한 항산화 및 미네랄 보조제와 함께 추가로 비타민 C, 칼슘, 마그네슘과 포도씨 추출물을 복용하기 시작했다. 몇 개월 후 그녀의 폐 기능은 50% 이상으로 개선됐다. 의사들은 놀라웠다.

샬리는 체육 수업과 심지어 일부 가벼운 스포츠에 참여하기 시작했다. 그녀는 계속해서 감염이 있었고 때로 입원해 항생제를 맞아야 했지만, 가능한 한 활동적일수록 더 나아진다고 항상 믿었다. 이와 같은 작은 좌절이 있었음에도 샬리는 자신의 삶과 활동이 거의 정상 수준으로 회복되는 것을 보았다.

그녀가 폐이식 대기자 명단에 올리지 않고 대신 적극적인 보조제 프로그램을 시작하기로 한 결정은 아직도 초년인 생애를 고려하건데 최선의 결정이었다. 샬리는 낭포성 섬유증을 가진 다른 많은 아이들에게도 희망의 상징이 되었다.

불행하게도 샬리의 고투는 계속되었다. 약 3년 전 그녀는 갑자기 숨이 찼다. 이는 그녀가 경험했던 기타 어느 증상보다도 참기 힘들었다. 주치의는 진찰한 후 어머니에게 샬리의 폐 한쪽이 허탈되어(collapse) 전혀 기능하지 못하는 '기흉'을 일으켰다고 알려줬다.

이로 인해 샬리는 처음에 의기소침한 모습이 역력했다. 그러나 그녀는 단호하게 이 좌절을 극복했고 결국 손상된 나머지 한쪽 폐에 전적으로 의지하여 거의 정상적인 삶을 되찾았다. 그녀는 숨을 쉬고 감염을 극복하려는 투쟁을 계속했다. 한 차례 폐렴이 닥쳐 폐활량이 15%까지 떨어지기도 했지만, 이내 그녀는 활동적인 생활을 되찾아 의사들을 놀라게 했다. 사실 그녀의 폐활량은 35%로 돌아왔다.

샬리의 성공담은 최선의 의료와 영양 보조제가 보완적인 관계를 이루어 불굴의 용기와 의지를 지원한 결과이다. 샬리는 하루하루 사는 법을 배웠다. 이는 분명 매일 매일을 소중한 선물로 여기게 한다.

이제 샬리를 알게 된 지 7년이 넘었으며, 그녀는 내게 용기의 상징이 되었다.

* * *

우리의 폐는 우리가 피치 못하고 살아야 하는 유독한 환경에 가장 손상을 입기 쉽다. 우리의 몸은 훌륭한 천연 방어 시스템을 지니고 있지만, 여전히 압도당할 수 있다. 이러한 천연 방어 시스템을 최적 수준으로 강화하는 것이 절대적이다.

이 장에서 당신에게 소개한 이야기들은 극적이지만 사실이다. 천식, 알레르기 및 낭포성 섬유증 환자들이 폐의 천연 항산화 및 면역 시스템을 영양 보조제로 지원하는 법을 배우면 자신들을 한층 더 호전시킬 수 있다는 것은 놀랍지 않은가? 이것이 당신이 찾던 기적이 아닌가?

제13장 신경퇴행성 질환

칼 모너(Carl Mohner)는 2001년 8월로 80세가 되었다. 전 세계 예술 애호가들이 그의 생일을 축하했으며, 특히 텍사스 주 맥앨런에 사는 사람들이 그랬다.

전설적 인물인 칼은 1941년 오스트리아 짤즈부르크에서 배우로서 출발했다. 제2차 세계대전으로 잠시 배우 생활을 접은 뒤 칼은 다시 은막으로 돌아와 1951년 '사랑의 방랑자'에서 주연을 맡았다. 이를 시작으로 그는 60편이 넘는 영화에 출연했는데, 가장 주목할 만한 작품은 1953년 칸영화제에서 황금종려상을 수상한 '마지막 다리'로 현재는 고전으로 여겨지고 있으며 프랑스에서 제작된 '리피피'는 이듬해 같은 상을 수상했다. 미국 관객들은 칼 하면 '비스마르크호를 침몰시켜라'에서 린더먼 선장 또는 '부엌'에서 생선 요리사 피터를 떠올릴 것이다.

영화로 성공했지만 칼은 그림 그리는 것을 제일 좋아했다.

그는 영화 속의 등장인물만큼 (그림의) 감촉과 깊이에 매료되었고 색채를 통해 인생 드라마의 이야기를 읽었다. 캔버스는 이 예술가가 자신의 열정을 표현하는 무대가 되었다.

어느 날 칼은 또 다른 화가 윌마 랑해머의 가슴 속에서 이와 똑같은 열정을 발견했고 1978년 그녀와 결혼했다. 이들은 유럽을 떠나 기회의 땅 미국으로 갔다. 이들은 큰 꿈을 품고 텍사스의 중심부에 정착했다. 생활은 만족스러웠으며 두 예술가는 1988년 칼의 인생이 전환점을 맞이하기까지 왕성한 작품활동을 하였다.

칼은 파킨슨병을 진단받았다. 이 질환은 그와 윌마의 앞날에 먹구름을 드리웠고 삶의 목적이었던 모든 것을 앗아가려 했다. 그러나 칼에게 이러한 변화는 결코 성공의 결여와 동의어가 아니었다. 칼은 말하기가 점점 더 어려워졌고 보행 능력은 현저하게 감퇴됐다. 하지만 색채와 드라마는 여전히 그의 눈앞에서 아른거렸고 날마다 그를 다시 캔버스로 불러 세웠다. 미래가 불확실했음에도 칼은 가능한 한 오래 그림을 그리려 했다.

간혹 그는 모래 함정으로 빠져드는 듯한 느낌을 받았다. 칼의 몸은 이제 그의 삶에서 최대의 장애물이 되었다. 그러나 도전은 새로운 것이 아니었다. 지난날을 회상하면서 이 화가는 파킨슨병 진단을 받기 이미 수년 전에 있었던 경직(파킨슨병의 전형적인 증상)을 떠올렸다. 칼은 의지력으로만 신체의 한계를 뛰어넘어야 했다. 그는 서둘렀고 계속해서 맹렬한 속도로 그림을 그려 1990년에서 1995년 사이 1,500편 이상의 그림을 남겼다.

초기에는 전통적 약물이 도움이 되었지만, 90년대 중반이 되자

이 예술가는 사실상 휠체어 신세를 져야 했다. 그러나 그는 절대로 그림을 중단하지는 않았다. 1999년 여름 칼은 영양요법이 도움을 줄 수 있는지를 알아보기 위해 내게 자문을 구했다. 나의 추천에 따라 칼은 강력한 항산화 및 미네랄 정제와 함께 고용량의 포도씨 추출물 및 코엔자임 Q10을 복용하기 시작했다.

약 6개월 후 칼은 혀의 움직임이 어느 정도 회복되는 것을 느꼈으며, 일어서고 단거리를 걸을 수 있었다. 나는 포도씨 추출물의 양을 증가시키기로 결정했다. 그는 이제 매일 20회 정도 걸을 수 있게 되었다고 내게 다시 알려왔다. 물리요법 또한 도움이 되었으며, 전반적인 힘이 향상되기 시작했다. 칼에게 가장 기뻤던 것은 계속 그림을 그릴 수 있다는 사실이었다. 그는 그림을 그리는 때만큼은 잠시일지라도 파킨슨병을 잊을 수 있었다.

파킨슨병은 근육 운동에 상당한 영향을 미치기 때문에 예술가에게 최대의 적이라고 여겨진다. 하지만 칼은 미국에서 가장 경쟁이 치열한 미술 전시회에 계속 자신의 작품을 출품했다. 2000년 9월 그는 미주리 주 캔자스에서 열린 권위 있는 플라자 아트 페어에서 2차원 혼합재료(2-D Mixed Media) 부문 대상을 차지했다. 이듬해 3월에는 휴스턴에서 열린 베이유 시티 아트 페스티발에서 다시 2차원 혼합재료 부문 대상을 수상했다.

칼의 80회 생일을 기려 머캘런국제박물관의 버논 벡배처 관장은 "칼, 당신은 평범한 사물에서 아름답고도 사고를 촉발하는 것을 보며, 당신은 예술작품을 통해 주위 사람들에게 당신의 독특한 통찰력을 전한다"라는 내용의 서한을 보냈다.

한 인간으로서 나는 칼이 예술을 통해 전하는 아름다움에 경외심을 느낀다. 또 한 의사로서 나는 그가 예술 매체를 통해 교류하고 최고 수준의 기교로 경쟁한다는 점을 차치하고라도 아직 그림을 그릴 수 있다는 사실에 감탄한다.

칼의 아내 윌마는 "사람들은 그의 예술에 강한 반응을 나타낸다. 이것이 그가 사는 이유이다. 그가 자신의 작품에 몰입할 때 그 순간만큼은 파킨슨병이 존재하지 않는다. 단지 그와 그의 작품만 있을 뿐이다"라고 말했다.[1]

칼의 삶은 그의 인격에 대한 찬사일 뿐만 아니라 영양의학의 힘을 얻은 결과를 대변한다. 칼 모너의 전설은 오늘날에도 여전히 살아 있다.

산화 스트레스와 뇌

당신은 당신의 사고력에 대해 생각해본 적 있는가? 사고하는 것에 대한 생각 말이다. 당신이 기억 저장고로 들어가 생생한 어린 시절 경험이나 가족과의 특별한 순간을 회상할 때, 당신은 어떻게 가장 사소한 세부사항까지 기억할 수 있을까 하고 감탄해본 적이 있는가? 잠시 이 책을 접어두고 당신의 창문을 내다보라. 총천연색이면서 각도가 넓은데다 양안으로 비춰지는 시각이 놀랍다고 생각되지 않는가? 이 모든 것은 신의 경이로운 창조물인 뇌가 있기 때문에 가능하다.

뇌는 우리에게 가장 소중한 기관이다. 뇌가 완전한 기능을 발휘하지 못하면 우리 인간은 주변의 세계와 연관시키지 못한 채 껍데기만 존재할 것이기 때문이다. 내 모친은 침습성 뇌종양으로 사망했는데, 그녀의 뇌종양은 언어를 해석하고 말하는 능력에 영향을 주었다. 어머니는 우리가 말하는 것을 이해할 수 없었기 때문에 내 인생에서 이때만큼 좌절을 맛본 적도 없었다. 우리가 어머니에게 사랑한다고 말했을 때 돌아오는 반응은 멍하게 응시하는 것뿐이었다. 어머니는 뭐라고 말을 하기는 하나 잘못 전달되고 전혀 의미가 통하지 않았다. 말할 필요도 없이 이후 나는 나의 뇌를 보호하는 것이 최우선 과제가 되었다.

이제 당신은 뇌(중추신경계)와 신경(말초신경계)도 산화 스트레스의 영향을 벗어나지 못한다고 하면 놀라지 않을 것이다. 이 공동의 적은 뇌와 신경에 심한 손상을 입히는 다양한 질환, 즉 '신경퇴행성 질환'에 깊이 연루되어 있다.[2] 이러한 질환에는 알츠하이머형 치매, 파킨슨병, 근위축성 측삭 경화증(ALS, 일명 루게릭병), 다발성 경화증, 헌팅턴 무도병(chorea) 등이 있다. 사실 뇌와 신경이 산화 스트레스에 '특히 취약한' 이유가 몇 가지 있다:

- 뇌는 그 크기에 비해 산화 활동 정도가 높아 상당한 양의 활성산소(free radical)가 생성된다.

- 다양한 화학물질이 신경 전도를 위해 일으키는 정상적인 활동이 활성산소의 주요 생성원이다.
- 뇌와 신경 조직은 항산화물질 함유량이 비교적 낮다.
- '복제 불가능한' 세포들이 중추신경계를 구성한다. 이는 일단 이들 세포가 손상되면 그 세포가 살아 있는 동안 기능장애 상태에 있게 된다는 의미이다.
- 뇌와 신경계는 쉽게 교란된다. 주요 부위에서 소량의 손상만으로도 심각한 문제를 일으킬 수 있다.

뇌는 우리 몸에서 가장 중요한 기관이다. 우리의 사고, 감정과 추리하고 외부 세계와 소통하는 능력은 모두 뭔가 우리의 뇌에 손상을 주면 위험에 처한다. 이렇게 소중한 기관을 어떻게 하면 가장 잘 보호할 수 있을까? 이는 그저 신경퇴행성 질환의 공격을 피하려는 문제가 아니라, 무엇보다도 먼저 우리의 사고력과 추리력을 보호하려는 문제이다.

뇌의 노화

산화 스트레스는 노화 과정의 주요 원인이다. 이러한 개념에 대한 가장 강력한 증거는 뇌의 실제 노화에서 찾을 수 있다. 여러 과학적 연구들은 뇌세포의 미토콘드리아(세포의 난로)와 DNA가 산화로 손상을 입는다는 것을 보여줬다. 이로 인해 아주 민감한 뇌세포는 기능장애를 일으키거나 사멸할 수도 있다.[3] 이미 지적했듯이 뇌세포는 재생 능력을 지니지 않는다. 따라서 이와 같이 산화 손상으로 인해 평생에 걸쳐 점점 더 많은 뇌세포를 잃게 되면 뇌는 젊었을 때처럼 잘 기능하지 않는다. 이에 따라 소위 의학용어로 '인지 상실' 이 초래된다. 일반용어로 이는 사고력 또는 추리력의 감퇴를 말한다. 그러므로 우리의 민감한 뇌세포에 가해지는 산화 손상은 우리 뇌 기능에 최대의 적이다.

뇌의 노화는 본질적으로 우리 몸에서 가장 중요한 뇌세포가 퇴행하는 과정의 첫 단계이다. 우리가 예고 없이 기타 퇴행성 질환에 걸리지 않듯이, 사람들이 어느 날 일어나 알츠하이머형 치매 또는 파킨슨병에 걸리는 것은 아니다. 이러한 신경퇴행성 질환은 뇌에 대한 산화 손상의 말기 단계를 나타내며, 뇌의 노화로 시작되는 퇴행 과정의 말미를 이룬다. 궁극적으로 충분한 뇌세포가 손상될 때 질환이 발현된다.

환자가 새로 파킨슨병을 진단받을 때, '흑색질(substantia nigra)' 이라 불리는 뇌의 특정 부위에서 뇌세포의 80% 이상은 이미 파괴된 상태이다. 알츠하이머형 치매를 일으킨 환자도 이와 비슷하다. 이런 신경퇴행성 질환은 실제로 10년에서 20년이란 기간에 걸쳐 발생한다.[4]

이 질환들 중 일부를 하나씩 살펴보자.

알츠하이머형 치매

알츠하이머형 치매는 미국인 200만 명 이상이 앓고 있으며 요양원에 들어오게 되는 주요 원인이다.[5] 알츠하이머 환자는 날짜를 모를 뿐만 아니라 자신의 가족조차 알아보지 못한다.

사고력을 잃는 것만큼 참담한 일은 없다. 가족 중 알츠하이머형 치매 환자를 돌보아야 했던 사람은 누구나 이 질환이 얼마나 비극적인지 이해한다. 만일 당신이 사랑하는 사람이 알츠하이머를 앓고 있다면, 우리 대부분이 관심을 가지는 것은 삶의 양이 아니라 질이란 사실을 이해할 것이다.

나는 개업 이래 수백 명의 알츠하이머 환자를 치료했다. 이들이 가족과 친구들로부터 정신적으로 격리된 채 10년에서 15년을 살아가는 것을 나는 봤다. 이 장을 집필하던 중에 로널드 레이건 전대통령은 91번째 생일을 '맞이했다.' 슬프게도 그는 10년 넘게 대중연설을 하지 못했다고 뉴스 매체는 보도했다. 알츠하이머형 치매를 앓는 환자들과 그 가족들이 또 하나의 생일을 지내는 것은 공허하고 고통스러운 일이다.

수많은 연구들이 활성산소에 의한 손상이 알츠하이머형 치매의 원인임을 명백히 보여주는 증거를 제시했다. 케이스웨스턴리저브대학 연구팀에 의한 최근 연구는 나이가 들면서 증가하는 산화 스트레스가 알츠하이머 질환의 모든 측면을 설명한다는 결론을 내렸다. 알츠하이머 환자들은 산화 스트레스가 높을 뿐만 아니라 뇌에 항산화물질이 현저히 고갈되어 있다는 강력한 증거가 있다.[6]

현재 알츠하이머 환자들이 항산화제로부터 얻을 수 있는 치료적 혜택에 관심이 많다. 〈뉴잉글랜드의학저널(NEJM)〉은 1997년 4월 고용량 비타민 E가 알츠하이머형 치매의 진행을 현저히 감소시킬 수 있음을 보여주는 연구를 게재했다. 중등도 알츠하이머를 지닌 환자들로 비타민 E 2,000IU를 보충하여 섭취한 실험군은 위약을 복용한 대조군보다 추가로 2~3년 더 오래 가정에 머물 수 있었다.[7]

얼마간이든 요양원 가료를 연기시킴으로써 각 가정은 비용 절감(마음의 평화는 말할 것도 없고)을 실현할 수 있다. 알츠하이머형 치매 환자들이 비타민 C, 비타민 A, 비타민 E, 아연, 셀레늄, 루틴(rutin, 바이오플라바노이드 항산화제)과 같은 다양한 항산화제를 사용한 기타 임상연구들의 결과도 고무적이었다.

파킨슨병

구부정한 자세, 느린 수의 운동(voluntary movement), 경직과 "환약을 빚는 듯한" 진전(pill-rolling tremor, 두 손가락으로 알약을 비비는 듯한 동작)이 파킨슨병의 특징이다. 무하마드 알리가 공개석상에 모습을 드러냄으로써 우리 모두는 이 퇴행성 질환의 증상을 보다 잘 알게 되었다. 상기와 같은 장애들이 칼의 이야기가 그렇게 심오한 이유이다. 믿을 수 없지만, 칼의 질환은 알리보다 훨씬 심했음에도 그는 여전히 그림을 그릴 수 있다.

다양한 연구들이 파킨슨병의 근본 원인으로서 활성산소의 역할을 지지한다.[8] '흑색질'이라 불리는 뇌 영역에서 세포사(약 80%)는 뇌가 정상적으로 기능하게 하는 물질인 도파민의 생성을 감소시킨다.

연구들은 초기 파킨슨병을 지닌 환자들이 고용량의 비타민 C와 비타민 E를 섭취하면 질환의 진행을 늦출 수 있다고 시사한다. 이러한 환자들은 대조군보다 약 2년 더 오래 자신들의 질환 치료에 처방된 모든 약물의 사용을 피할 수 있었다. 글루타티온과 N-아세틸-L-시스테인(둘 다 항산화제)도 산화 스트레스에 의한 추가 손상으로부터 흑색질의 신경을 보호하는 데 효과적이었다.[9]

다발성 경화증

다발성 경화증은 미국인 약 25만 명이 앓고 있는 질환으로, 남성보다 여성에서 2배 정도 흔하다.[10] 뇌세포가 실제로 손상되는 알츠하이머형 치매 및 파킨슨병과 달리, 이 질환은 수초(myelin sheath, 신경을 둘러싼 절연물질)를 공격한다. '탈수초화(demyelination)'라 불리는 수초의 파괴는 신경 기능의 장애를 초래한다. 이는 마치 피복이 벗겨져 단락을 일으키는 전선과 같으며, 다발성 경화증의 임상적 증상을 유발한다.

르빈(S. M. LeVine) 박사는 1992년 수초 내에서 과다하게 발견되는 히드록실 활성산소가 다발성 경화증을 야기한다고 제안했다.[11] 기타 연구자들은 다발성 경화증이 안정된 환자들에 비해 이 질환이 재발된 환자들에서 산화 스트레스가 현저히 더 높다는 사실을 보여줬다.[12]

다발성 경화증은 중추신경계와 말초신경에 대한 손상 기전이 외부 독소라기보다는 면역계라는 점에서 기타 신경퇴행성 질환과 다르다. 인체 자신의 면역계가 수초를 공격하면, 산화 스트레스가 발생해 신경을 손상시킨다.

다발성 경화증은 세포 영양에 놀라울 정도로 잘 반응한다. 뇌세포에 돌이킬 수 없는 손상을 가하는 알츠하이머형 치매 및 파킨슨병과 달리, 다발성 경화증의 경우에 인체는 수초 손상을 복구시킬 잠재력을 '지닌다고' 나는 확신한다. 따라서 다발성 경화증 환자들에게 강력한 항산화제를 처방하는 것이 중요하다.

우리는 아직 파킨슨병, 다발성 경화증 또는 알츠하이머형 치매를 늦추거나 심지어 역전시키려는 시도로 항산화제의 잠재력을 최대로 활용해본 적이 없다. 여기에는 몇 가지 주요 이유가 있다. 첫째, 앞서 말했듯이 의사가 알츠하이머형 치매 또는 파킨슨병을 진단할 수 있을 때쯤이면 뇌의 세포들이 이미 상당히 파괴된 상태이다. 우리가 조기에 치료를 시작하지 못한다는 것이다. 둘째, 신경퇴행성 질환의 위험 감소나 진행 지연에 성공했는지를 알아보려면, '뇌를 쉽게 통과하는 항산화제'로 효과를 측정해야 한다는 것이다. 셋째, 다발성 경화증과 같은 질환을 지닌 환자들의 경우에 우리는 또한 뇌와 신경 모두에 보다 효과적으로 도달하는 항산화제를 사용할 필요가 있다는 것이다. 연구자들은 아직 이러한 '혈뇌장벽(blood brain barrier)' 을 부드럽게 통과할 수 있는 항산화제를 연구하고 있지 않다.

혈뇌장벽

뇌는 복잡한 신호전달을 위해 자신을 혈액으로부터 분리하는 장벽이 필요하다. 혈뇌장벽은 뇌를 통해 주행하는 작은 동맥 내에 있는 상피세포들의 두꺼운 막이다. 이 막은 아주 촘촘한 접점이 되도록 고안되어 영양소들이 통과하여 뇌세포로 들어오기가 특히 어렵다.

뇌에 필요한 중요 단백질들은 사실 특수 운반 단백질이 있어 이 장벽을 통과할 수 있다. 반면 독성물질, 감염성 유기체, '그리고 대부분의 기타 영양소들' 은 이 장벽을 통과하기가 힘들다. 이는 뇌를 계속 격리시키고 가장 필수적인 영양소들만 통과할 수 있도록 한다. 수로와 높은 성벽으로 둘러싸여 있고 출입로는 들어 올리는 다리인 중세의 성과 흡사하게 우리의 뇌 또한 외부 세계의 위험으로부터 상당히 보호를 받는다. 신은 우리 몸에서 가장 민감한 부위인 뇌를 보호하기 위해 이러한 놀라운 방어벽을 만든 것이다.

그렇다면 당신은 '뇌의 노화와 신경 질환의 경우에 무엇이 잘못

되었단 말인가?' 라고 의문을 품을 수 있다.

텔아비브에 있는 라빈의료센터 신경과 연구팀은 오늘날 환경이 초래한 결과로 뇌는 현저히 증가된 중금속 등 독성물질, 따라서 산화 스트레스에 노출되어 있다고 한다. 항산화 방어 시스템은 더 이상 이 생명 유지 기관을 보호하는 데 완전한 효과를 발휘하지 못한다. 연구팀은 우리가 추가해야 하는 항산화물질, 특히 보조제로 섭취할 필요가 있는 항산화물질은 증가된 산화 스트레스가 유발하는 손상을 감소시키거나 아마도 예방까지 하는 잠재력을 지녀야 한다고 한다. 그러나 연구팀은 이러한 항산화제는 혈뇌장벽을 쉽게 통과할 수 있는 것이어야 한다고 경고한다.[13]

민감한 뇌세포를 보호하는 데 필요한 중요 항산화제들 각각을 살펴보고 이들이 혈뇌장벽을 얼마나 잘 통과하는지 알아보자.

뇌에 적합한 항산화제

비타민 E

비타민 E는 지용성 항산화제로, 뇌 및 말초신경 세포를 보호하는 데 아주 중요하다. 비타민 E는 혈뇌장벽을 통과할 수 있으나 약간의 어려움이 있다. 따라서 연구자들이 이 부위에 비타민 E를 증가시키기 위해서는 아주 고용량의 비타민 E 보조제를 사용해야 한다. 그러므로 비타민 E는 뇌세포 보호에 중요한 항산화제이긴 하지만 이러한 상황에서 최선의 물질은 아닌 듯싶다.

비타민 C

비타민 C는 뇌 및 신경 주위 조직과 체액에 축적된다. 비타민 C는 혈뇌장벽을 통과할 수 있으며, 사실 이 조직에서 그 농도는 혈장에서보다 10배 더 높다.[14] 비타민 C는 훌륭한 항산화제일 뿐만 아니라 비타민 E와 글루타티온을 재생시키는 능력까지 지니는 관계로 뇌 및 신경 세포를 보호하는 데 가장 중요한 영양소이다.

모리스(M. C. Morris) 박사는 65세 이상 정상 환자들에게 비타민 C와 비타민 E를 보조제로 투여했더니 실제로 알츠하이머형 치매를 일으킬 위험이 감소했다는 연구 결과를 보고했다. 이 연구는 규모가 작았기 때문에 보다 크고 적극적인 연구가 필요하다.[15]

글루타티온

글루타티온은 뇌 및 신경 세포 내에서 가장 중요한 항산화물질이다. 하지만 이 영양소는 경구 보조제로 섭취하면 흡수되기 어렵고 혈뇌장벽을 통과하는 능력은 아직 확실하지 않다. 일부 연구들은 정맥주사용 글루타티온을 사용해 파킨슨병 환자들에서 현저한 호전을 보여주었으나, 이 연구들은 환자 숫자가 몇 명밖에 안됐다.[16]

현재로서 최선의 전략은 인체가 글루타티온을 합성하는 데 필요로 하는 영양소들(N-아세틸-L-시스테인, 나이아신, 셀레늄과 비타민 B2)을 보충하는 것이다. 아울러 글루타티온을 재생시켜 반복 사용될 수 있게 하는 항산화 영양소들(비타민 C, 알파-리포산과 코엔자임 Q10)을 보충할 필요가 있다.

알파-리포산

의료계는 알파-리포산을 점점 더 중요한 항산화물질로 인식하고 있다.[17] 알파-리포산은 지용성이자 수용성일 뿐만 아니라 혈뇌장벽을 쉽게 통과하는 능력을 지닌다. 또한 알파-리포산은 비타민 C, 비타민 E, 세포 내 글루타티온과 코엔자임 Q10을 재생시킬 수 있다.

알파-리포산의 또 다른 중요한 측면은 뇌에서 유독성 금속에 달라붙어 체외 제거를 도울 수 있다는 점이다. 수은, 알루미늄, 카드뮴, 납과 같은 중금속은 신경퇴행성 질환의 발병 위험을 증가시키는 데 관여한다. 이 금속들은 뇌 조직에 침착되는 경향이 있는데, 이 부위에는 다량의 지방이 농축되어 있기 때문이다.[18] 이들 금속은 산화 스트레스를 현저히 증가시킬 수 있고 일단 중추신경계에 들어오면 여기서 제거하기가 극히 어렵다. 강력하면서도 이들 유독성 중금속의 제거를 도울 수 있는 항산화제는 신경퇴행성 질환의 예방과 치료에 중요성이 커질 것이다.

관련하여 얘기 하건데, 나는 알루미늄을 함유한 냄새 방지제나 조리기구 같은 제품을 사용하지 않는 것이 현명하다고 생각한다. 중금속이 실제로 체내, 특히 뇌에서 산화 스트레스의 양을 증가시킨다는 사실을 깨달으면 당신은 이들에 대한 노출을 줄이려 할 것이다.

나는 향후 몇 년에 걸쳐 수은의 독성과 수은이 어떻게 뇌에 현저한 손상을 유발할 수 있는지에 대해 점점 더 많은 얘기가 나올 것으로 예상한다. 나는 모든 사람, 특히 자녀를 둔 사람들에게 수은 아말감 충전재로 충치를 치료하지 말도록 촉구한다. 치과의에게 수은 아말감의 대체물질에 관해 문의하면 훨씬 더 안전한 것들을 소개해줄 것이다. (그렇다고 당장 달려가 수은 충전재를 전부 제거하지는 마라. 제대로 되지 않으면 그냥 놔두는 것보다 더 해로울 수 있다.)

코엔자임 Q10

기억하듯이 코엔자임 Q10은 세포 내에서 에너지 생산에 제일 중요한 영양소들 중 하나이자 가장 강력한 항산화물질이다. 임상 연구들은 미토콘드리아(코엔자임 Q10이 작용하는 곳)에서 산화 손상이 신경퇴행성 손상의 중요한 측면이라는 점을 보여줬다.[19]

나이를 먹음에 따라 우리의 뇌 및 신경 세포에서 코엔자임 Q10의 수치는 현저히 감소한다. 코엔자임 Q10은 알츠하이머형 치매,

파킨슨병과 같은 질환의 예방에 있어 잃어버린 고리(missing link)일지 모르나, 아직 더 많은 임상연구가 필요하다. 코엔자임 Q10이 혈뇌장벽을 얼마나 잘 통과하는지는 아직 완전한 평가가 이루어지지 않았다.

포도씨 추출물

연구들은 포도씨 추출물이 혈뇌장벽을 아주 쉽게 통과하는 것을 보여준다. 이 추출물은 매우 강력한 항산화제이며, 뇌 및 신경 조직의 체액과 세포에 고농도 실현이 가능하다는 단순한 사실만으로도 뇌에 이상적인 항산화제가 된다. 내 경험상 이 영양소는 신경퇴행성 질환을 앓는 환자들에서 내가 관찰한 놀라운 결과를 가져온 주요 인자로 보여 진다. 아울러 나는 포도씨 추출물이 이러한 질환에서 현재까지 밝혀진 가장 중요한 최적화물질(optimizers)이라고 생각한다. 따라서 이 추출물은 향후 신경퇴행성 질환에 관한 연구들에서 사용되어야 하는 항산화제들 가운데 하나임은 분명하다.

가장 소중한 자산인 뇌의 보호

모든 사람은 추리력과 사고력을 유지 · 보호하고 싶어 한다. 사실 이러한 능력의 상실은 내 환자들 대부분이 제일 두려워하는 점일지도 모른다. 열쇠를 어디에 두었는지 모르거나 옆집 사람의 이름을 기억할 수 없는 경우에 알츠하이머형 치매에 걸렸는지 두려워 나를 찾아오는 사람들이 많다.

나이가 들면서 우리는 모두 한번쯤 이와 같은 걱정을 해볼 것이다. 나는 주에 대한 믿음이 있기에 죽음을 두려워하지 않는다. 영혼은 육신을 떠나 주와 함께 거한다고 하지 않았던가.[20] 그러나 30년간에 걸쳐 의사 생활을 하고 수많은 장애 환자들을 진료한 후 나는 내 몸에 갇혀 있다는 떨쳐지지 않는 우려 속에 살고 있다. 내 알츠하이머형 치매 환자들 중에는 10년 넘게 자신의 배우자나 자녀를 알아보지 못하고 있지만 전반적인 육체적 건강은 여전히 좋은 환자들이 있다. 요양원에 들러보면 당신은 내가 왜 그리 우려하고 있는지 이해가 갈 것이다.

우리 자신의 천연 항산화 방어 시스템을 최적화시켜야 한다는 원리는 우리에게 공동의 적인 산화 스트레스로부터 뇌세포를 보호해야 할 경우에는 절대적이다. 기억하듯이 우리는 '예방'과 '보호'에 중점을 두어야 한다. 일단 뇌세포가 파괴되면 대체가 쉽지 않기 때문이다.

만일 우리가 신경퇴행성 질환의 발생률을 감소시키는 데 효과를 보려면 2가지 주요 개념을 명심해야 한다. 첫째, 우리는 상승효과를 발휘하도록 항산화제를 혼합해 사용해야 하고 이들 항산화제는 혈뇌장벽을 쉽게 통과해야 한다. 둘째, 우리는 내가 언급한 중금속들과 기타 환경 독성물질들에 대한 과다 노출을 피해야 한다. 균형이 핵심이며, 우리는 우리 몸의 천연 방어 시스템을 강화할 뿐만 아니라 독성물질에 대한 노출도 감소시키도록 해야 한다.

나는 제17장에서 소개하는 세포 영양 프로그램이 건강한 사람이 뇌 건강과 보호를 위한 자신의 목표를 성취하도록 도울 것이라고 믿는다. 만약 당신이 이미 기억력의 감퇴를 우려하고 있거나 강한 알츠하이머 가족력을 가지고 있다면, 내가 '최적화물질(optimizers)'이라 부르는 추가 영양소 일부를 첨가할 수 있다. 이들은 포도씨 추출물과 같이 혈뇌장벽을 쉽게 통과하는 것으로 알려진 항산화제이다. 보다 자세한 내용은 제17장을 참조하고, 특히 관심이 있다면 내 웹사이트 www.nutritional-medicine.net을 통해 나와 상담하기 바란다.

로스의 이야기

로스는 옛 서부영화의 스크린에서 막 걸어 나온 듯한 전형적인 카우보이다. 그는 말을 좋아하는 만큼 로핑(roping, 올가미 던져 송아지 묶기) 경기를 좋아했다. 게다가 그는 훌륭한 선수였다. 그가 말을 타고 경기장으로 들어서는 모습을 보면 경쟁자들은 기가 죽었다. 그들은 그가 버거운 상대임을 알기 때문이다.

수년간 로스는 최고의 선수였다. 그는 사우스다코타 주에서 거액이 걸린 경기는 모조리 휩쓸었다. 그러나 몇 년 전 로스는 다리의 감각 저하를 느끼기 시작했다. 처음에 그는 그리 걱정하지 않았지만, 이후 감각 저하가 엉덩이에서 결국 등 하부까지 확산됐다. 이 카우보이는 마침내 진료 날짜를 예약했으며, 수많은 검사 끝에 다발성 경화증이란 진단을 받았다.

로스는 참담했다. 나는 카우보이가 눈물을 보이는지 알지 못하나, 그들은 확실히 굴하지 않는 사람들이다. 로스도 포기하려는 기미는 없었다. 그는 하지에서 감각을 느낄 수 없었음에도 정말로 말을 타더니 팀 로핑(2명의 카우보이가 한 조가 되어 하는 로핑)에까지 참가했다. 이제 로스는 그때 행동이 자신이 한 일 중 가장 현명한 것은 아니었다고 인정한다. 안장에서 그의 균형이 상당히 흐트러졌기 때문이었다. 하지만 그는 계속 살아야 했고 로핑은 그의 삶이었다.

로스가 자신의 다발성 경화증에 대해 추가로 치료법을 모색하기 시작한 것은 바로 이때쯤이다. 그는 현지 강연회에서 내 강연을 들었고, 곧 내가 다발성 경화증을 지닌 환자들에게 추천하는 영양 보조제 프로그램을 시작했다. 몇 개월이 안 돼 그는 호전되기 시작했다. 다리의 감각 저하와 근력 약화가 개선되기 시작했다.

약 3년이 흐른 현재 로스는 자신이 완전히 회복되었다고 믿는다. 다리의 힘은 정상으로 돌아왔으며, 다리, 발 또는 등 하부에 전혀 감각 저하가 없다. 그는 로핑을 재개하였고 안장에서 안정감을 되찾았다. 그가 로데오 경기장에 말을 대면 로핑 경쟁자들이 다시 풀이 죽은 것은 물론이다.

* * *

나는 다발성 경화증에서 거의 기적같이 회복되는 경우를 많이 목격했다. 내가 진료한 다발성 경화증 환자들 가운데 몇 명은 휠체어 신세를 지다 걷게 되었으며, 또 다른 몇 명은 영양 보조제를 사용해 질환을 안정시켰다.

그렇다고 하더라도, 다발성 경화증은 신경퇴행성 질환 이상이다. 즉 의사들이 그간 면역계를 증강시켜 치료가 가능했던 자가면역질환이기도 하다. 사실 의사들은 현재 면역 반응을 개선하도록 돕는 것으로 알려진 약물인 베타세론과 아보넥스(이것은 사실상 인터페론이다)를 사용하고 있다. 강력한 항산화제, 미네랄, 코엔자임 Q10, 포도씨 추출물과 필수 지방산을 사용하는 영양 보충도 기본적으로 동일한 작용을 한다. 그러나 상기 약물들과 같은 부작용은 전혀 없다. 다시 말하지만 나는 항상 환자들에게 보조제와 함께 자신들에게 처방된 모든 약물을 계속 복용하라고 권유한다. 일부 다발성 경화증 환자들은 증세가 상당히 호전돼 약물을 끊어도 좋을지를 주치의와 상의할 정도이다.

우리의 뇌와 신경의 적절한 기능은 우리의 건강에 본질적인 측면이며, 우리는 이제 이러한 몸의 중추부에 대한 주요 적은 산화 스트레스라는 점을 깨닫고 있다. 뇌 및 신경 세포는 재생이 아주 어렵기 때문에 우선 이 민감한 세포들이 손상되지 않도록 하는 것이 제일 중요하다.

혈뇌장벽을 쉽게 통과하는 강력한 항산화제로 식사를 보충하면 신경퇴행성 질환으로부터 우리를 효과적으로 보호할 수 있는지가 의심의 여지를 벗어나 확실히 입증되려면 수년간의 연구를 요할 것이다. 하지만 나는 의학문헌에서 입수 가능한 증거가 현재로서도 충분히 강력하다고 생각해 환자들에게 최적 용량의 항산화제로 건강한 식사를 보충하라고 권장한다. 이러한 요법은 도움이 되면 됐지 해가 되지는 않는다.

제14장 | 당뇨병

경고! 이 장을 절대 건너뛰지 마라. 당뇨병을 진단받은 적이 없더라도 말이다.

당뇨병은 유병률이 가장 높은 질환들 중 하나이다. 지난 35년간 선진국들에서 당뇨병 환자들의 수는 5배나 증가했다. 미국에서만 연 1,500억 달러가 당뇨병 및 관련 합병증의 치료에 쓰인다고 추산된다. 아울러 미국인 1,600만 명이 당뇨병을 지닌 것으로 추산되는데, '놀라운 점은 이들 가운데 절반가량이 자신들이 당뇨병 환자라는 사실조차 모른다는 것이다.' 이 때문에 "당뇨병 환자가 아닌 사람"도 이 장을 읽어야 한다는 것이다.[1]

당뇨병 자체는 큰 건강 문제가 아니라 할지라도 그 합병증은 무섭다. 예를 들어, 새로 진단된 말기 신장질환 증례들 중 1/3이 당뇨병으로 인한 것이다. 당뇨병 환자 5명 중 4명은 당뇨병 자체가 아니라 당뇨병에 의해 초래된 심혈관 질환(심장발작, 뇌졸중 또는 말초혈관질환)으로 사망한다. 당뇨병이 사지절단의 주요 원인이고 노인에서 실명의 주요 원인들 가운데 하나라는 사실을 아는가?[2]

당뇨병은 유행병 수준에 이르렀다. 당뇨병 증례들 중 90% 이상이 '제2형 당뇨병'(과거 '성인 당뇨병')으로 알려진 가운데, 우리는 문제가 무엇인지 심각하게 고려해보아야 한다. 제1형 당뇨병은 이전에 소아 당뇨병이라고 불렀다. 이 유형의 당뇨병은 보통 소아에서 발생하고 췌장에 대한 자가면역적 공격이 원인이다. 이에 따라 소아는 인슐린이 결핍돼 인슐린을 보충해야 생존 가능하다. 그러나 나는 이 장에서 제2형 당뇨병에 초점을 맞출 것이다. 이 유형이 유행병 수준으로 증가하는 당뇨병이기 때문인데, 그 이유는 무엇이고 당신이 개인적으로 발병 위험을 감소시킬 수 있는 방법은 있는가?

당연히 있다.

조를 소개한다

조가 연례 건강검진을 받으러 내게 들렀을 때 나이는 41세이었다. 그는 아주 건강해 보였고 아픈 곳이 없었다. 몇 년 동안 건강검진을 못 받았기 때문에 한번 완전히 체크해볼 필요를 느꼈을 뿐이었다. 검사를 하는 동안 우리는 채혈을 했다.

조는 매우 건강해 보였기 때문에 실험실 기사가 조의 혈액을 보여주었을 때 나는 놀랐고 아울러 우려했다. 혈액은 빨간색 대신 핑

크빛을 띠었다. 기사가 혈액샘플을 원심분리기에 넣고 돌렸더니 샘플 상부가 크림같이 보였다(혈액이 지방으로 가득 차있다는 의미이다). 혈액검사 결과, 조의 콜레스테롤 수치는 250, HDL 콜레스테롤 수치는 31, 그리고 중성지방 수치는 비정상적으로 높아 1,208에 달했다.

중성지방 수치는 150 미만, 중성지방/HDL 비는 2 미만이어야 한다. 조의 비는 거의 40이었다. 그의 공복혈당 수치는 정상이었지만, 조가 당뇨병 전 상태인 X 증후군을 일으킨 것이 확실했다.

X 증후군으로 죽을 수도 있는가?

조처럼 사람들은 대부분 X 증후군(Syndrome X)에 대해 들어본 적이 없을 것이나, 반드시 들어볼 필요가 있다. 의사이자 스탠포드 대학 교수인 제럴드 레번스(Gerald Reavens) 박사는 인슐린 저항이라는 공통 원인을 지닌 장애들을 묶어 이러한 용어로 표현했다. 레번스박사의 연구에 따르면, 미국 성인 8,000만 명 이상이 X 증후군을 지닌 것으로 추산된다.[3]

잠시 X 증후군의 공통 원인, 즉 인체가 일으키는 인슐린에 대한 저항을 살펴보자.

인슐린 저항이란?

요즘 미국인들은 고탄수화물 저지방식에 몰두하고 있지만, 실은 대부분 고탄수화물 '고' 지방식을 먹는다. 그간 식생활이 타격을 받다 보니 우리들은 대부분 자신의 인슐린에 대해 점점 덜 민감해지게 되었다. 인슐린은 기본적으로 당을 세포로 이동시켜 사용되거나 지방으로 저장되게 하는 저장 호르몬이다. 인체는 혈당을 조절하고자 한다. 그러므로 인체가 자신의 인슐린에 덜 민감해지면, 보다 많은 인슐린을 만들어 보상한다. 다시 말해 우리의 몸은 혈당수치의 증가에 반응하여 이를 조절하기 위해 췌장 베타 세포로 하여금 보다 많은 인슐린을 생성하도록 한다.

인슐린 저항을 지닌 사람들은 세월이 흐름에 따라 혈당을 정상으로 유지하기 위해 점점 더 많은 인슐린이 필요하다. 이러한 인슐린 수치 상승(고인슐린혈증)은 혈당을 조절하는데 효과적이지만, 아울러 심각한 건강 문제를 일으킬 수 있다. 인슐린 수치 상승이 유발하는 해로운 결과가 다음에 나열되어 있다. 제럴드 레번스 박사는 이와 같은 장애들을 묶어 X 증후군이라고 부른 것이다.

- 동맥의 현저한 염증, 심장발작과 뇌졸중을 일으킬 수 있음
- 혈압 상승(고혈압)
- 중성지방(콜레스테롤 외 혈중 지방) 상승

- HDL(좋은) 콜레스테롤 하락
- LDL(나쁜) 콜레스테롤 상승
- 혈전 형성 경향의 증가
- 현저한 "조절불가" 체중 증가(대개 복부 비만)의 발생

이러한 X 증후군 인자들을 모두 지니면 심장질환 발병 위험은 실제로 '20배' 증가한다.[4] 심장질환이 오늘날 선진국에서 사망률 1위라는 사실을 고려하면, 심장질환 발병 위험의 증가를 간과할 수 없다.

X 증후군이 수년간(아마도 10~20년까지) 지속될 경우에 췌장의 베타 세포는 지쳐서 더 이상 인슐린을 높은 수치로 생성할 수 없다. 이때부터 인슐린 수치는 하락하고 혈당은 상승하기 시작한다.

처음에는 혈당이 경미하게 상승할 수 있는데, 이를 '내당능 장애(glucose intolerance)' 또는 '당뇨병 전단계(preclinical diabetes)'라 한다. 미국에서는 2,400만 명 이상이 이러한 내당능 장애 단계에 있다.[5] 그런 다음 생활습관을 바꾸지 않으면 보통 1~2년 이내에 완전한 당뇨병이 발생한다. 그러면 혈당이 서서히 증가하기 시작하면서 동맥의 노화는 한층 더 가속화된다.

인슐린 저항의 원인은?

몇 가지 이론이 우리가 해가 거듭됨에 따라 인슐린에 대해 점점

덜 민감해지는 이유를 제시한다. 그러나 나는 인슐린 저항이 서구식 식사의 결과라고 진심으로 믿는다. 우리는 식사에서 지방을 줄이는 데 몰두하고 있지만, 탄수화물에 대한 애호는 여전하다. 많은 미국인들이 완전히 깨닫지 못하고 있는 것은 탄수화물이 인체가 다양한 비율로 흡수하는 긴 당사슬(sugar chain)이란 점이다. 흰 빵, 흰 밀가루, 파스타, 쌀과 감자가 설탕보다 훨씬 더 빨리 당을 혈류로 방출한다는 것을 아는가? 이는 사실이다. 이러한 식품은 당 전환이 빠르기 때문에 '고당지수(high-glycemic index)' 식품이라고 불린다.

반면 초록깍지 강낭콩(green bean), 어린 양배추(brussels sprout), 토마토, 사과, 오렌지와 같은 식품은 훨씬 더 느리게 당을 혈류로 방출하므로, 즉 당 전환이 느리므로 '저당지수(low-glycemic index)' 식품이라 한다.

미국인들은 고당지수 식품을 너무 많이 먹는 경향이 있으며, 이는 혈당을 아주 급속하게 상승시키고 인슐린의 방출을 촉진한다. 혈당이 떨어질 때 우리는 허기를 느낀다. 그래서 간식을 먹거나 과식을 하며, 그러면 전 과정이 되풀이된다. 어느 정도 기간이 흐르면 인슐린의 방출이 너무 자주 과다 촉진되어 우리 몸은 인슐린에 점점 덜 민감하게 된다. 몸이 혈당 수치를 조절하기 위해서는 췌장이 보다 높은 수치의 인슐린을 생성해야 한다. 이렇게 상승된 인슐린이 X 증후군과 관련된 파괴성 대사 변화를 유발한다.

X 증후군은 어떻게 진단하는가?

의사들은 대부분 환자들의 혈중 인슐린 수치를 검사하지 않는 것이 보통이다. 그러나 X 증후군 또는 인슐린 저항을 판단하는 간단한(간접적이긴 하지만) 방법이 있다. 혈액검사를 받으면 대개 총 콜레스테롤, HDL(좋은) 콜레스테롤, LDL(나쁜) 콜레스테롤 및 중성지방 수치가 나온다. 또한 총 콜레스테롤을 HDL 콜레스테롤로 나눈 비도 얻을 수 있다. 그런데 당신이 중성지방 수치를 HDL 콜레스테롤 수치로 나누어 보면, 그 비로 X 증후군의 판단이 가능하다. 이 비가 2보다 크면 당신은 X 증후군을 일으키기 시작했을 가능성이 있다. 아울러 혈압 또는 허리둘레가 증가하고 있다면 당신은 중증 X 증후군을 일으키고 있을 가능성이 훨씬 더 크다.

이 간단한 검사를 어떻게 하는지 예를 들어보자. 당신의 중성지방 수치가 210이고 HDL 콜레스테롤 수치가 30이라고 하자. 210을 30으로 나누면 그 비는 7이 된다. 이 수치는 위에서 제시한 비 2보다 훨씬 크므로 당신은 인슐린 저항 또는 X 증후군의 초기 증후를 가지고 있다고 결론을 내릴 수 있다.

인슐린 저항이 생기기 시작하면 곧 의사는 생활습관 변경을 권장하고 지원해야 한다. 앞서 지적했듯이 이때 심혈관 손상이 실제로 시작되기 때문이다. 그러므로 의사들은 중성지방/HDL 콜레스테롤 비를 통해 인슐린 저항 발생의 초기 증후를 인식할 필요가 있다. 이 시점에서 인슐린 저항은 완전히 되돌릴 수 있다. 의사가 완전한 당뇨병을 일으킬 때까지 치료하지 않고 그냥 지켜만 봐서는 안 된다.

환자가 간단하지만 효과적인 생활습관 변경으로 자신의 인슐린 저항을 치료하면, 동맥에 대한 가속적인 손상은 물론 당뇨병 자체도 예방할 수 있다. 이것이 진정한 예방의학이다. 우리가 처방하는 약물이 아니라 보다 건강한 생활습관이 차이를 가져올 것이다.

의사들이 당뇨병을 치료할 때 지나치게 약물에 의존해왔다는 점은 의문의 여지가 없다고 생각한다. 의사들은 대부분 식이요법과 운동이 당뇨병 환자들에게 도움이 될 수 있다는 데 동의할 것이나, 이들에게 생활습관 변경이 당뇨병의 치명적인 합병증에 대한 '최선의' 방어라는 사실을 이해시키도록 돕는 데는 충분한 시간을 투자하지 않는다.

나도 환자들에게 운동과 영양에 주요 변화를 유도하도록 교육하고 동기를 부여하는 것보다 약물을 처방하는 것이 훨씬 더 쉽다고 생각한다. 하지만 우리가 약물에 너무 심하게 의존하지 않는다면, 당뇨병은 한층 더 잘 조절될 것이다. 내 진료실을 방문하는 제약사 영업사원들조차도 저당지수 식품을 포함하는 고섬유식이 아주 효과적이라는 데 동의한다. 그러나 이들은 환자들이 대개 식사를 이런 식으로 바꾸지 않을 것이므로 약물을 복용해야 한다고 늘 주장한다.

이러한 주장은 내가 보아온 것과 배치된다. 내 경우에 대다수의 환자들은 의사의 태도와 접근법에 상당히 의존함에도 불구하고 약물을 더 복용하기보다는 생활습관을 변경하려 한다. 내가 시간을 내어 이 모든 것을 환자들에게 설명한 후 이들에게 어떻게 하고 싶으냐고 물으면, 90% 이상이 생활습관 변경을 먼저 시도해보겠다고 일관되게 대답한다.

이와 같은 시도의 효과는 조의 사례를 통해 알 수 있다.

조가 어떻게 X 증후군을 물리쳤을까?

조는 검사 결과가 나오자 아주 우려했고 그래서 즉시 생활습관을 바꿔보고자 하는 동기를 느꼈다. 나는 그에게 적당한 운동 프로그램, 저당지수 식이요법과 항산화제 및 미네랄 보충요법을 처방했다. 그런 다음 12주 후 조에게 혈액검사를 다시 실시한 결과, 놀라운 호전이 나타났다. 즉 콜레스테롤 수치는 250에서 150으로, HDL 콜레스테롤은 10포인트 증가해 41로, 그리고 중성지방 수치는 1,208에서 102로 급락했다. 그의 중성지방/HDL 비는 40에서 2.5로 감소했다. 조는 이 모든 것을 약물 없이 그것도 단 12주 만에 달성했다.

만약 당신이 건강상으로 조와 같은 곤경에 처해 있을 경우에 동일하게 생활습관을 변경하고 식사를 조정하면 비슷한 결과를 얻을 수 있다. X 증후군과 그 치명적인 합병증을 물리칠 수 있다는 것이다.

이제 당뇨병이 이미 발생한 경우로 관심을 돌려 인체에 대한 그 파괴적인 효과를 역전시키는 방법을 살펴보자.

당뇨병의 진단과 감시

당뇨병에 대한 가장 흔한 선별검사 기법은 내가 조에게 한 것과 같은 공복혈당검사이다. 의사들은 또한 당부하검사를 사용하는데, 이 기법은 피검자에게 포도당 음료(포도당이 용해된 음료)를 복용시키고 2시간 후에 혈당 수치를 측정한다.

대부분의 의사들은 2시간 후 혈당이 190 이상(정확하게는 200 이상)이면 당뇨병 진단이 필요하다고 생각한다. 2시간 후 혈당 수치가 110 미만, 정확히는 130 미만이면 정상이다. (공복혈당이 약간 상승되어 있고 2시간 후 혈당이 130에서 190 사이인 환자들은 내당능 장애, 즉 당뇨병 전단계인 것으로 분류되지, 실제 당뇨병을 지닌 것은 아니다.)

혈당 측정은 특정 순간에 환자의 상태만을 나타내기 때문에 또 다른 유용한 검사로 당화혈색소(HbA1c)가 있는데, 이 기법은 적혈구에 존재하는 당의 양을 측정한다. (나는 당뇨병이나 당뇨병 소인이 있는 환자에게 4~6개월 간격으로 이 검사를 받으라고 권장한다.) 우리의 적혈구는 체내에 약 140일 동안 머무르기 때문에 이 검사는 환자가 자신의 당뇨병을 얼마나 잘 조절하고 있는지를 나타내는 훌륭한 지표가 된다. 실험실들은 대부분 당화혈색소의 정상 범위를 3.5~5.7로 본다.

당뇨병 환자에게 목표는 혈당을 계속 치밀하게 조절해 당화혈색소를 6.5 아래로 유지하는 것이다. 환자들이 이러한 목표를 달성한다면 당뇨병과 관련한 이차 합병증을 일으킬 위험은 3% 미만이다. 그러나 만일 당화혈색소가 9 이상을 유지한다면 이차 합병증을 일으킬 위험은 60%로 급증한다. 이는 충격적인데, 특히 미국에서 '치료받은' 보통 당뇨병 환자가 유지하는 당화혈색소 수치는 9.2라는 사실에 비추어 그렇다. 이는 당뇨병의 관리란 측면에서 미국의 보건의료 체계에 대해 의문을 제기한다.

더 큰 우려는 의사가 당뇨병을 실제로 진단할 때쯤이면 환자들 대다수(60% 이상)가 이미 주요 심혈관 질환을 일으킨 상태라는 사실이다.[6] 이로 인해 환자는 치료를 시작해보기도 전에 불리한 상태에 처한다. 알다시피 일단 인슐린 저항이 시작되었으면 죽상경화증(동맥경화)의 과정은 극적으로 가속화된다. 이 때문에 의사가 환자의 X 증후군을 가능한 한 빨리 인식하고 문제를 교정하는 방향으로 생활습관 변경을 권유하는 것이 중요하다. X 증후군을 지닌 환자가 진짜 당뇨병 환자가 될 때까지는 수년이 소요될 수 있다. 이러한 기간이 경과한 후 손상을 역전시키려는 치료는 소 잃고 외양간 고치는 격이다.

비만

언론과 의사들은 미국과 선진국들에서 당뇨병이 유행병이 되어 가는 이유는 너무 많은 사람들이 비만을 일으키고 있기 때문이라고 주장한다. 이는 정말로 사실이 아니다. 말하자면 언론은 본말을 전도하고 있다. 인슐린 저항(X 증후군)이 복부 비만을 일으키는 것이지, 그 반대가 아니다. 사실 비만은 이 증후군이 초래하는 주요 측면이다.

'복부 비만(central obesity)' 은 무엇을 의미하는가? 이는 당신의 몸에서 체중이 어떻게 분포되어 있느냐와 관련된다. 만일 체중이 전신에 고르게 분산되어 있거나 아래쪽이 무겁다면(서양배 모양), 당신은 어느 정도 체중을 줄일 필요가 있을 수 있으나 X 증후군과 관련해서는 괜찮다고 보면 된다. 하지만 허리에 체중이 상당히 불었다면(사과 모양), 당신은 문제가 있을 수 있다.

나는 체중이 상당히 불어나고 있다고 불평하면서 내게 진료 받으러 오는 20대 후반이나 30대 초반 환자들을 많이 본다. 이들을 괴롭히는 것은 식습관과 활동 수준이 변하지 않았는데도 지난 2~3년 동안 체중이 15~20킬로그램 불었다는 사실이다. 이들은 왜 그렇게 많이 체중이 붙는 것일까? 통상적으로 그 이유는 인슐린 저항이 생겼기 때문이다. 이 환자들은 다양한 식이요법을 시작했으나 체중을 많이 감소시킬 수 없었다. 이러한 식이요법은 본질적으로 고탄수화물 저지방식인데, 인슐린 저항을 악화시킬 뿐이다. 만약 이 사람들이 체중을 증가시키는 근본 문제(인슐린 저항)를 교정하지 않는다면 체중은 줄지 않을 것이다. 계속해서 헬스클럽에 나가는데도 기타 회원들처럼 체중이 빠지지 않는다면 좌절이 얼마나 심하겠는가!

나는 내 환자들 모두에게 저당지수 탄수화물을 '좋은 단백질' 및 '좋은 지방'(이에 대해서는 이 장 후반에서 설명한다)과 함께 섭취해 식사의 균형을 맞추라고 권유한다. 이러한 식사를 적당한 운동 프로그램 및 세포 영양(제17장)과 병행하면, 기저 인슐린 저항은 교정될 수 있다. 그러면 체중은 불었을 때 그랬던 것처럼 신비하게 빠지기 시작할 것이다. 내 환자들은 체중을 빼려고 시도하지조차 않았는데 감량되는 것을 보고 종종 놀란다. 이들은 건강이 좋고 기력은 상당한 수준이다.

내가 '식이요법'이라고 말할 때, 일시적으로 유행하는 식이요법(fad diet)을 언급하는 것이 아니라는 점을 알아주기 바란다. 유행 식이요법은 언젠가는 그만둘 의도로 시작하는 것이다(오히려 그 시기가 빠르면 빠를수록 좋다). 대신 나는 지방 소실의 부수적 효과가 있는 건강한 생활습관을 얘기하는 것이다. 나는 약 12주 동안 환자들과 적극적으로 협력해 이들이 이 책에서 설명한 원리들을 자신들의 식습관에 적용하는 방법을 정확히 알도록 한다. 체중 감량은 해답이 아니다. 인슐린 저항을 교정하는 것이 관건이다.

당뇨병 치료

모든 의사들은 먼저 환자들에게 생활습관을 변경하도록 격려함으로써 당뇨병을 호전시킬 기회를 주어야 한다는 점에 동의한다. 그러나 이미 지적했듯이 말만 그렇게 할 뿐, 실제로는 이 질환을 억제하는 약물에 상당히 의존하는 의사들이 많다.

만일 우리 의사들이 당뇨병 환자들의 수를 줄이는 데 상당한 진전을 이룩하고 아울러 현재 당뇨병 환자들의 질환 조절을 개선하도록 도우려면, 두 가지를 해야 한다. 첫째, 우리는 단순히 혈당 치료에 초점을 맞추지 말고 제2형 당뇨병 환자들의 절대 다수에서 근본 문제인 인슐린 저항에 보다 많은 관심을 기울일 필요가 있다(박스 참조). 둘째, 인슐린 민감도를 개선하는 방향으로 생활습관 변경을 적극적으로 권유할 필요가 있다. 제2형 당뇨병을 치료할 때 의사들은 약물을 최후의 수단으로 사용해야 한다.

의사들은 엉뚱한 것을 치료하고 있다

메이요클리닉에 기고한 검토 논문에서 제임스 오키프(James O' Keefe) 박사는 "당뇨병 환자들에 대한 치료 노력은 주로 상승된 혈당 수치의 정상화에 초점을 맞추어왔고 기저 인슐린 저항에 의해 유발되는 기타 변경 가능한 위

험들 중 많은 부분을 종종 무시했다"고 지적했다.[7]

이는 당뇨병 환자들 가운데 80%가 여전히 심혈관 질환으로 사망한다는 사실을 부분적으로나마 설명한다.[8] 나는 대부분의 당뇨병에 근본 원인인 인슐린 저항을 치료하는 것이 당뇨병에 맞서서 억제하는 데 훨씬 더 나은 방법이라고 생각한다.

생활습관 변경은 어떻게 하나

많은 사람들이 미처 깨닫지 못하는 점은 당뇨병과 인슐린 저항 모두에서 기저의 근본 문제를 치료하기 위한 생활습관 변경은 아주 '간단하다'는 것이다. 적당한 운동, 혈당을 치솟게 하지 않는 방식으로 하는 식사, 그리고 환자가 자신의 인슐린에 대한 민감도를 개선하기 위해 복용하는 몇 가지 기본적인 영양 보조제가 전부다. 조의 사례에서 보았듯이 만약 당신이 이 세 가지 변화를 모두 병행하면 결과는 놀랄만하다.

이 세 가지 요인 각각을 인슐린 저항에 대해 건강에 이로운 반응을 가져온다는 측면에서 살펴보자.

식이요법

나는 너무 많은 의사들이 당뇨병 환자들에게 식이요법을 추천할 때 큰 실수를 범한다고 생각한다. 이 환자들에게 최대 위험은 심혈관 질환이기 때문에 미국당뇨병협회(ADA)는 환자들의 식사에서 지방의 양에만 관심을 가져왔다. 그러므로 ADA와 많은 영양사들이 지지하는 식이요법은 고탄수화물 저지방식이다.

당뇨병 환자들은 지난 35년 동안 ADA 지침을 종교처럼 따라왔다. 70년대 중반 당뇨병 환자들 중 80%가 심혈관 질환으로 사망했다. 새천년에 접어든 현재에도 80%가 여전히 심혈관 질환으로 사망한다.[9] 상황이 이렇다면 우리의 접근법은 재고되어야 하지 않을까?

일단 우리가 근본 원인인 인슐린 저항을 치료할 필요가 있다고 이해했다면, 탄수화물이 주요 우려사항이라고 인식하게 된다. 이는 "탄수화물은 탄수화물일 뿐이다"라고 믿고 그 공급원은 중요하지 않다고 생각하는 영양사들의 입장과 배치된다. 이와 같은 생각은 당지수(glycemic index, 인체가 다양한 탄수화물을 흡수해 단순 당질로 전환하는 속도)를 완전히 무시한 것이다.

수많은 연구들이 일부 탄수화물은 다른 것들보다 당을 더 빨리 방출한다고 한다.[10] 콩, 꽃양배추(cauliflower), 어린 양배추(brussels sprout), 사과 같은 식품에 함유된 보다 복잡한 탄수화물들(섬유질이 많은 것들)은 당을 서서히 방출한다. 이러한 저당지수 탄수화물들이 균형 잡힌 식사에서 좋은 단백질 및 좋은 지방과 결합되면, 혈당은 치솟지 않는다. 이는 당뇨병을 조절하는 데 중요하다. 혈당이 식사 후 현저히 상승하지 않을 경우에(당뇨병 조절에서 주요 인자) 약물로 이를 다시 끌어내려야 하는 문제가 없다.

하버드의대 영양 및 예방의학과 과장인 월터 윌렛(Walter C. Willett) 박사는 자신의 저서 『먹고, 마시고, 건강하라(Eat, Drink and Be Healthy)』에서 미국 농무부(USDA)가 권장하는 식품 피라미드를 재고해야 한다고 제안했다. 피라미드의 맨 아래층에는 저당지수 탄수화물 식품이 포함되어야 하고, 반면 고당지수 탄수화물 식품(흰 빵, 흰 밀가루, 파스타, 쌀과 감자)은 당류 일체와 함께 피라미드의 꼭대기 층에 속해야 한다는 것이다.[11]

당류가 당뇨병 환자들에게 얼마나 나쁜지는 다 안다. 그러나 고당지수 식품이 사탕보다 훨씬 더 빨리 혈당을 상승시킨다는 사실을 아는 사람은 거의 없다. 내가 마침내 당뇨병 환자들에게 저당지수 탄수화물을 좋은 단백질 및 좋은 지방과 병행해 섭취하라고 납득시킨 경우에 그들의 당뇨병 조절은 극적으로 개선되고 그들의 몸은 자신의 인슐린에 더 민감해진다.

기본적인 식이요법 지침

아래에 '좋은' 지방, 단백질 및 탄수화물이 열거되어 있다. 당신이 매 식사나 간식에 이들을 병행해 섭취하면, 혈당은 조절이 필요할 정도의 위험한 수준으로 급등하지 않을 것이다.

가장 좋은 단백질과 지방은 채소와 식물성 기름에 함유되어 있다. 아보카도, 올리브유, 견과, 콩, 간장 등은 훌륭한 단백질 공급원이고 실제로 당신의 콜레스테롤을 저하시키는 지방을 함유하고 있다.

가장 좋은 탄수화물은 신선하고 가공되지 않은 과일과 채소에 함유되어 있다. 가공식품은 일체 피해야 한다. 사과는 사과주스보다 좋다. 전곡(whole grain)은 필수적이며, 가공 곡물을 피하는 것이 모든 사람, 특히 당뇨병 환자들을 위해 건강한 식단을 개발할 때 중요하다.

다음으로 가장 좋은 단백질과 지방은 생선에 함유되어 있다. 고등어, 다랑어, 연어, 정어리와 같은 냉수 어종은 제10장에서 논의된 지방, 즉 오메가-3 지방산을 함유하고 있다. 이러한 지방은 콜레스테롤 수치를 낮출 뿐만 아니라 우리 몸에서 전반적 염증을 감소시킨다.

다음으로 좋은 단백질은 가금에 함유되어 있다. 가금의 지방은 외부에 있고 고기에 침투되어 있지 않기 때문이다. 이는 포화 지방이긴 하지만, 고기에서 껍데기를 벗겨내면 당신은 제지방 단백질 식사를 할 수 있다.

가장 나쁜 지방과 단백질은 붉은 고기와 유제품에 함유되어 있다. 만약 붉은 고기를 먹게 된다면, 가능한 한 가장 얇게 썰어 먹어라. 아울러 당신은 저지방 카티지 치즈, 우유와 계란 흰자를 제외한 유제품을 피해야 한다. 만일 계란을 먹는다면, 오메가-3 지방산을 함유한 계란(range-fed chicken eggs)

을 먹도록 하라.

가장 나쁜 지방들 중 하나는 '트랜스-지방산(trans-fatty acid)'이다. 이는 우리 몸에 아주 해롭기 때문에 '고약한 지방(rancid fats)'이라 불린다. 라벨을 잘 살펴보고 '부분적으로 수소가 첨가된(partially hydrogenated)'이란 표시를 보게 되면 절대 사지 마라.

이상이 내가 당뇨병 환자들 및 조와 같은 X 증후군 환자들에게 권장하는 기본적인 식이요법 지침이다. 이 책의 초점 상 내가 내 환자들에게 권장하는 식이요법을 상세히 설명할 수는 없다. 식이요법과 X 증후군이 궁금한 사람들에게 나는 Gene과 Joyce Daoust가 지은 책 『40-30-30 Fat Burning Nutrition』과 Barry Sears가 쓴 책 『A Week in the Zone』을 추천한다. 이 책들은 40-30-30 균형, 즉 탄수화물 40%, 단백질 30%와 지방 30%를 권장한다. 이것은 식사 시 권장되는 이들 대량영양소의 균형 비율이다. 나는 환자들에게 50-25-25 비를 보다 많이 사용하는 경향이 있으나, 원리는 동일하다.

이것은 앳킨(Adkin)의 식이요법처럼 고단백 식사 프로그램은 아니다. 이것은 당신이 남은 평생 계속할 수 있는 건강에 이로운 식이요법이다. 만약 모든 사람이 이런 식으로 먹고 운동을 하며 몇 가지 기본 미량영양소를 섭취한다면, 당뇨병의 유행은 사라질 것이다.

이런 식으로 먹으면, 당신은 인슐린의 방출을 촉진하는 대신 그 반대 호르몬인 '글루카곤(glucagon)'의 방출을 촉진한다. 글루카곤은 지방을 사용하고, 혈압을 낮추며, 중성지방과 LDL 콜레스테롤을 감소시키는 반면, HDL 콜레스테롤을 증가시킨다. 이것은 칼로리 조절보다는 호르몬 조절을 위한 식이요법이다. 나는 내 환자들에게 지방 소실의 부수적 효과가 있는 건강한 식사를 하라고 말한다.

운동

적당한 운동은 건강에 엄청난 혜택을 가져온다. 그리고 운동은 X 증후군 또는 당뇨병을 지닌 환자에게 특히 중요하다. 왜일까? 연구들에 따르면, 운동은 환자들을 자신의 인슐린에 대해 현저히 더 민감하게 하고 따라서 당뇨병 환자들과 인슐린 저항을 가진 사람들에게 필요한 생활습관 변화의 중요한 부분이라고 한다.

운동 프로그램은 유산소 및 체중 저항 운동이 균형을 이루고 주당 최소 3회, 하지만 5회나 6회를 초과해서는 안 된다. 사람들은 자신이 즐기는 운동 프로그램을 선택해 하는 것이 중요하다. 누구도 마라톤 주자가 될 필요는 없다. 매주 3회 30분에서 40분간 활발하게 걷는 것만으로도 놀라운 차이를 가져온다.

영양 보조제

여러 임상연구들에서 당뇨병 전단계 또는 내당능 저하를 지닌 사람들은 산화 스트레스가 현저히 증가되어 있는 것으로 밝혀졌다. 흔히 이러한 사람들은 항산화 방어 시스템이 고갈되어 있다. 기타 연구들은 산화 스트레스가 망막병증(당뇨병에 의한 안구 뒤쪽 혈관의 손상으로 시력상실을 초래할 수 있다)이나 심혈관 질환과 같은 당뇨병의 이차 합병증을 가진 환자들에서 보다 현저하다고 보고했다. 이 연구들을 실시한 연구자들은 이런 합병증을 감소시키기 위해 전통적 당뇨병 치료제에 항산화 보조제를 추가해야 한다고 결론을 내렸다.[12]

여러 연구들이 항산화제들 모두가 인슐린 저항을 개선할 수 있다는 점을 보여줬다. 당뇨병 환자는 몇 가지 항산화제를 잘 조합하여 일일권장량(RDA)이 아닌 최적 용량으로 보충하는 것이 중요하다(제 17장 참조). 자체 연구와 진료 경험으로 나는 다음과 같은 몇몇 미량영양소가 당뇨병 전단계와 완전한 당뇨병을 지닌 환자들에서 결핍되어 있다는 사실을 알게 됐다.

*크롬*은 당의 대사와 인슐린의 작용에 중요하나, 연구들은 미국 인구의 90%가 크롬 결핍 상태라고 한다. 크롬은 특히 이 미네랄이 결핍된 사람들에서 인슐린 민감도를 크게 개선하는 것으로 증명됐다.[13] 당뇨병 환자들과 X 증후군을 지닌 환자들은 300mcg(마이크로그램)의 크롬을 보충할 필요가 있다.

*비타민 E*는 항산화 방어 시스템을 개선할 뿐만 아니라 인슐린 저항 문제에 있어서도 인체를 돕는 듯하다. 연구는 비타민 E 수치 저하가 제2형 당뇨병 발병을 예측하는 독립적이면서 강력한 인자임을 보여준다. 비타민 E 수치가 낮은 사람들은 정상인 사람들보다 당뇨병 발병 위험이 5배나 더 높다는 것이다.

마그네슘 결핍은 제1형 및 제2형 당뇨병은 물론 당뇨병 환자들에서 망막병증 위험의 증가와 연관이 있다. 연구들은 이러한 결핍이 노인들에서 교정되었을 때 인슐린 기능이 현저히 개선된다고 한다.[14]

불행하게도 마그네슘 결핍은 진단하기가 매우 어렵다. 통상적으로 측정되는 혈청 마그네슘은 체내 총 마그네슘의 일부만을 나타낸다. 세포 내 마그네슘은 훨씬 더 민감하고 정확하지만, 병원이 아닌 실험실에서만 측정 가능하다. 이 때문에 마그네슘 결핍이 과소 진단되고 있는 것이다.

우리 모두는 적어도 400~500mg의 마그네슘 보충이 필요하다.

*바나듐*은 잘 알려진 미네랄은 아니나 당뇨병 환자에게 아주 중요하다. 이 미네랄은 보조제로 섭취하면 인슐린 민감도를 현저히 증가시키는 것으로 입증됐다. 당뇨병 환자는 매일 50~100mcg의 바나듐을 보충할 필요가 있다.

나는 의욕적으로 식습관을 바꾸고, 운동을 시작하며, 인슐린에 대한 몸의 민감도를 개선하는 주요 미네랄과 항산화제를 영양 보조제로 섭취하는 환자들이 성취하는 결과를 보고 놀란다. 내가 들려주기 좋아하는 다음 사례가 바로 이러한 경우이다.

매트의 이야기

평화봉사단 가입이 오랜 꿈이었던 매트는 이 단체가 요구하는 신체검사를 위해 내원했다. 검사 중 매트는 정말로 목이 마르고 꽤 자주 소변을 보아왔다고 하소연했다. 그는 겨우 23살이었기 때문에 매일 밤 화장실을 몇 번이나 들락날락해야 하는 이유를 이해하지 못했다.

매트에게 채혈을 실시해 혈당을 검사했더니 590으로 나왔다. 이는 위험할 정도로 높은 수치였으므로 나는 그를 입원시켜 즉시 인슐린을 정맥 주사했다. 그의 혈당이 이러한 치료에 잘 반응하지 않았기에 나는 내분비학과 의사에게 의뢰했다. 이 의사도 매트의 당뇨병 조절에 애를 먹었고 이전에 어느 환자에게도 주어본 적이 없는 고용량의 인슐린을 주사해야만 했다. 한때 매트는 90유닛의 인슐린을 하루에 두 차례 맞기도 했다(정상 용량은 약 10유닛이다).

매트가 마침내 안정되어 퇴원한 후, 나는 그에게 계속 인슐린을 투여받으면서 생활습관을 바꾸라고 제안했다. 그는 동의했으며, 운동을 하고 혈당을 치솟게 하지 않는 음식을 먹었으며 미네랄 및 항산화 정제를 복용하기 시작했다. 매트는 전념하였고 프로그램을 잘 따랐다. 그의 체중은 줄기 시작했으며 점차 인슐린의 양을 줄일 수 있었다. 매달 그는 호전됐다.

내분비학과 의사를 방문한 지 4개월 후 매트는 내게 들러 자신의 혈당이 정상이고 인슐린을 맞지 않고 있다고 알려줬다. 그의 병력을 알기에 나는 그 말을 정말 믿지 못했다. 그래서 공복혈당을 체크해 보았다. 결과는 84이었다. 다음 나는 당부하검사를 실시해 2시간 후 혈당을 체크했다. 88로 정상 범위 내였다. 당화혈색소 수치는 5.4로 역시 정상이었다. 매트는 더 이상 당뇨병 환자가 아니었다.

그런 다음 나는 매트가 한때 인슐린 의존성 당뇨병 환자이었으나 이제는 더 이상 당뇨병 환자조차 아니라는 내용의 소견서를 평화봉사단으로 써주는 어려운 과제를 수행했다. 이런 이례적인 소견서가 매트를 실격시켜 그의 꿈을 앗아가지나 않을까 걱정되었기 때문이다. 하지만 평화봉사단은 자체적으로 혈액검사를 시행했고 역시 그가 더 이상 당뇨병 환자가 아니라는 결론을 내렸다.

매트는 평화봉사단에 가입해 아프리카에서 2년간 근무했다. 이 단체는 그의 혈당이 정상을 유지하는지 알아보기 위해 6개월 간격으로 봉사 현장에서 그를 병원으로 데려와 검사하게 했다. 그는 내가 추천한 균형식을 따르는 것이 쉬운 일은 아니었으나, 현장에서 가공되지 않은 곡물을 먹음으로써 건강이 아주 좋았다고 말했다.

나는 지난달 매트를 다시 내 진료실에서 만나게 되는 기쁨을 누렸다. 그는 이제 평화봉사단 순회 근무를 마쳤으며 여전히 정상 혈당을 유지하고 있다. 또한 애초 내가 짜준 프로그램을 준수하고 있고 체중이 142에서 92킬로그램으로 줄었다고 알려줬다. 그는 일단 혈당이 정상으로 돌아오고 인슐린 저항이 교정되자 체중은 노력

없이 저절로 빠졌다고 말했다.

* * *

당뇨병 전단계 또는 완전한 당뇨병을 지닌 기타 많은 사람들도 신체 건강에 비슷한 변화를 경험할 수 있다고 나는 믿는다. 만일 당신이 당뇨병과 시름하고 있다면, 필요한 생활습관 변경에 투자해 약물에 의존하는 상태에서 벗어나고 보다 건강한 삶을 살고 싶지 않은가? 기억하겠지만 당신은 당뇨병을 조절하고 당화혈색소 수치를 적어도 6.5 미만으로 유지해야 한다. 이는 약물만으로는 하기 아주 힘든 일이다. 이 책에서 제시한 원리들을 당신 자신의 삶에 적용하면 당신의 당뇨병 조절은 현저히 개선될 것이다. 생활습관 조정을 시작할 때 당신은 혈당을 면밀히 주시해야 한다. 혈당이 너무 많이 떨어질 경우에 당신은 의사와 상담할 필요가 있으며, 그러면 약물을 조절해줄 것이다.

앞서 말했듯이 당뇨병은 유행병 수준으로 증가하고 있다. 이 질환에 막대한 돈을 쓰고 있음에도 불구하고 우리는 싸움에서 지고 있다. 의사와 일반인 모두 태도를 바꿔 혈당 상승보다는 인슐린 저항을 공격해야 한다. 우리 의사들은 중성지방 수치 상승과 함께 HDL 콜레스테롤 수치 하락, 고혈압 또는 비정상적인 체중 증가를 보게 되면, X 증후군 발생의 가능성과 이미 시작되었을지도 모를 가속적인 심혈관계 손상을 의심해볼 필요가 있다.

우리는 그저 인슐린 저항이 유발하는 질환을 치료할 게 아니라 인슐린 저항 자체를 적극적으로 치료할 필요가 있다. 그토록 단순한 생활습관 변경이 거의 기적 같은 일, 즉 당뇨병의 예방에 기여할 수 있다니 놀랍지 않은가?

제15장 | 만성 피로와 섬유근막증후군

"전 너무 피곤해요. 늘요. 전 집중하기도 힘들어요. 제가 마지막으로 괜찮았던 때를 기억할 수 없어요. 사실 많은 것들을 기억하기가 힘들어요. 제게 뭔가 잘못된 것이 분명해요. 전 기력이 하나도 없고 스쳐가는 균에는 다 걸리는 듯해요. 전 도움이 필요하지만, 어디에서 시작해야 할지 모르겠어요. 아마 그것은 내 갑상선일 수 있어요. 전 갑상선 장애 가족력이 있거든요."

이러한 호소를 해본 적이 있는가? 나는 이런 식의 호소를 하면서 내 웹사이트에서 도움을 구하거나 내 진료실에 들르는 환자들을 부지기수로 본다. 이들은 자신의 현재 증세에 대해 좌절하고 낙담한 상태이다. 개업한 지 30년 동안 이러한 호소가 내가 듣는 가장 흔한 증세들 가운데 하나라고 말할 수 있다.

진료 중 의사들은 대개 "어디가 아픈가요? 기타 증상은 없나요?"라고 묻는다. 그런 다음 환자의 호소를 철저히 검토하면서 두통에서 흉통 및 설사에 이르기까지 증상을 앓고 있는지를 알아내려 한다. 흔히 환자들은 이 모든 구체적인 질문에 아니라고 대답하고 한숨을 지으면서 "전 단지 정말로 피곤하고 기력이 전혀 없단 말이에요"라고 말한다.

이와 같은 상황에 직면할 때 의사들은 보통 완전한 신체검사와 함께 혈액 등에 대한 종합적인 화학 검사를 권장한다. 다음 방문 시 의사는 환자의 호소를 다시 한 번 훑어보고 과거, 현재 및 가족의 건강력을 검토한다. 그는 또 다른 신체검사를 실시할 것이고 평가가 끝났으면 실험실 데이터를 주의해서 검토할 것이다. 간혹 그는 갑상선기능저하증, 당뇨병, 빈혈 또는 기타 질환 과정 등 피로 증상들을 초래하는 증거를 발견하기도 한다. 그러나 거의 대부분은 환자가 왜 그리 피곤하고 무기력한지를 명쾌하게 설명하는 대답을 내놓지 못한다.

이 시점에서 의사들은 대부분 환자가 스트레스 증가의 증후나 우울증 증상을 지닌 것은 아닌지 알아보려고 질문을 시작한다. 만약 이런 쪽의 질문이 어떤 명백한 설명을 도출하지 못하면, 분위기는 긴장된다. 환자는 의사가 아무 이상도 발견하지 못하고 있다는 점을 깨닫기 시작한다. 그리고 의사는 심지어 문제가 모두 정신적인 것이라고 둘러서 말할지 모른다. 물론 이는 말로 교환되는 것이 아니며, 말 못할 내용은 확실히 갑작스런 어조와 몸짓을 통해 전달된다. (만일 당신이 이와 같은 상황에 처한 적이 있다면 내 말에 공감할 것이다.)

방금 벌어진 상황을 정리해보자. 의사들은 환자를 도와주길 원하고 이러한 사명을 달성하는 유일한 방법은 질환 과정을 발견해 처방약으로 치료를 시작하는 것이라고 늘 생각한다. 아무 이상을 발견할 수 없거나 처방전을 써줄 수 없을 때, 의사들은 어떤 설명과 행동 방향을 일러줘 환자가 보다 나아지도록 해야 한다는 압박감이 더해 불편해진다. 의사는 일어서 "음, 당신은 정말로 건강하군요. 당신의 증상을 설명할 어떤 문제도 발견할 수 없었습니다. 시간을 두고 나아지는지 지켜보도록 합시다"라고 말하면서 환자를 내보낼 수 있다.

만일 비슷한 상황을 경험했다면 당신은 좌절하여 별 수 없이 돌아서 진료실을 나갈 수밖에 없음을 안다. 당신은 이미 '충분한 시간'을 두고 당신의 문제를 고민하다 의사를 찾은 것이다. 건강이 안 좋은 것은 분명한데 의사는 어떤 이상도 발견할 수 없다고 하니, 이제 당신은 문제가 정말로 전부 정신신체적인(psychosomatic) 것인지 의아해지기 시작한다.

그러나 이러한 좌절은 시작일 뿐이다. 당신은 의사의 조언을 따르기로 결심하고 시간을 두고 지켜보면서 자신을 더 잘 관리하기 위해 가능한 일이면 무엇이든 해보려고 한다. 하지만 당신은 더 나아지는 대신, 호전되지 않거나 악화되기도 한다. 이럴 경우에 당신은 어찌해야 하는가? 의사에게 다시 조언을 구하나? 만약 당신이 또 다른 의사를 찾아간다면, 그 역시 아무 이상을 발견하지 못할 공산이 크다. 보건의료 체계에 대한 실망과 불안이 극에 달하기 시작한다.

한편으로 당신은 누구도 심각한 무엇을 발견하지 못해 행복하지만, 다른 한편으로 누구도 해답을 찾지 못해 화가 난다. 당신은 괴로움을 느끼기 시작하고 후퇴하지는 않을까 두려워진다. 이때쯤 친한 친구나 가족이 똑같은 문제를 지닌 자신에게 정말로 도움을 줄 수 있었던 대체의료 전문 개업의를 당신에게 소개해줄 것이다.

대체의료

당신이 의료계로부터 등을 돌리면서, 해결책을 찾으려는 당신의 여정은 계속된다. 전통 의학은 도움이 안 되었기 때문에(반대로 그것은 당신을 악화시켰을 가능성도 있다) 당신은 보다 자연스러운 경로, 즉 대체의료를 추구하기로 결정한다. 놀랍게도 대체의료 제공자는 문제를 즉각 발견한다. 그는 당신에게 증상의 원인은 "전신성 효모", "장 누수 증후군(leaky gut syndrome)" 또는 "무증상 갑상선기능저하증"이라고 주장할 수 있다.

대체의료 전문 개업의는 통상적으로 모발이나 안구 분석, 혈액검사, 소변검사 또는 근육검사를 시행해 정확히 당신에게 요구되는 것을 결정한다. 그런 다음 대개 진단된 문제를 교정하기 위해 특정 약초, 장세척, 식습관 변경과 영양 보충을 추천한다.

안도와 희망이 고조된다. 진단이 전적으로 정확하지는 않으나, 누군가가 '마침내 말을 들어주고' 실제로 피로에 대한 설명을 제시할 수 있기 때문이다. 생활습관 변경으로 당신의 건강과 행복감이 개선될 수 있지만, 당신은 더 나아져야 하고 여전히 "본래의 자신"은 아니라고 깨닫기 시작할 것이다. 그 이유는 이렇다. 대체의료 전문 개업의는 당신에게 정확히 어떠한 영양 결핍이 있는가를 발견해 이를 교정하려는 데 역점을 둔다. 그러나 이들은 근본 문제인 산화 스트레스는 교정하지 않는다. 따라서 십중팔구 당신은 다시 좌절하고 도움을 얻기 위해 계속해서 가능한 모든 것을 읽고 실행해야 한다.

면역학적 우울증

당신은 '진절머리 난 모습'이 진절머리 난 적이 있는가? 피로를 호소하는 많은 사람들이 항우울제를 처방받은 채 의사의 진료실을 나선다. 의사는 아무 이상을 발견할 수 없으면 환자가 우울증에 빠진 것으로 가정한다. 그런데 환자들은 기분이 안 좋고 일할 기력이 없을 때 낙담하여 자신들에 대해 다시 한 번 추측하기 시작한다. 이들은 기력을 되찾아 의기충천할 날이 오기나 할까 의아해한다. 시간이 흐름에 따라 이들은 낙심하여 우울해진다. 하지만 이는 정신적으로 우울한 환자에서 당신이 보는 우울증과는 아주 다르다. 이 때문에 나는 이러한 환자들을 "면역학적으로 우울한(immunologically depressed)" 사람들이라고 표현한다.

사람들이 경험하는 산화 스트레스 증가는 피로를 일으킬 뿐만 아니라 면역계도 고갈시킨다. 환자들이 영양 보조제를 사용해 산화 스트레스를 통제 상태로 되돌리면, 기분이 좋아질 뿐만 아니라 다시 정상적으로 기능하기 시작해 더 기분이 좋아진다. 내 환자들이 다시 방문하여 "전 더 이상 우울하지 않아요. 다른 의사가 처방한 항우울제를 끊어도 될까요? 이 약물은 결코 내게 도움이 안 되었거든요"라고 말할 때 나는 늘 즐겁다.

내가 이 책에서 논의한 심각한 질환들은 단지 체내에서 과다한 산화 스트레스에 장기간 노출된 결과이다. 사람들은 지속적인 피로가 중증 질환과 동일한 연속선상에 있다는 점을 깨닫지 못한다. 초기에 중증 질환을 일으키는 사람은 많지 않겠지만, 몸이 지속적으로 산화 스트레스의 공격을 받으면 계속해서 손상돼 결국 중증 질환이 발생한다.

만일 내가 거리를 지나가는 사람들을 대상으로 몸 상태가 정상이 아닌(풀리지 않은 피로가 현저한) 사람이 얼마나 되는지를 조사한다면, 그 수가 충격적인 수준일 거라고 예상한다. 지난 7년간 영양의학을 시행하면서 내가 배운 것들을 얘기해보자.

만성 피로 증후군 또는 섬유근막증후군(fibromyalgia)은 하루아침에 생기는 것이 아니다. 피로, 빈번한 감염, 수면 곤란, 불안과 우울을 호소하면서 건강이 안 좋다고 내게 오는 환자들은 또한 산화 스트레스 증가로 인한 퇴행의 시작 단계에 있다. 나는 사람의 얼굴만 봐도 그가 과다한 산화 스트레스 상태에 있는지 알 수 있다. 이러한 사람의 얼굴은 찡그리고 있고 회백색이며 활기차거나 건강해 보이지 않는다. 만약 우리 의사들이 근본 문제를 효과적으로 해결하지 못한다면, 환자들은 만성 피로, 섬유근막증후군 또는 보다 심각한 퇴행성 질환을 일으킬 가능성이 농후하다.

나는 피로를 호소하는 내 환자에게 더 이상 "당신에게서 어떠한 이상도 발견할 수 없습니다"라고 말하면서 내보내지 않는다. 이는 면역학적 우울증을 유발하고 보다 심각한 질환을 초래할 수 있다는 점을 나는 안다. 나는 이제 환자들에게 생활습관과 환경에서 스트레스 또는 독성 노출을 증가시키는 단서가 있는지 살펴보라고 권유한다. 이들은 산화 스트레스를 증가시키는 원인들(제3장 참조)을 가능한 한 많이 제거하려 시도할 필요가 있다. 이들이 자신의 생활습관과 스트레스 수준을 생각해보는 것이 중요하다. 이들은 간접흡연, 제초제, 살충제, 대기 오염물질 같은 독성물질에 노출되어 있지 않은가? 나는 이들에게 적절한 휴식을 취하고, 규칙적인 운동을 하며, 건강한 식사를 하라고 권한다. 그러고 나서 강력한 항산화 정제, 미네랄 정제와 포도씨 추출물을 처방하고 4~6주 후에 다시 오도록 한다.

대체의료 전문 개업의들과 달리 나는 증상의 근본 원인을 찾는다. 나는 그들이 하는 값비싼 검사(대부분 부정확한 것으로 밝혀졌지만)를 할 필요가 없다. 나는 어느 한 가지 특정한 영양 결핍보다는 근본 문제인 산화 스트레스를 교정하려 하기 때문이다. 대신 나는 세포에게 '모든' 미량영양소를 최적 용량으로 공급하려 한다.

그러면 세포는 자신이 필요로 하는 것을 취사선택할 것이다.

의학문헌에서와 마찬가지로 나는 이러한 세포 영양으로 산화 스트레스를 통제 상태로 되돌리는 것이 현재까지 우리의 건강을 되찾는 가장 효과적인 수단이라는 사실을 발견했다. 이와 같은 접근법을 통해 내 환자들 중 절대 다수가 정상적인 삶으로 복귀할 수 있었다.

추적 관찰 또한 아주 중요하다. 몸이 다시 거의 정상이 되어 돌아오는 환자들이 얼마나 많은지를 보면 그저 놀랄 따름이다. 이들에서 관찰되는 호전은 흔히 극적이며 얼굴과 피부색에 분명히 나타난다. 내가 과거 이러한 환자들을 희망도 조언도 없이 그냥 되돌려 보냈다는 점을 생각하면 가슴이 아프다. 올바른 치료는 항상 거기에 있었는데 말이다.

만성 피로와 섬유근막증후군 이야기

주디는 1990년 11월 섬유근막증후군을 경험하기 시작했다. 그녀는 좀처럼 아픈 적이 없었던 사람이었다. 그러나 그해 독감 유사증상으로 몹시 아팠으며 전신에 통증이 하도 심해 당장이라도 응급실에 실려 가야할지 모른다고 생각했다. 이 바이러스 감염으로부터 완전히 회복되는 데는 거의 2주가 소요됐다.

그녀는 1991년 어느 봄날 마당 정리를 하면서 바깥에서 보냈다.

이는 그녀에게 평범한 일이었지만, 다음날 아침 일어났을 때 마치 3일 동안 가구를 옮긴 것처럼 느껴졌다. 아마도 전날 너무 무리한 탓이라고 생각했다. 이것은 시작에 불과하다는 사실을 그녀는 아직 깨닫지 못했다.

그녀에게 닥친 다음 문제는 수면 장애였다. 약물, 커피 자제, 따뜻한 우유와 같은 몇 가지 해결책을 시도해보았으나, 어느 하나 도움이 안됐다. 그녀는 그 후 '4년' 동안이나 계속 불규칙한 수면 패턴에 시달렸다. 또한 혼돈, 기억상실과 시각 장애를 경험했다. 곧 그녀는 관절통, 두통과 인후통을 느꼈고 어깨에 혹이 생겨 아팠다. 이러한 증상들은 아침 시간에 보다 뚜렷했지만, 인후통과 가벼운 두통은 지속적이었다. 그녀는 아주 심각한 무엇이 자신의 건강에 영향을 주고 있다고 느꼈다.

아침에 일어날 때마다 관절이 뻣뻣해지기 시작하자 그녀는 치료를 받아야 할 시기가 되었다고 생각했다. 이 시점에서 그녀는 밤에 3~4시간밖에 잠을 자지 못했고 그 얼마 안 되는 시간에도 숙면을 취하지 못했다. 신경은 쇠약해졌으며, 작은 소음이나 움직임에도 잠을 설쳤다.

내가 처방해준 수면제로 그녀의 수면 패턴은 다소 변했으나, 이 약물을 1년 동안 사용한 후 부작용을 일으키기 시작했다. 심장 박동이 빨라졌고 극심한 기분변화와 악몽을 경험했다. 그녀는 이 약물이 득보다는 해가 된다는 판단 하에 복용을 중단하기로 결정했다.

주디가 내게 검진을 받으러 올 때가 됐다. 그녀는 내가 처방해준 약물을 포기하고 대신 비타민 요법을 시도하기로 결심한 것을 말하기가 두려웠다고 나중에 내게 말했다. 나는 항상 그녀에게 만일 사람들이 적절하게 먹으면 인체가 필요로 하는 모든 영양소를 섭취할 수 있다고 말했었기 때문이다. 그녀가 놀랄 일이지만, 나는 이미 치유 과정에서 항산화제의 효과에 대해 마음을 연 상태였다. 나는 심지어 그녀에게 적극적인 영양 보조제 프로그램을 처방했다.

1995년 9월 주디는 이 영양 보조제 프로그램을 시작했다. 그 효과는 놀라웠다. 3주가 안되어 그녀는 기력이 현저히 증가한 것을 느꼈다. 다음날 아침에 일어나기 위해 더 이상 저녁 8시 30분에 잠을 잘 필요가 없었다. 그리고 기력 회복을 느낀 직후 어깨뼈에 생겨 아팠던 혹이 사라졌다. 11월경에는 관절 및 근육통이 가라앉기 시작했다. 12월에 그녀는 가벼운 수술을 받았는데, 수술 직후 일부 증상이 재발했다. 그러나 그녀가 항산화제 섭취를 증가시키자 2주 만에 이 증상들은 없어졌다.

이듬해 3월 그녀는 처음으로 8시간 수면을 취했다. 수면 패턴이 다시 정상으로 돌아와 숙면을 취했다는 점이 기뻤다. 신경은 더 이상 쇠약하지 않았으며, 몸 전체에서 건강이 회복되는 것을 느꼈다. 혼돈은 사라졌고 그녀의 사고 과정은 향상되기 시작했다. 6년이 흐른 현재 그녀는 여전히 건강하게 생활하고 있다.

근본 원인

만성 피로와 섬유근막증후군(fibromyalgia)은 모두 파괴적이고 무기력하게 만드는 질환으로, 의료계는 동일한 질환을 다르게 표현한 것이라고 생각한다. 만성 피로 환자들은 심한 피로를 호소하나 인후통, 선(腺) 부종과 발열이 보다 빈번한 반면, 섬유근막증후군 환자들은 심한 피로와 아울러 전신 통증을 느낀다. 앞서 말했듯이 나는 이 두 질환의 공통 원인이 산화 스트레스라고 믿는다.

두 질환 어느 쪽에도 구체적인 치료법은 존재하지 않는다. 그 결과 과거 섬유근막증후군은 '정신신체 류마티스(psychosomatic rheumatism)'라고 불렸었다. 사실 아직도 이 질환은 정신적인 것이라고 믿는 의사들이 많다. 이들 질환이 의사와 환자 모두에게 좌절감을 주는 것은 분명하다. 불행하게도 전통 의학은 대증적 약물, 즉 비스테로이드성 항염제, 근이완제, 항우울제와 수면제만을 제공한다. 의사들은 또한 환자를 환자 동호회로 보내 질환을 안고 살아가는 법을 배울 필요가 있다고 말한다.

이 질환들을 보다 자세히 살펴보고 더 나은 치료법이 있는지 알아보자.

섬유근막증후군/만성 피로

미국에서만 거의 800만 명이 섬유근막증후군을 앓고 있는 것으로 추산되고 9명 중 8명이 여성이다. 그렇다면 성격이 이 질환의 소인이 될 수 있을까? 아마도 그럴 것이다. 통계는 이러한 여성들이 특히 민감한 완벽주의자임을 시사하는 듯하다.

환자들은 흔히 전신 통증 속에 살고 극도로 피로하며 수면 부족으로 고통을 받는다. 이들은 아침에 일어나면 관절이 경직되고 정신 혼돈을 경험하며 과민성 장 증후군(IBS)과 측두하악관절(TMJ) 증후군(두통을 동반한 턱관절의 심한 통증을 일으키는 질환)을 보이는 사람이 많다.

섬유근막증후군 환자들은 대부분 여러 다른 의사들로부터 받은 진료기록을 잔뜩 들고 내 진료실에 온다. 섬유근막증후군의 진단에는 대개 평균 7~8년이 걸리기 때문이다. 그러는 동안 환자들이 겪는 좌절감은 어떤가. 이들은 머리부터 발끝까지 검사받지만 이상 소견은 전혀 없다. 섬유근막증후군 환자인지를 감별하는 유일한 방법은 사전에 설정된 부위 18곳에 대해 압통점(tender-point) 검사를 실시하는 것이다. 이 부위들 중 경미한 압력을 가했을 때 현저한 압통이 11곳 이상에서 발생하면, 그 환자는 섬유근막증후군 진단을 받는다.

대다수는 중증 질환이나 주요 손상(특히 목에)을 겪은 후 또는 생애에서 상당히 스트레스가 쌓이는 기간을 거친 후 섬유근막증후군을 일으킨다. 알다시피 이 모든 상황은 체내에서 생성되는 활성산소(free radical)의 양을 크게 증가시킨다. 이 질환은 일단 시작되면 수그러드는 법이 없는 듯하다. 간혹 양호한 날이 있을 수 있으나 남은 기력이 거의 없다. 어느 날이건 운동 등 무리한 일을 하면, 과도한 스트레스를 받거나 병이 날 수 있으며 심한 피로가 다음 2~3주간 지속될 것이다.

치료: 질환 장악

나는 일단 섬유근막증후군이나 만성 피로 증후군이란 진단을 내리면, 산화 스트레스를 통제 상태로 되돌리는 데 초점을 맞춘다. 물론 제17장에서 자세히 설명하는 세포 영양을 통해 이러한 목표를 가장 잘 달성할 수 있다. 나는 또한 저강도(low-impact) 운동 프로그램과 함께 건강한 식사를 강력히 권유한다. 항상 이틀 연속 운동을 하지 않도록 주지시키고 가벼운 유산소 운동 프로그램과 경미한 체중 저항 프로그램을 병용하도록 권장한다.

기억하듯이 이 질환은 만성적이고 평생 지속되는 질환이므로 건강 회복에는 시간이 걸린다. 환자가 신속하고도 극적으로 반응하면 늘 기쁘나, 통상적인 상황은 그렇지 않다. 나는 늘 환자들에게 상태를 호전시키는 데 적어도 6개월을 투자하라고 권한다. 동 기간에 환자들이 반드시 원하는 곳에 이르지 못할 수도 있지만, 이들은 올바른 길을 걷고 있다는 점을 안다.

일단 내 환자들이 호전을 느끼기 시작하면, 방금 불이 켜진 상황처럼 된다. 이들은 통상적으로 처음에는 회의적이다가 건강이 호전되고 있다는 점이 확실하면 기뻐한다. 나는 이를 질환 "장악(capturing)"이라 부른다. 이들은 실제로 산화 스트레스를 통제 상태로 되돌리고 있기 때문이다.

환자가 인식하는 첫 번째 승리는 더 이상 "정신 혼돈(mental fog)"을 경험하지 않는다는 사실이다. 당면한 과제에 대해 생각하고 집중하기가 보다 쉬워진다. 다음으로 수면 패턴이 개선된다. 실제로 보다 숙면을 취하고 기력의 현저한 증가를 느낄 수 있다. 대개 마지막으로 호전되는 것은 통증이다. 그렇다. '통증이 마침내 가라앉기 시작한다.'

이러한 프로그램을 따라한 내 섬유근막증후군 환자들은 약 70~75%의 확률로 우수한(good-to-excellent) 결과를 보였다. 지난 7년간 섬유근막증후군을 앓는 환자 수백 명이 내 영양 프로그램으로 극적인 호전을 성취했다. 나는 이 프로그램을 내 웹사이트 www.nutritional-medicine.net에 자세히 설명해놓았다.

환자가 잘 반응하지 않을 경우에 나는 경구 보조제만으로 산화 스트레스를 통제할 수 없기 때문이라고 생각한다. 이때 나는 영양 보조제를 정맥주사로 투여하는 의료센터에 가보라고 환자들에게 추천한다. 정맥주사 요법은 이들이 질환을 '장악하고' 마침내 호전되기 시작하는 데 필수적이다. 이후 경구 요법은 이들의 상태를 관리하도록 돕는다.

여기서 명심할 것은 이들이 여전히 섬유근막증후군 또는 만성 피로 환자라는 점이다. 나는 완치를 얘기하는 것이 아니다. 대신 나는 환자들에게 질환의 통제를 받기보다는 질환을 통제하도록 힘을 부여하고 있다. 수년간 나는 수많은 사람들이 점차 호전되어 남은 기력을 증가시키는 것을 지켜봤다. 이에는 시간이 걸리지만, 이들의 희망과 의지는 충분히 보상을 받는다.

마리아노의 이야기

나는 마리아노를 강연 차 갔던 필라델피아에서 만났다. 그는 나를 만나야겠다는 일념으로 320킬로미터를 운전해왔다. 그가 그날 들려준 이야기는 나의 심금을 울렸다.

마리아노는 중증 섬유근막증후군을 앓았고 통증을 조절하기 위해 한 달에 애드빌 300정 이상을 복용해야 했다. 정신과 의사인 그는 압도하는 피로 때문에 매일 3시 30분 자신의 진료실을 나서야 했고 7시경이나 그 이전에 잠자리에 들었다.

그가 섬유근막증후군 환자들에게 내가 사용했던 영양제 프로그램을 시작한 것은 바로 이때다. 몇 주 지나지 않아 그는 상당한 차이를 느끼기 시작했다. 보다 기민해졌고 피로가 줄기 시작했다. 하루 종일 일할 수 있었고 점점 더 늦게 잠자리에 들었다. 그런 다음 그는 통증의 개선을 느끼기 시작했다. 한 달쯤 지나자 통증은 놀라울 정도로 호전돼 애드빌이 전혀 필요하지 않았다.

마리아노는 자신의 삶을 되찾았다. 그는 정신과 의사 일을 다시 풀타임으로 하고 있으며 매일 잃어버린 4~5시간을 되찾았다. 이제 마리아노를 처음 만난 지 수년이 흘렀는데, 계속해서 건강이 좋다. 그는 종종 만성 퇴행성 질환을 앓는 환자들의 정신 장애를 차료하므로 이러한 질환이 개인의 삶에 어떠한 영향을 미칠 수 있는지 잘 안다.

* * *

대체의료로의 점증적인 전환은 의료계에 경각심을 불러일으켜야 한다. 사람들은 의료보험이 적용되는 보건의료 시스템에 점점 더 좌절감을 느끼고 있다. 그래서 이들은 비용을 전액 본인이 부담해야 함에도 자주 자구적인 방법 및 대체의료에 호소해 해답을 찾는다. 간단히 말해 사람들은 진절머리 난 모습에 진절머리 난 것이다. 의사들이 기록적인 수준으로 항우울제를 처방하고 있음에도 불구하고 대체의료는 미국과 전 세계에서 번성하고 있다.

왜일까? 아마도 환자들은 내가 이 장의 모두에서 소개한 상황과 같은 경험을 한 결과로 대체의료를 찾겠지만, 또한 환자들이 의사들이 생각하는 만큼 약물을 좋아하지 않는다는 점과도 상당한 관련이 있다고 나는 생각한다.

우리 의사들은 의료가 대체의료 제공자들에게로 주요 전환을 보이는 것에 대해 우선적으로 책임이 있음을 깨달아야 한다. 우리는 환자들을 좌절시켜 대체의료에 의존하도록 하였다. 아무튼 절대 다수의 환자들은 먼저 의사를 찾는다. 이제 의사들은 대부분 건강한 식사와 적당한 운동 프로그램의 혜택을 인정한다. 그러나 이들은 산화 스트레스의 결과를 충분히 인정하거나 이해하지 못한 채 그러할 뿐이다. 만일 이러한 이해가 있다면, 이들은 환자들에게 고품질의 강력한 영양 보조제를 복용하도록 강하게 권유할 것이다. 그러면 환자들의 증상이 크게 개선될 뿐만 아니라, 의사들은 대체 의료를 찾는 환자들이 현저히 감소하는 것을 보게 될 것이다.

PART 3

영양의학

NUTRITIONAL MEDICINE

제16장 | 영양 보조제에 대한 의사들의 편견

제17장 | 세포 영양: 종합

제16장 영양 보조제에 대한 의사들의 편견

의사 생활 초년기를 돌이켜볼 때 나는 영양 보조제에 대한 나 자신의 편견을 분명히 기억한다. 그래서 의사들이 가지는 기본적인 선입견을 이해하는 문제라면 나 이외의 의사들을 살펴볼 필요가 없다. 과거 나의 느낌은 오늘날 대다수의 의사들이 가지고 있는 느낌과 크게 다를 바 없다고 나는 확신한다.

나는 환자들에게 건강한 식사만 하면 몸이 필요로 하는 모든 것을 음식에서 얻을 수 있다고 말한 것을 기억한다. "가까운 식료품점에 가서 올바른 식품을 사면되지, 보조제를 복용할 필요는 없다"며 "비타민 섭취는 돈 낭비일 뿐이다"라고 나는 주장했다.

이렇게 말해도 납득이 안되면, 나는 비타민의 해로움을 보여주는 연구 한두 건을 얘기해준다. 당시 내가 알고 있었던 비타민에 관한 연구들은 부정적인 것 일색이었음을 나는 기억한다. 아무튼 부정적인 연구들이 일반 언론이나 의학저널에 공개되면, 나는 "거봐, 비타민에 대해서는 네가 항상 옳았어. 돌팔이들이 내 환자들에게 사기를 치는 것은 창피한 일이야"라고 중얼거리곤 했다.

내가 비타민에 대해 마음을 바꾼 이유 중의 일부는 우리 식단의 질이다.

미국인의 전형적인 식사

내가 여기서 당장 고백할 것이 하나 있다. 즉 나는 실은 패스트푸드점에서 식사를 자주 했다. 자세히 말해 달라고 하면 그렇게 하겠다. 나는 빅맥, 감자튀김, 콜라 대짜(심지어 초대짜)와 따뜻한 애플파이를 먹었다. 하지만 이는 수년 전 이야기이다. 그 이후로 나는 식사에 관해 좀 알게 됐다.

당신은 우리가 인정하고자 하는 것보다 더 자주 우리 모두가 했던 일을 가지고 한 사람이 고백까지 한다는 생각에 킬킬대며 웃지는 않는지? 우리가 먹는 음식 중 패스트푸드가 최악의 선택이라는 사실을 알면서도, 우리는 튀긴 음식을 사려고 줄서 기다리고 어렵게 번 돈을 미래 건강을 위협하는 음식에 지불한다. '아는 것'과 '행하는 것'은 두 가지 서로 다른 현실이다. 체중을 줄이겠다거나 건강한 식사를 하겠다고 말은 많이 하지만, 현실에서 일어나지는 않는 것처럼 말이다.

미국인의 전형적인 식사에서 칼로리의 약 40%는 지방에서 얻어지며, 이 지방의 대부분은 포화 지방(해로운 물질)이다. 소아과 의학저널 〈페디애트릭스〉 1997년 9월호는 미국 소아들 중 1%만이 일일권장량(RDA)의 필수 영양소들을 식사에서 얻는다는 연구 결과를 게재했다.[1] 소아들은 신체 발육에 충분한 영양분을 섭취하고 있지 못할 뿐만 아니라, 나쁜 식습관을 형성하고 있으며 이는 대개 성인 시절로 이어진다. 나는 십대들 사이에 이미 완전한 인슐린 저항을 일으킨 사람이 상당히 많다는 사실을 알고는 놀랐다.

'제2차 국민 건강과 영양 조사'는 미국 성인 1만2,000명을 대상으로 식습관을 평가했다. 이 조사에서 밝혀진 사실들 가운데 일부는 다음과 같다:

- 인구의 17%가 채소를 전혀 먹지 않는다.
- 감자와 샐러드를 제외하면, 인구의 50%가 채소를 전혀 먹지 않는다. 다시 말해 인구의 절반만이 '다양한 생야채(garden vegetables)'를 먹는다.
- 인구의 41%만이 과일 또는 과일주스를 섭취한다.
- 인구의 10%만이 하루에 과일과 채소를 최소 5그릇 먹어야 한다는 미국 농무부(USDA) 지침을 충족시킨다. 흑인들 사이에서는 5%만이 이러한 권장량을 먹는다.[2]

의사와 공인영양사들은 매일 과일과 채소를 여러 그릇 섭취하라고 권장하지만, 미국 사회는 이에 한참 못 미친다. 상기 조사는 감자튀김과 구운 감자를 제외하면 인구의 절반 이상이 채소를 '전혀' 먹지 않고 있음을 보여준다. 더욱 심각한 것은 인구 중 거의 60%가 과일을 '전혀' 먹지 않고 있다는 점이다. 사실 미국인들은 더 잘 알고 있으면서도 건강한 식사를 하지 않고 있다.

미국인들의 50% 이상이 이제 '현저한' 과체중자로 여겨지는 것은 놀라운 사실이 아니다. 당신이 이러한 나쁜 식습관과 제14장에서 논의한 고당지수 식품을 결합할 진데, 미국에서 인슐린 저항과 당뇨병이 유행병이 되어가는 것은 당연하다. 만약 내가 당신에게 2주 동안 흰 빵, 흰 밀가루, 파스타, 쌀과 감자를 밖에 나가 먹지 말도록 한다면, 당신은 왜 그렇게 많은 사람들(8,000만 명 이상의 미국인들)이 X 증후군이라 알려진 인슐린 저항을 일으켰는지 쉽게 이해가 갈 것이다.

미국에서 식품의 질

지난 반세기 동안 미국만큼 풍부한 식품을 생산해낸 나라는 지구상에 없다. 그러나 건강이란 관점에서 미국 식품의 질을 살펴보면 심히 우려된다. 오늘날 우리가 먹는 식품을 생산하고 보존하는 데 쓰이는 공정들이 이 엄청난 식품의 질에 심각한 영향을 미쳤다. 렉스 비치는 미국 상원에 제출한 보고서에서 다음과 같이 말했다:

> 오늘날 우리 대부분은 위험 수위에 다다를 정도의 특정 영양소 결핍증에 시달리고 있고 이러한 문제는 우리의 식품이 유래하는 고갈된 토양이 적절한 미네랄 균형을 회복할 때까지 해결될 수 없다는 점을 아십니까? 놀라운 사실은 식품(과일과 채소 및 곡물)이 특정 미네랄들을 더 이상 충분히 함유하지 않은 수백만 에이커의 농지에서 재배되고 있어 우리가 얼마나 먹든 상관없이 우리는 굶고 있다는 점입니다.[3]

비치는 1936년에 이러한 성명서를 냈다. 비치가 상원에 탄원서를 제출한 지 거의 70년이 지났는데도 미국의 고갈된 토양을 개선하기 위해 취해진 것은 거의 없다. 사실 오늘날 상황은 과거 어느 때보다 더 악화되어 있다.[4] 최적의 건강을 유지하기 위해서는 주요 미네랄 5종(칼슘, 마그네슘, 염화물, 인과 칼륨)과 미량 미네랄 최소 16종이 필수적이다. 식물은 미네랄을 생성할 수 없어 토양으로부터 이들을 흡수해야 한다. 따라서 우리 토양 속에 이 미네랄들이 없다면 식물도 이들을 보유하지 못할 것이다.

실은 식물에도 이 미네랄들이 없다. 왜일까? 이들 미네랄을 함유한 유기 비료는 비싸고 구하기 어렵다. 미국 농부들은 질소, 인산과 칼륨만을 토양에 공급하는 비료(NPK로 불림)를 사용해 비용을 관리한다. 이러한 NPK 비료로 농부들은 보기 좋은 곡물과 농산물을 재배할 수 있지만, 이 작물들은 기타 모든 필수 미네랄들이 고갈되어 있다. 불행히도 경제 논리가 미국 농업을 지배하고 있기 때문에 농부들은 수확하는 작물의 영양소 함량보다는 에이커 당 산출량에 보다 관심을 가진다.

우리 식품의 질과 아울러 한두 세대 전의 식품에 비해 그 질적 저하에 대해 반박할 사람은 거의 없다. 개량(hybrid) 곡물, 채소 및 과일의 인기가 증가했다. 이 개량 작물들은 크고 맛있으며 병충해에 대한 저항력도 보다 높다. 그러나 이들의 영양소 함량은 천연 작물들보다 현저히 더 낮다. 농부는 농산물의 질이 아니라 에이커 당 산출량에 따라 돈을 받는다. 농업 역시 수요가 좌우하고 정치가 작용하는 산업이 되었다. 우리는 영양을 필요로 함에도 농부들에게 가장 중요한 사항은 생계유지이며, 개량 농산물이 이를 가능하게 해준다.

우리 식품업계는 특수 수송 및 저장 기술 덕분에 연중 전국 방방곡곡에 아주 다양한 과일과 채소를 공급할 수 있게 되었다. 물론 다양성은 좋은 것이다. 하지만 이러한 공급에는 희생이 따른다. 조기 수확(green harvesting)은 과일과 채소를 채 익기도 전에 딴다는 의미이다. 식품의 장거리 수송은 냉장과 기타 보존기법을 요하는데, 이는 필수 영양소들을 고갈시킨다. 우리 식품은 또한 고도로 가공되어 있다. 예를 들어, 흰 빵을 만들기 위해 밀가루를 정제하는 과정에서 마그네슘 등 필수 영양소 23종 이상이 소실된다. 그러고서 업계는 이 영양소들 가운데 약 8가지를 빵에 다시 첨가해 "강화(enriched)" 식품이라고 부른다.

당신은 다음과 같은 사실을 알고 있는가?

- 흰 밀가루를 만드는 과정에서 이 곡물의 외부에서 배아를 제거하면 밀가루의 마그네슘 중 80% 이상이 소실된다.
- 육류를 가공하는 과정에서 비타민 B6의 50~70%가 소실된다.
- 귤을 냉장 보관하면 최고 50%의 비타민 C가 소실된다.
- 아스파라거스를 1주일만 보관해도 비타민 C의 90%가 소실될 수 있다.[5]

우리의 식품은 구매 시점에서 이미 필수 영양소들이 현저히 결핍된 상태이다. 그러나 우리가 식품을 조리하는 방법이 훨씬 더 중요할 수도 있다. 식품을 너무 익히거나, 신선한 식품의 조리를 지연시키거나, 식품을 냉동하게 되면 식품의 영양학적 가치는 상실된다. 예를 들어보자:

- 싱싱한 샐러드 및 썰어놓은 채소와 과일은 3시간 이상 그냥 놔두면 40~50% 이상의 영양가를 상실한다.
- 비타민 C는 열과 냉기에 모두 취약하고 오래 저장하면 영양가가 고갈된다.
- 식품을 조리하면 엽산이 현저히 감소한다.
- 육류를 냉동하면 비타민 B의 50% 이상이 파괴될 수 있다.[6]

문제는 토양 속 영양소의 고갈로 시작되며, NPK 비료가 이를 더 악화시킨다. 다음 개량 곡물이 영양소가 고갈된 식품을 낳는다. 그 다음 현대적 식품 가공 및 저장법이 우리 식품의 질을 더 떨어뜨린다. 그리고 우리는 이러한 식품을 집으로 가져가 저장하고 조리하는 과정에서 영양소를 추가로 고갈시킨다. 이 모든 사실에 비추어 우리가 고품질 영양 보조제로 식사를 보충해야 하는 이유는 분명해진다.

그러나 이러한 사실들이 내가 영양 보충을 권장하는 주요 이유는 아니라는 점을 이해하기 바란다. 이와 같은 상태들은 미국인의 건강에 해로운 것으로 입증되었지만, 영양에 관한 우리의 이해 또한 더 해롭지는 않더라도 동등하게 해롭다. 우리는 일일권장량의 의미를 재고해보아야 한다.

최적 용량 대 일일권장량

먼저 일일권장량(RDA)이 어떻게 개발되었는지부터 이해하여야 한다. RDA는 1920년대 초반과 1930년대에 급성 결핍 질환의 예방을 도울 수 있는 10가지 필수 영양소에 대한 최소 요구량으로 출발했다. 이러한 질환은 괴혈병(비타민 C 결핍), 구루병(비타민 D 결핍), 펠라그라(pellagra, 나이아신 결핍) 등을 말한다. 다시 말해 비타민 C, 비타민 D와 나이아신을 일일권장량으로 섭취한다면, 당신은 이와 같은 질병에 걸리지 않는다는 말이다.

일일권장량은 제 역할을 톡톡히 해냈다. 나는 30년 동안 의사 생활을 하면서 이런 질환을 하나도 본 적이 없다. 이들은 여전히 발생하고 있으나 드물다. 사실 미국 질병통제센터(CDC)는 더 이상 이 질환들을 추적조차 안한다.

RDA에 포함된 영양소의 목록은 다음 20년간 확장되었으며 1950년대 초반에는 RDA의 정의가 확대되어 정상적인 성장과 발육에 필요한 영양소들의 양이 포함됐다.

RDA가 유용한 것으로 입증되었다는 사실에도 불구하고 대부분의 의사와 일반인은 필요 이상으로 RDA 기준에 의미를 부여하는 경향이 있다. 이는 부분적으로 미국 정부가 모든 식품과 보조제의 라벨에 RDA를 기준으로 한 백분율을 표기하도록 요구하기 때문이다. 그러나 영양 보충과 이의 만성 퇴행성 질환에 대한 효과를 다년간 연구한 후 내가 확신한 한 가지 중요한 진리는 RDA는 만성 퇴행성 질환과 전혀 관련이 없다는 것이다.

나는 이 한 가지 단순한 진리가 기타 어느 사실보다도 영양 보충의 건강 혜택에 대해 혼란을 초래하는 원인이라고 생각한다. 의사들은 교육을 통해 RDA가 최적의 건강을 위해 인체가 필요로 하는 영양소들의 양이라고 믿는다. 나는 이러한 잘못된 가정이 의사, 공인영양사, 영양학자와 보건의료계 일반이 영양 보충에 대해 저항을 보이는 주요 이유라고 생각한다.

의학문헌을 찾아 산화 스트레스와 이를 예방하는 데 필요한 영양소들의 양을 알아보면, 영양 보충의 용량은 RDA 수준보다 현저히 더 높다. 좋은 예가 비타민 E이다. 비타민 E의 RDA는 10IU이며, 일부 스케줄에서는 최고 30IU가 권장되기도 한다. 평균적인 미국인의 식사는 8~10IU를 함유한다. 하지만 의학문헌에 따르면, 비타민 E를 적어도 '100IU' 는 보충해서 섭취해야 건강 혜택을 보기 시작한다고 한다. 이러한 건강 혜택은 400IU와 심지어 그 이상에 이를 때까지 계속 개선되는 것으로 보인다. (영양 보충을 이해하는 의사들은 대부분 매일 적어도 400IU의 비타민 E를 섭취해야 한다는 데 동의한다.)

비타민 C의 RDA는 60mg인데, 이를 200mg으로 증가시킬 필요가 있다는 논의가 지난 수년간 대두되었다. 반면 의학문헌은 우리 몸이 건강 혜택을 보려면 적어도 '1,000mg' 의 비타민 C가 필요하다고 한다. 이러한 혜택은 2,000mg에 달할 때까지 계속 개선된다.

나는 주요 영양소 전부에 대해 의학문헌에서 건강 혜택을 제공하는 것으로 입증된 최적 용량을 제시할 수 있다. 그러나 이들 용량은 RDA와 관련이 없다. 다시 강조하지만 RDA는 만성 퇴행성 질환과 아무 관련이 없다. 이 영양소들을 최적 용량으로 얻기 위해 우리가 섭취해야 하는 식품의 양을 대충 알아보면 〈표 1〉과 같다.

〈표 1〉 영양소들을 최적 용량으로 얻는 데 필요한 식품의 양

비타민 E (450IU)

- 시금치 33개
- 버터 12킬로그램
- 중간 크기 아보카도 80개
- 망고 80개
- 해바라기 씨 1킬로그램
- 배아밀(wheat germ) 23컵
- 옥수수기름 1.7리터

비타민 D (600IU)

- 큰 계란 노른자 22개
- 강화 우유 6컵
- 마가린 30테이블스픈
- 새우 425그램

비타민 C (1,300mg)

- 중간 크기 키위 17개
- 중간 크기 오렌지 16개
- 중간 크기 사과 160개(껍질 포함)
- 싱싱한 오렌지주스 10.5컵
- 요리 안하고 썬 브로콜리 16컵

엽산 (1mg)

- 요리된 아스파라거스 3.8컵
- 흑단색 강낭콩(black bean) 4컵
- 중간 크기 오렌지 20개
- 어린 양배추(brussels sprout) 10컵
- 요리된 시금치 3.8컵

비타민 B6 (27mg)

- 중간 크기 바나나 41개
- 중간 크기 구운 감자 38개(껍질 포함)
- 렌즈콩(lentil) 77컵
- 닭 가슴살 7킬로그램
- 배아밀 18컵

리보플라빈 (27mg)

- 소 간 620그램
- 저지방 요구르트 16컵
- 계란 9다스(108개)
- 저지방 우유 12리터
- 요리된 시금치 64컵

티아민 (27mg)

- 현미 135컵
- 햄 1킬로그램
- 해바라기 씨 1.5킬로그램
- 완두콩 64컵
- 배아밀 12컵

보다시피 식품을 통해 이 영양소들을 최적 용량으로 얻는 것은 불가능하다. 만일 당신이 만성 퇴행성 질환에 걸릴 위험을 감소시키고자 한다면, 보조제로 식사를 보충할 방법밖에 없다.

여러분 중에는 '아, 잘됐어. 나는 종합비타민을 복용하니 괜찮아' 라고 생각하며 안도의 한숨을 내쉬는 사람이 있을 것이다. 그러나 아직 안심해서는 안 된다. 매일 종합비타민만 복용해서는 퇴행성 질환을 예방할 수 없다. 종합비타민은 주로 RDA에 근거하고 있기 때문이다. 단지 종합비타민만 복용하는 환자들에서 건강 혜택을 보고한 연구는 의학문헌에서 찾아보기 힘들다. 만약 당신이 이 책에서 설명한 만성 퇴행성 질환을 예방하거나 늦추고자 한다면, 고품질의 항산화제와 미네랄을 '현저한' 양으로 복용해야 한다.

다음 질문은 분명히 이 보조제들을 최적 용량으로 복용해도 안전한가일 것이다. 항상 보조제 복용이 좋은 생각이라고 확신하지 않았던 의사로서 나는 자주 환자들에게 이러한 위험을 얘기하곤 했다. 당신의 의사도 보조제를 복용할 경우에 해롭다는 내용의 몇몇 연구들을 인용할 수 있다. 그렇다면 위험은 있는가? 확실히 있다. 우리는 이 문제를 자세히 논의할 필요가 있다.

영양 보조제의 위험성 대 안전성

이 책에서 나는 영양 보조제가 퇴행성 질환을 예방하거나 늦추는 데(또는 양쪽 모두에) 효과적이라는 사실을 입증하는 의학적 근거를 제시했다. 보조제가 이러한 목적으로 효과적이려면, 우리는 이를 평생 복용해야 한다. 아울러 우리는 이를 RDA보다 훨씬 더 높은 용량으로 사용해야 하며, 우리는 이미 건강한 편이 아니므로 보조제는 독성 효과가 거의 없어야 하고 많은 양을 사용해도 안전해야 한다는 점이 중요하다.

항산화제는 올바르게 복용하면 확실히 안전하다. 영양 보조제는 단지 우리가 우리의 식품에서 얻는 영양소이며, 다만 일반적인 식사의 경우보다 양이 더 많을 뿐이다. 반면 약물은 '일부' 만성 질환을 예방하는 데 '어느 정도' 임상 혜택을 보일 수 있으나, 내재적으로 환자에게 위험을 유발한다.

의사는 약물을 처방할 때마다, 특히 만성 질환을 치료할 경우에 그 약물을 사용하는 데 따르는 잠재적 위험을 설명해야 한다. 브루스 포메란즈(Bruce Pomeranz) 박사는 1998년 4월 15일자 〈미국의학협회저널(JAMA)〉에서 "우리가 처방하는 약물로 연간 10만 명 이상이 사망한다"라고 말했다. 그는 또한 210만 명의 환자가 약물로 심각한 합병증을 일으킨다고 지적했다.[7] 하지만 영양제는 이러한 위험이 없다.

나는 또 다른 저서 『처방에 의한 사망』(토머스 넬슨 출판사)에서 모든 약물의 내재적인 위험과 약물의 잠재적 부작용을 알아보는 데 있어 함정을 설명했다. 이 책을 통해 독자들은 약물의 부작용으로 인한 합병증과 사망까지도 피할 수 있는 아주 실용적이고 이해하기 쉬운 지침을 발견하게 될 것이다.

제대로 처방되고 투여된 약물조차도 미국에서 사망 원인 4위를 차지할 정도로 위험이 큰 만큼, 이제라도 의사와 보건의료 종사자들은 이러한 주요 건강 위기를 직시하여야 한다.[8] 의료 전문인들은 심장질환, 뇌졸중 및 암 발병 위험을 줄이기 위해 목청을 높이고 애를 쓴다. 그러나 왜 우리는 우리가 처방하는 약물로 인해 환자들이 겪을 수 있는 합병증 또는 사망 위험을 줄이도록 도와야 한다고 말하지는 않는가?

이와 같이 심각한 사망 원인을 본질적으로 무시하면서 의사들이 보조제는 건강에 위험할 수 있다는 전제 하에 계속해서 환자들에게 보조제를 사용하지 말라고 하는 것은 정말 아이러니라고 나는 생각한다.

지난 수년간 보조제와 관련해 사망한 사람은 소수에 불과한 것으로 보고되었다. 그것도 나이아신과 같은 특정 영양소를 이 책에서 권장한 용량보다 '몇 배'를 복용해 발생한 경우들이었다. 기타 보고는 소아가 우연히 보조제를 과다 복용한 경우들이었다.

그럼에도 불구하고 우리는 영양 보조제를 아주 고용량으로 복용하면 유독할 수 있다는 사실을 여전히 염두에 두어야 한다. 그러면 개별 영양소의 주요 독성 부작용을 살펴보도록 하자.

비타민 A

영양 보조제들 중 가장 우려되는 것이 순수(straight) 비타민 A이다. 비타민 A의 독성은 하루에 5만IU 이상으로 오랜 기간 복용하는 성인에서 나타날 수 있다. 간질환을 앓고 있는 환자일 경우에는 이보다 낮은 용량으로도 독성이 발생할 수 있다. 비타민 A 독성의 증후로는 피부 건조, 손발톱 부서짐, 탈모, 치은염, 식욕부진, 구역, 피로, 신경과민 등이 있다.

소아가 우연히 비타민 A를 단번에 고용량(10만~30만IU)으로 삼키면 급성 독성을 일으킬 수 있다. 이 경우 두개내 압력의 증가로 두통, 구토와 혼미를 보일 수 있다.[9] 2002년 1월 2일자 〈미국의학협회저널(JAMA)〉에 보고된 연구는 비타민 A가 정상적인 뼈 기능에 해로워 고관절 골절을 증가시킬 수 있다고 시사한다.

여성은 임신 중 비타민 A 보충을 피해야 한다. 적게는 5,000~1만IU 용량도 선천성 기형을 유발하는 것으로 생각된다.[10]

나는 순수 비타민 A를 보조제로 복용하라고 추천하지 않는다. 체내에서 필요한 비타민 A는 그저 베타카로틴과 카로티노이드 복합제를 섭취하면 충족된다. 이들은 매우 안전하며, 인체는 필요 시 독성 위험 없이 베타카로틴을 비타민 A로 전환시킬 수 있다.

베타카로틴

베타카로틴은 수년 동안 단 한건의 부작용 보고 없이 고용량으로 사용되어 왔다. 일부는 피부가 황색으로 변하는 '피부카로틴증

(carotenodermia)' 을 일으키나, 이는 전적으로 양성이며 일단 베타카로틴을 줄이거나 중단하면 완전히 역전된다.

비타민 E

비타민 E는 지용성 비타민이지만, 안전성이 탁월하다. 이 비타민을 하루에 최고 3,200IU를 보충한 임상연구들에서 어떤 부작용도 관찰되지 않았다. 아울러 연구들은 비타민 E가 아스피린과 거의 동일한 방식으로 혈소판 응집을 억제하고 혈전 위험을 감소시키는 것으로 나타났다고 보고했다. 비타민 E의 이러한 특성은 심장질환을 감소시키는 데 도움이 된다. 연구자들은 비타민 E가 실제로 심장질환을 지닌 환자들에서 아스피린의 효과를 개선한다고 생각한다.[11]

비타민 C

비타민 C는 아주 고용량에서도 안전하지만, 일부는 복부 팽만, 가스, 또는 설사를 경험할 수 있다. 한때 비타민 C 보충이 신장 결석 위험을 증가시킬 수 있다는 우려가 있었다. 그러나 이는 단 한 건의 임상연구에서 보고되었으며, 가장 최근에 실시된 비슷한 임상 4건은 이러한 우려를 확인하지 못했다.[12]

비타민 D

비타민 D는 독성을 유발할 가능성이 크다. 1,500IU 이상의 용량은 권장되지 않는다. 대부분의 경우에 나는 비타민 D를 하루에 800IU 이상으로 보충하지 말라고 권한다. 비타민 D 독성은 혈중 칼슘 수치를 증가시키고, 내부 장기에 칼슘 침착을 유발하며, 신장 결석 위험을 높일 수 있다.[13]

흥미롭게도 〈뉴잉글랜드의학저널(NEJM)〉에 게재된 최근 연구들은 보스턴 시민들 중 93%가 비타민 D 결핍이라고 보고했다(종합비타민을 복용하는 사람들조차도).[14] 기타 연구들은 비타민 D에 대한 RDA는 너무 낮고(200IU) 환자들은 최적 용량인 500~800IU의 비타민 D를 섭취할 필요가 있다고 한다. 이 용량은 여전히 안전 범위 내인 것으로 여겨지고 있다.[15]

나이아신(비타민 B3)

나이아신을 고용량으로 보충하면 피부 홍조, 구역과 간 손상을 초래할 수 있다. 임상연구들은 서방출형 나이아신 제품이 홍조 위험을 감소시킬 수 있는 반면, 간 손상 위험을 증가시킬 수 있다고 보고했다.[16]

많은 사람들이 콜레스테롤 수치를 낮추려고 고용량의 나이아신을 자연스럽게 사용한다. 하지만 나이아신 보조제를 약물 수준으로 사용하려면 항상 의사의 지시를 받아야 한다. 제17장에서 권장한 나이아신의 용량은 아주 안전한 범위 안에 있다. 나이아신은 또한 콜레스테롤을 저하시키는 데 특히 효과적인 스타틴계 약물과 함께 사용되고 있다.

비타민 B6(피리독신)

비타민 B6는 얼마 안 되는 수용성 비타민들 가운데 하나로 독성 위험 가능성이 있다. 용량이 2,000mg 이상이면 신경 독성 증상을 일으킬 수 있다. 그러나 매일 50~100mg 용량을 사용하는 사람들에서는 어떠한 독성도 보고된 적이 없다.[17] 하지만 비타민 B6를 보다 높은 용량으로 사용할 때에는 확실히 주의가 요망된다.

엽산

엽산 보충은 기저의 비타민 B12 결핍을 몰라보게 할 수 있다. 그러므로 사람들은 항상 엽산과 병행해 비타민 B12 보조제를 복용해야 한다. 그러나 하루에 최고 5g의 엽산을 섭취해도 어떤 심각한 부작용이 나타났다는 보고는 없다. 이러한 이유로 세포 영양은 당신의 식사를 보충하는 안전한 방법이다.

콜린

콜린(choline)은 일반적으로 안전성이 우수하다. 하지만 아주 높은 용량(하루 20g)에서 생선 비린내를 일으키고 구역, 설사와 복통을 유발할 수 있다.[18]

칼슘

칼슘 보조제는 최고 2,000mg까지 복용해도 안전하다. 한때 칼슘을 고용량으로 보충하면 신장 결석을 증가시킬 수 있다고 생각되었으나, 최근 한 연구는 고용량의 칼슘이 신장 결석 위험을 오히려 감소시킨다고 보고했다. 다시 말해 칼슘을 가장 많이 섭취한 환자들에서 신장 결석 위험이 가장 낮았다는 것이다.[19]

요오드

750mcg(마이크로그램) 이상의 요오드 보충은 갑상선 호르몬 분비를 억제할 수 있다. 또한 고용량으로 요오드를 섭취하면 여드름과 유사한 피부 발진이 생긴다는 보고들도 있다.[20]

철분

철분(특히 무기철)을 영양 보조제로 사용하는 것에 대해 우려가 증가한 상태이다. 미국인들은 일반적으로 식사를 통해 철분을 충분히 얻고 있으며, 이 영양소의 보충은 남성에서 심장질환 위험의 증가와 연관된 철분 과축적(iron overload)을 일으킬 수 있다. 철분 보충이 오히려 산화 스트레스를 증가시킬 수 있다는 우려도 일부 있다.[21]

망간

사람들이 외부 환경으로부터 망간 중독을 일으킨다는 보고들이 있지만, 보조제로 섭취한 망간은 아주 안전하다. 망간 중독은 대개 망간을 캐는 광부들이나 망간이 많이 함유된 환경에 노출된 사람들에서 관찰된다. 이러한 사람들은 환각을 일으키고 신경이 아주 과민해지는 증상이 나타날 수 있다.[22]

몰리브덴

몰리브덴은 매우 안전하다. 그러나 하루에 10~15mcg 이상 섭취하면 통풍과 유사한 증상을 일으킬 수 있다.[23]

셀레늄

여러 임상연구들에서 하루에 400~500mcg의 셀레늄 섭취는 안전한 것으로 밝혀졌다.[24] 하지만 나는 셀레늄 보충의 용량은 하루 300mcg 미만이어야 한다고 생각한다. 셀레늄 독성의 증상으로는 우울, 신경과민, 구역, 구토, 탈모 등이 있다.[25]

이 외 비타민 K, 비타민 B1(티아민), 비타민 B2(리보플라빈), 비오틴, 비타민 B5(판테친), 이노시톨, 비타민 B12, 크롬, 실리콘, CoQ10, 붕소 및 알파-리포산의 보충과 관련해서는 독성 부작용이 보고되지 않았다.[26]

한 의사의 변론

나는 내가 받은 의학 교육이 오늘날 활동하고 있는 절대 다수의 의사들과 크게 다르지 않다고 확신한다. 나는 본질적으로 영양에 관한 공식적인 의학 교육을 받지 못했다. 영양은 내가 의과대학에 다닐 때 필수 과목이 아니었다. 이는 놀랄만한 일이 아니다. 내가 제1장에서 언급했듯이 영양 과목이 '필수인' 의과대학은 아직도 전국에서 몇 안되기 때문이다.

의과대학들 가운데 절반이 영양을 선택 과목으로 개설하고 있다. 그러나 내가 머리말에서 지적했듯이 최근 연구들에 따르면 의과대학을 졸업하는 학생들 중 약 6%만이 영양에 관한 교육을 받는다고 한다. 영양 과목을 수강한 학생들조차도 영양 보충에 대해서는 많이 공부하지 않는다고 나는 장담할 수 있다. 이것은 우리 의학 교육의 초점이 전혀 아니기 때문이다. 의사들은 질환의 진단과 치료에 대해 배운다. 나의 견해가 바뀐 것은 지난 7년 동안 영양에 관한 의학문헌을 탐독한 연후이다.

그 이전 23년 동안 나는 영양 보조제에 관한 지식과 견해 면에서 전형적인 의사였다. 비타민에 대한 나의 견해는 강했고 감정으로 가득 차 있었으며, 내 환자들은 나를 진심으로 믿었다. 아마도 내가 의사박사이기 때문에 그랬을 것이다. 우리는 건강에 관해서는 만물박사가 되어야 한다. 그러나 그렇지 않다.

의사들은 의학문헌에 보고된 믿을 만한 임상연구들에 근거해 약물과 영양 보조제를 사용한다. 그리고 영양 보조제에 관한 연구가 모두 현저한 혜택을 보여주는 것은 아니다. 일부 경우에 연구들은 오히려 해로울 가능성이 있다고 한다. 대중 매체와 의학문헌은 이러한 부정적인 연구들을 공표한다.

이 장의 모두에서 설명했듯이 영양 보충에 대해 옹호자가 아니었을 때 나는 이런 부정적인 연구들을 알았고 환자들에게 자주 인용했다. 그 당시 부정적인 연구 한 편은 보조제의 건강 혜택을 입증한 수백 편의 질 좋은 연구들을 부정하는 듯했다. 의학문헌을 읽다보면 누구나 이와 같은 연구들 가운데 몇 편을 접해볼 것이기 때문에, 가장 잘 알려진 연구들 중 일부를 다뤄보는 것이 중요하다고 나는 생각한다.

영양 보조제를 부정하는 연구

핀란드 연구

핀란드에서 실시된 이 연구는 아마 영양 보충과 관련해 가장 많이 인용된 연구들 가운데 하나일 것이다. 이 연구에는 거의 3만 명에 달하는 심한 흡연자들이 참여했다. 이들은 동수의 네 그룹으로 나뉘었다.

그룹 1은 아무것도 투여받지 않았다.

그룹 2는 dl-알파-토코페롤(합성 비타민 E)을 투여받았다.

그룹 3은 합성 베타카로틴을 투여받았다.

그룹 4는 dl-알파-토코페롤과 베타카로틴을 모두 투여받았다.

연구팀은 피험자들을 5~8년간 추적했다. 이 흡연자들은 대부분 임상기간 동안 담배를 끊지 못했다. 연구는 보조제를 투여받은 어느 그룹에서도 폐암 발생률이 감소하지 않았음을 보여줬다. 그러나 한층 더 우려되는 것은 베타카로틴을 보충받은 사람들에서 폐암 발생률이 오히려 증가했다는 사실이었다. 이는 연구팀에게 충격으로 다가왔다. 이전 여러 연구들은 식사나 혈액 중에 비타민 E와 베타카로틴의 수치가 높은 환자들에서 위험 감소를 보여주었기 때문이었다.[27]

CARET 연구

이 연구는 워싱턴 주에 거주하는 흡연자와 석면 노출 근로자 1만 8,000명을 대상으로 했다. 피험자들은 베타카로틴 15mg과 순수 비타민 A 2만5,000IU를 투여받았다. 연구팀은 이들을 4년간에 걸쳐 모니터링했는데, 역시 보조제를 투여받은 피험자들에서 암 발생 위험이 감소하지 않았다. 아울러 베타카로틴과 비타민 A를 복용한 그룹에서 폐암 발생률이 오히려 증가했다.[28]

의사건강연구(PHS)

이 연구는 미국에서 건강한 남자 의사 2만2,000명 이상을 추적했으며, 이들은 베타카로틴 50mg 또는 위약을 격일로 12년간 복용했다. 그 결과 보충요법은 폐암이나 심장질환 발생 면에서 혜택이나 부정적 효과를 보여주지 못했다.[29]

나의 입장

이러한 연구들의 결과가 당신의 입장을 불확실하게 하는가? 얼핏 보면 이들은 실망스러워 보이지만, 좀더 자세히 살펴보자. 이 연구들은 모두 만일 당신이 흡연자이거나 폐암 발병 위험이 높으면 베타카로틴만 복용해서는 안 된다는 점을 분명히 보여준다. 나는 종종 의학문헌에서 명백한 원리들을 찾는다. 여기에 완벽한 예가 있다. 즉 당신은 특히 흡연자일 경우에 단일 영양소를 아주 높은 용량으로 복용해서는 안 된다는 것이다. 이와 같은 상황에서 베타카로틴과 기타 항산화제는 친산화제(pro-oxidants)가 될 가능성이 있다. 친산화제는 체내에서 생성되는 활성산소의 양을 오히려 증가시킬 수 있는 영양소이다.

이 연구들은 보조제 사용을 전면적으로 단념시키기보다는 흡연자가 베타카로틴을 단독으로 사용하거나 비타민 E와만 병용하는 것은 현명하지 못함을 시사한다.

또한 핀란드 연구가 합성 비타민 E인 dl-알파-토코페롤을 사용했다는 사실에 나는 우려를 표한다. 기타 연구들이 이 합성 비타민 E가 문제를 감소시키기보다는 오히려 유발한다는 점을 보여주었기 때문이다.[30] 의학문헌에 보고된 연구들은 대부분 천연 비타민 E인 d-알파-토코페롤을 사용했다.

나는 대부분의 연구들이 한 가지 또는 두 가지 항산화제로 시행되는 것과 관련한 나의 우려를 "마법의 탄환"을 찾는 연구자들에게 이미 얘기해준 상태이다. 하지만 산화 스트레스와 이것이 어떻게 인체를 손상시키는지를 이해하면, 한 가지 또는 두 가지 영양소로 접근하는 방법은 소총으로 기관차를 쓰러트리려고 하는 것과 같다는 점이 우리에게 자명해질 것이다.

우리는 또한 폐암은 20~30년에 걸쳐 발병한다는 알려진 사실을 고려해야 한다. 따라서 현실적으로 핀란드 연구는 애초부터 실패할 운명이었다. 이 연구의 피험자들은 심한 흡연으로 몸이 엄청난 산화 스트레스를 받고 있는 상태였다. 이 피험자들과 앞에서 인용한 연구들에 참여한 피험자들은 모두 마법의 탄환이 아니라 '세포 영양'(완벽하고 균형 잡힌 항산화제와 미네랄을 최적 용량으로 보충하는 것)이 필요하다.

최근 연구들

2001년 11월 29일자 〈뉴잉글랜드의학저널(NEJM)〉에 보고된 또 다른 연구도 언론으로부터 꽤 상당한 주목을 받았다.[31] 이 '심바스타틴(조코)과 나이아신 연구'는 콜레스테롤 수치가 상승되어 있으면서 동맥경화를 지닌 환자 160명을 다음 네 그룹 중 하나에 배치했다:

그룹 1은 대조군이어서 아무것도 투여받지 않았다.

그룹 2는 조코와 나이아신을 투여받았다.

그룹 3은 비타민 E, 비타민 C, 셀레늄과 베타카로틴을 투여받았다.

그룹 4는 조코, 나이아신, 비타민 E, 비타민 C, 셀레늄과 베타카로틴을 투여받았다.

그 결과 그룹 2가 최고의 성과를 보였으며 실제로 동맥경화가 다소 역전된 것으로 나타났다. 항산화제 그룹(그룹 3)은 현저히 호전되어 다음으로 좋은 성과를 보였다. 그러나 조코와 항산화제를 병행 투여받은 그룹 4는 HDL(좋은) 콜레스테롤이 그리 많이 상승하지 않았다. 이 점은 지엽적인 발견이었고 통계적으로 유의하지도 않았다. 이 지엽적인 발견들로 언론이 부정적인 보도를 함에 따라 절대 다수의 의사들은 처방용 콜레스테롤 저하제를 비타민 E와 함께 복용하면 약물의 효과를 차단한다고 갑자기 주장하게 되었다.

의사들은 심장질환뿐만 아니라 만성 퇴행성 질환 모두에 영양 보조제의 현저한 건강 혜택을 보여주는 수백 편의 연구들을 무시하는 경향이 있다. 이 책을 통해 알았다시피 심장질환은 콜레스테롤 질환이 아니라 동맥의 염증성 질환이다. 상기 연구는 “스타틴” 약물을 복용한 그룹들에 비해 항산화제 그룹에서 LDL 콜레스테롤의 산화에 대한 저항이 35% 증가했다고 보고했다.

언론은 이러한 발견을 인용하지 않았고 전 세계에 공개하지도 않았다. 그들은 또한 스타틴 약물을 복용하는 환자들에서 체내 CoQ10 수치가 현저히 떨어진다는 사실도 당신에게 알리지 않는다. 많은 연구자들은 "스타틴" 약물을 복용하는 환자들 가운데 일부가 근육통과 심지어 근육 파괴를 일으키는 근본 이유는 근육에 CoQ10 수치가 매우 낮기 때문이라고 생각한다. 의사들은 대개 상기와 같은 연구에 근거해 영양 보조제의 건강 혜택에 대한 결정을 내린다. 하지만 이들은 영양 보조제를 사용해 건강 혜택을 입증한 수백 편의 연구들은 완전히 무시한다.

* * *

나는 언론 보도에 좌우되지 않고 독자적인 사고를 하는 의사들이라면 이 책에 기술된 연구들을 살펴보리라 기대한다. 나는 의사들에게 열린 마음을 가진 회의론자가 되어 영양 보조제를 통해 자신이 환자들에게 제공할 수 있는 혜택을 검토하도록 촉구한다. 우리 의사들은 RDA에 의존하거나 한 번에 한 가지 비타민으로 산화 스트레스를 공격하려 하기보다는 세포 영양이 어떻게 근본 문제인 산화 스트레스를 다루는 데 최선의 접근법이 되는지를 배워야 한다.

가장 중요한 점은 우리가 산화 스트레스의 전반적 개념을 염두에 두고, 환자들이 자신의 '천연' 항산화 방어 시스템을 강화함으로써 실현할 수 있는 건강 혜택을 이해할 필요가 있다는 것이다. 그 결과는 삶을 영원히 더 좋게 바꾸는 것이나 다름없다.

제17장 | 세포 영양 : 종합

지금까지 나는 의사들이 환자들을 진료하면서 접하는 가장 난감하고 고통스러운 질환들에 대해 이야기했지만, 이제 한 의사로서 가장 큰 보람을 느끼는 순간을 고백해야겠다. 즉 남녀노소 구분 없이 심한 질환을 앓고 난 후 다시 완전한 삶을 살아가는 모습을 지켜보는 것이다. 이러한 사람들은 전처럼 질환에 끌려 다니지 않고 다시 자신의 건강을 지배한다.

그러나 솔직히 말해 나는 전통 의학만으로 환자들이 이 정도의 반응을 성취하는 것을 본 적이 없다. 한두 사례만 보더라도 그 결과는 "초자연적인" 신의 기적이라고 생각된다. 하지만 자연 치유력은 그 자리에 늘 있어 왔다. 우리는 불가사의하고 경이롭게 만들어진 존재이다. 의학은 이제 우리가 이미 보유하고 있는 이런 자연 치유 시스템을 최적화해야 한다는 사실을 보여주고 있다. 우리는 인류의 가장 큰 자산인 "숙주(host)", 즉 우리 자신의 몸을 활용해야 한다.

때로 의사는 치유를 유도하기가 힘든 경우가 있다. 저하된 면역계를 다루는 것만큼 의사를 좌절시키는 일은 없다. 이는 에이즈를 앓는 환자들이나 화학요법제를 투여받아 온 환자들에서 빈번히 발생한다.

이러한 환자들이 일으키는 감염은 심각하고 가끔 아주 희귀하기도 하다. 환자 자신의 면역계는 간신히 기능하는 정도이기 때문에 대안이 거의 없는 의사들은 가장 강력한 항생제를 꺼내 환자가 반응하기를 바라고 기도하는 수밖에 없다. 이와 같은 상황에서 의사는 최적 수준으로 작동하는 면역계를 가지는 것이 중요함을 깨닫는다. 우리가 투여하는 약물은 대단할 수 있으나, 인체 자신의 치유력으로부터 도움을 받지 않으면 그리 효과적이지 못하다.

의사들은 약물과 건강한 면역계가 '모두' 필요하다. 다시 말하지만, 이 때문에 나는 고품질 영양 보조제의 사용을 '보완의학'이라 부른다.

영양소의 최적 용량

당신은, 특히 보건의료에 종사하는 사람이라면 비타민 E, 셀레늄, 칼슘, 마그네슘과 비타민 C가 그저 음식을 통해 섭취해야 하는 영양소라고 기억할 것이다. 하지만 우리 의사들은 계속 이들을 약물처럼 연구한다. 약물은 그 안전 및 유효성을 보장하기 위해 엄격한 임상시험을 거쳐야 한다. 이들은 치료 효과를 내기 위해 천연 효소 시스템을 저해하는 합성 물질이기 때문이다. 지난 장에서 나는 영양 보조제에 의해 발생 가능한 안전성 문제를 논의했다. 그러나 이러한 위험은 거의 없으며, 특히 약물에 비해 그렇다. 이는 비타민 E, 비타민 C, 셀레늄 등이 천연 효소, 항산화 및 면역 시스템을 지원하는 '천연' 물질이기 때문이다.

우리는 이제 영양 보조제를 생산하는 기술을 보유하고 있기 때문에 이들 영양소를 최적 용량(optimal levels)으로 공급할 수 있다. 최적 용량이란 의학문헌에서 건강 혜택을 제공하는 것으로 입증된 용량을 말한다. 이들은 일일권장량(RDA)이 아니다(제16장 참조). 이 영양소들을 잘 조합하여 최적 용량으로 함께 보충할 때 나타나는 결과는 가히 놀랍다.

'세포 영양(cellular nutrition)'은 단순히 모든 영양소를 최적 용량으로 세포에게 공급하는 것이다. 그러면 세포는 정말 필요하고 필요하지 않은 것을 고를 수 있다. 따라서 나는 세포에게 어느 영양소가 결핍되어 있는지를 알아낼 필요가 없다. 나는 그저 모든 중요 영양소를 최적 용량으로 공급하고 세포가 알아서 자신의 일을 하도록 한다. 이러한 접근법은 다음 몇 개월에 걸쳐 모든 영양 결핍을 교정한다.

제빵사들은 빵을 만드는 기술을 알지만, 간편하게 자동 제빵기를 사용해 거의 누구나 빵을 만들어볼 수 있다. 우리는 더 이상 기술을 습득하려고 그리 노력할 필요가 없다. 올바른 재료를 모두 넣

〈표 1〉 기본 영양 보조제 권장량

항산화제	항산화제는 보다 많고 다양할수록 좋다.
비타민 A	순수 비타민 A의 사용은 그 잠재적 독성 때문에 권장하지 않는다. 대신 카로티노이드를 혼합한 복합제로 보충하라. 카로티노이드는 체내에서 필요 시 비타민 A로 전환되고 독성 문제가 없다.
카로티노이드	베타카로틴만 섭취하는 것보다 카로티노이드 복합제를 복용하는 것이 중요하다. · 베타카로틴 1만~1만5,000IU · 라이코펜 1~3mg · 루테인/지아크산틴(zeaxanthin) 1~6mg · 알파카로틴 500~800mcg
비타민 C	비타민 C 복합제가 중요하며, 특히 칼슘, 칼륨, 아연과 아스코르브산 마그네슘이 혼합되어 있으면 산화 스트레스를 조절하는 데 훨씬 더 강력하다. · 1,000~2,000mg
비타민 E	천연 비타민 E, 즉 d-알파-토코페롤, d-감마-토코페롤과 복합 토코트리에놀이 혼합되어 있는 복합제를 복용하는 것이 중요하다. · 400~800IU
바이오플라바노이드 항산화제 복합제	바이오플라바노이드는 강력한 항산화제들을 다양하게 제공하며 당신의 보조제에 큰 자산이다. 용량은 다양할 수 있지만, 다음 중 대부분을 포함하여야 한다: · 루틴(rutin) · 십자화과(cruciferous) 채소 · 케르세틴(quercetin) · 월귤(bilberry) · 브로콜리 · 포도씨 추출물 · 녹차 · 브로멜라인(bromelain)
알파-리포산	· 15~30mg
CoQ10	· 20~30mg
글루타티온	· 10~20mg · 전구물질: N-아세틸-L-시스테인 50~75mg
비타민 B 복합제 (보조인자)	· 엽산 800~1,000mcg · 비타민 B1 (티아민) 20~30mg · 비타민 B2 (리보플라빈) 25~50mg · 비타민 B3 (나이아신) 30~75mg · 비타민 B5 (판토텐산) 80~200mg · 비타민 B6 (피리독신) 25~50mg · 비타민 B12 (코발라민) 100~250mcg · 비오틴 300~1,000mcg

기타 중요한 비타민	· 비타민 D3 (콜레칼시페롤) 450~800IU · 비타민 K 50~100mcg
미네랄 복합제	· 칼슘 800~1,500mg(식사로 섭취하는 칼슘의 양에 따라) · 마그네슘 500~800mg · 아연 20~30mg · 셀레늄 200mcg이 이상적 · 크롬 200~300mcg · 구리 1~3mg · 망간 3~6mg · 바나듐 30~100mcg · 요오드 100~200mcg · 몰리브덴 50~100mcg · 미량 미네랄 복합제
뼈 건강을 위한 추가 영양소	· 실리콘 3mg · 붕소 2~3mg
기타 중요한 필수 영양소 호모시스테인 수치와 뇌기능 개선	· 콜린 100~200mg · 트리메틸글리신 200~500mg · 이노시톨 150~250mg

식사 보충

필수 지방산	· 냉압착 아마씨 기름 · 생선 기름 캡슐
섬유질 보조제	· 가용성 및 불용성 섬유질 복합제: 식사로 섭취하는 섬유질의 양에 따라 10~30mg(하루에 총 35~50g의 섬유질 섭취가 이상적)

** 여러 영양제 회사들은 이러한 필수 영양소들을 하나 또는 두개의 정제에 담아, 하루에 2~3회만 복용하면 여기서 제시한 보조제 권장량을 달성할 수 있다. 여기의 권장량과 가능한 한 근접한 고품질 제품을 구하라. 만일 제조사가 '우수 의약품 제조와 품질 관리 기준'(GMP) 및 미국약전(USP) 지침을 따른다면, 당신은 산화 스트레스로부터 최선의 보호를 받을 것이다.

필수 지방산과 섬유질은 서구 음식에서 보통 결핍되어 있는 영양소들을 추가로 제공한다.

으면(비율을 잘 맞추어. 이도 사전 혼합된 팩 덕분에 걱정이 없다), 몇 시간 안에 가정에서 막 구워낸 맛있고 따끈한 빵을 즐길 수 있다. 그러나 재료가 담긴 작은 팩이 없고 효모 넣는 것을 깜빡한다면 어떨까? 소금을 너무 많이 사용한다면 어떨까? 이는 우리가 세포 영양에 대해 사용하는 접근법과 동일하다. 당신은 필요한 영양소 모두를 '완전하고 균형 잡힌 방식으로' 세포에게 공급하면 된다. 그러면 세포가 최적 능력으로 작동하기 위해 필요로 하는 모든 것이 갖춰지게 된다.

당신의 건강 보호

영양 보충은 질환이 아니라 사실 건강에 대한 것이다. 만성 퇴행성 질환의 근본 원인을 공격하는 것은 진정한 예방의학이다. 독자들은 대부분 건강이 좋고 이를 지켜나고자 한다는 점을 나는 안다. 나는 심각한 질환을 앓았다가 다시 건강을 조절할 수 있었던 환자들에 관한 이야기를 많이 했지만, 건강을 유지하는 편이 이를 되찾으려 하는 것보다 훨씬 더 쉽다는 점에는 모두가 공감할 것이다.

이 책에 제시된 원리들을 적용함으로써 건강한 상태에 있는 당신은 만성 퇴행성 질환을 일으킬 위험을 감소시킬 수 있다. 아울러 건강을 회복하려 애쓰는 사람들일 경우에 만성 질환을 역전시키지는 못할지라도 이를 퇴치할 힘을 몸에 부여한다. 건강한 식사, 적당한 운동 프로그램과 세포 영양을 결합한다면, 당신은 항상 건강 유지에 승리할 것이다. 이것이 당신의 목표가 아닌가?

사실 하루에 사과 한개가 의사를 멀리하게 하지 않는다. 오늘날 우리는 이 사과와 나머지 잘 균형 잡힌 식사를 고품질 영양 보조제로 보충할 필요가 있다. 여기서 나는 당신의 몸에 최적의 세포 영양을 공급하기 위해 당신이 필요로 하는 기본 영양소들을 제시했다.

당신이 이 영양소들을 모두 최적 용량으로 공급할 때 당신의 몸은 영양 보충이 제공하는 모든 건강 혜택을 누린다. LDL 콜레스테롤은 산화에 보다 저항하게 된다. 호모시스테인 수치도 감소한다. 당신의 눈은 태양 광선으로부터 항산화 보호를 더 많이 받게 된다. 폐도 최적의 보호를 받는다. 당신의 면역 및 항산화 방어 시스템은 증강된다. 심장질환, 뇌졸중, 암, 황반변성, 백내장, 관절염, 알츠하이머형 치매, 파킨슨병, 천식, 당뇨병, 다발성 경화증, 루푸스와 기타 질환을 일으킬 위험도 감소한다.

기억하듯이 오늘날 독성 환경은 스트레스로 가득 찬 우리 생활과 결합되어 우리의 면역 및 항산화 방어 시스템은 계속 발화하는 엔진과 같이 바쁘게 작동하는 것이 불가피해졌다.

최적화물질

때로 환자는 〈표 1〉에 나열된 영양소들 이상을 필요로 한다. 만약 환자가 지속적 피로 또는 만성 퇴행성 질환을 앓고 있으면, 정상보다 한층 더 많은 산화 스트레스를 받으므로 나는 그의 보조제 프로그램에 소위 '최적화물질(optimizers)'을 추가한다. 이들은 극히 강력한 것으로 입증된 항산화제이다. 영양제 회사들은 계속해서 점점 더 강력한 항산화제를 찾고 있으나, 현재로서 최고는 프로안사시아니딘(proanthacyanidins)이 풍부한 포도씨 추출물이다. 이들은 아주 강력한 항산화물질로, 과일의 색깔 부위에서 발견되는 바이오플라바노이드(bioflavanoids)란 항산화물질 복합체에 속한다.

포도씨 추출물은 기타 모든 항산화제 및 보조 영양소와 함께 사용할 경우에 항산화 효능이 비타민 E보다 50배, 비타민 C보다 20배 더 강력하다. 단독으로 쓰이면 이것은 비타민 E보다 6~7배, 비타민 C보다 3~4배 더 강력할 뿐이다. 여기서 다시 영양소들 사이에 상승효과가 분명해진다.

아울러 포도씨 추출물의 가장 중요한 특성들 중 하나, 즉 혈뇌장벽을 쉽게 통과한다는 사실을 잊지 말아야 한다(제13장 참조). 다시 말해 이것은 뇌, 척수 및 신경 주위 체액에 잘 도달한다. 피로한 환자들에게 보통 나는 증상의 심각도에 따라 적어도 100~200mg의 포도씨 추출물을 추가하도록 권장한다. 내 환자들은 대개 4~6주면 현저한 호전을 느끼고 다시 정상화되었다고 생각한다. 이들은 계속해서 호전되는 한 이 시점에서 이 최적화물질을 끊을 수 있다.

다발성 경화증, 심장질환, 루푸스, 크론병, 암, 파킨슨병과 같은 만성 퇴행성 질환을 이미 앓고 있는 환자들은 상태가 심각하다. 이와 같은 상황에서는 일상적으로 생성되는 정상 수준의 활성산소(free radical)조차도 지방, 단백질과 세포 DNA에 현저한 산화 손상을 초래한다. 복구 시스템은 너무나 압도되어 도저히 이 손상을 일일이 전부 복구할 수 없다. 이러한 환자들이 질환을 "장악하고(capture)" 건강을 되찾으려는 희망을 가지려면, 현저히 더 강력한 항산화제가 필요하다. 이와 같은 상황에서 다시 나는 〈표 1〉에서 추천한 기본 세포 영양 프로그램에 최적화물질을 추가하도록 권장한다.

대개 내가 선택하는 첫 번째 최적화물질은 포도씨 추출물이나, 만성 질환에 시달리는 사람들에게는 피로만을 호소하는 환자들의 경우보다 훨씬 더 높은 용량을 권장한다. 기타 최적화물질로는 코엔자임 Q10(CoQ10), 황산 글루코사민, 루테인, 지아크산틴(zeaxanthine), 나이아신, 마그네슘과 칼슘을 들 수 있다.

다음 박스의 내용은 다양한 만성 퇴행성 질환에서 내가 사용하는 기본 원리와 최적화물질이다. 내 환자들은 모두 〈표 1〉에 제시된 영양소들을 복용하고 있다. 그 다음 나는 각 환자의 심각도에 따라 이 기본 세포 영양 프로그램에 최적화물질을 추가한다. 포도씨 추출물 다음으로 내가 가장 많이 권장하는 최적화물질은 CoQ10이다. 이는 강력한 항산화물질일 뿐만 아니라 세포 내에서 에너지를 생산하는 데 필수적이다. 아울러 CoQ10은 면역계를 증강시키는 데 매우 중요한 영양소이다.

(주: CoQ10은 흡수하기 어렵다. 내가 다음에 제시한 권장량은 분말형에 해당한다. 만일 당신이 Q-겔 또는 소프트-겔 형태의 CoQ10을 복용한다면, 더 낮은 용량이 필요할 것이다.)

〈표 1〉의 영양소 외에 만성 퇴행성 질환에 추가로 권장되는 최적화물질

심장질환

나는 하루에 약 100mg의 포도씨 추출물 및 CoQ10과 함께 약간(약 200~300mg)의 마그네슘을 추가한다. 나는 이 환자들이 〈표 1〉에 언급된 비타민 E 복합제를 함유한 기본 제품을 복용하는 것이 중요하다고 생각한다.

만약 〈표 1〉에 열거한 비타민 B 복합제만으로 호모시스테인 수치가 7 밑으로 떨어지지 않으면, 나는 환자의 영양요법에 1~5g의 트리메틸글리신(TMG)을 추가한다.

심근병증

나는 환자의 영양요법에 300~600mg의 CoQ10과 아울러 약간의 마그네슘 및 100mg의 포도씨 추출물을 추가한다. 환자들은 대개 4개월 이내에 반응을 보게 될 것이다. CoQ10은 아주 안전하며, 환자가 비교적 저용량에 반응하지 않으면 하루에 600mg까지 증량해도 안전하다는 것이 미국 내 최고 연구자들의 입장이다. 하지만 일부 심장 전문의들은 이렇게 용량을 높이기 전에 혈중 CoQ10의 양을 알아보기 위해 혈액검사를 실시하고자 한다.

암

다양한 암 모두에 간단한 처방을 내리기는 쉽지 않다. 그러나 암 전이의 증거가 없다면(또는 외과의가 종양을 완전히 절제했다고 생각한다면), 나는 200mg의 포도씨 추출물 및 CoQ10을 추가할 것이다. 만일 환자가 전이성 암을 가지고 있다면, 나는 300mg의 포도씨 추출물과 함께 500~600mg의 CoQ10을 권장할 것이다. 8~15세 소아는 〈표 1〉에 권장된 용량의 절반만을, 여기서 권장된 포도씨 추출물 및 CoQ10 용량의 절반만을 복용해야 한다.

황반변성

이 질환을 가진 환자들에게 나는 주로 〈표 1〉에서 제시한 영양소들에 300mg의 포도씨 추출물을 추가한다. 또한 영양요법에 6~12mg의 루테인을 추가한다. 나는 이러한 환자들에서 증상이 호전되는 경우는 첫 4개월 이내에 나타난다는 사실을 발견했다.

다발성 경화증

내 다발성 경화증 환자들은 최소 400mg의 포도씨 추출물, 200~300mg의 CoQ10과 함께 500~1,000mg의 비타민 C가 이 질환에 유용할 수 있음을 보여줬다. 나는 이 환자들에게 증상 호전이 나타나는 데는 적어도 6개월이 걸린다고 주지시킨다.

루푸스와 크론병

이 환자들은 기본 보조제에 300mg의 포도씨 추출물과 200mg의 CoQ10을 추가할 필요가 있다. 다시 말하지만 이러한 환자들은 대개 약 6개월 이후에 호전을 보인다.

골관절염

나는 1,500~2,000mg의 황산 글루코사민과 약 100~200mg의 포도씨 추출물을 추가한다. 환자들이 도움이 된다고 생각하여 원할 경우에 아울러 400~600mg의 황산 콘드로이틴 또는 100mg의 MSM을 추가해도 문제가 없었다. 하지만 나는 아직 이들을 최적화물질로 확실히 권장할 수 있을 정도로 의학적 증거가 강력하다고 생각하지는 않는다.

류마티스 관절염

나는 1,500~2,000mg의 황산 글루코사민, 300mg의 CoQ10, 400mg의 포도씨 추출물과 200mg의 마그네슘 및 칼슘을 추가한다. 그리고 나는 생선기름 3~4캡슐 또는 냉압착 아마씨 기름 2티스푼을 추가하여 오메가-3 지방산을 늘린다.

골다공증

이 환자들에게 나는 〈표 1〉에서 권장한 영양소들에 최적화물질을 추가하지 말라고 한다. 그러나 나는 이들에게 정량의 비타민 D, 칼슘과 마그네슘을 음식과 함께 섭취하라고 강력히 권유한다. 이들은 또한 상체 건강을 위해 적극적인 체중 부하 운동 프로그램에 참여할 필요가 있다.

천식

나는 200~300mg의 포도씨 추출물(소아는 하루에 킬로그램 당 약 1mg을 복용해야 한다)과 함께 1,000mg의 비타민 C(소아는 200~500mg) 및 200mg의 마그네슘(소아는 100mg 더 추가할 수 있다)을 추가한다.

폐기종

〈표 1〉에서 권장한 기본 영양소들이면 대개 충분하다. 나는 또한 상기 천식에서 제시하였듯이 200mg의 포도씨 추출물과 아울러 비타민 C 및 마그네슘을 추가하기도 한다.

알츠하이머형 치매와 파킨슨병

이전에 언급한 바와 같이 이 환자들은 진단이 내려지기 이전에 이미 상당수의 뇌세포를 상실한 상태이다. 그러나 나는 파킨슨병 환자가 질환 초기에 적극적인 영양 프로그램을 시작하면 현저히 호전되는 것을 보았다. 나는 〈표 1〉의 영양요법에 400mg의 포도씨 추출물을 추가하도록 권장한다. 이러한 처방으로 알츠하이머형 치매와 파킨슨병의 진행이 늦춰질 수 있다는 충분한 의학적 근거가 있다.

당뇨병

나는 약 100~200mg의 포도씨 추출물을 추가한다. 〈표 1〉에 열거한 세포영양은 인체가 필요로 하는 기타 모든 것을 확실히 제공한다.

만성 피로/섬유근막증후군

나는 기본 보조제 프로그램에 200~300mg의 포도씨 추출물과 함께 100~200mg의 CoQ10을 추가한다. 이 질환을 장악하기 위해서 때로 나는 포도씨 추출물의 용량을 하루에 400 또는 심지어 500mg까지 증량할 필요가 있다. 일단 환자들이 긍정적으로 반응하고 있으면, 보다 낮은 유지 용량으로 낮출 수 있다.

더 도움이 필요한가?

이러한 권장사항들은 지나치게 단순해 보일 수도 있다. 하지만 이들은 내가 이 책에서 당신에게 들려준 결과들을 성취하는 데 사용한 원리들이다. 일일이 모든 질환에 대해 나의 구체적인 권장사항을 얘기해주는 것은 이 책의 범위를 벗어난다. 당신이 가장 관심을 가지는 질환에 관해 구체적인 자문을 얻으려면, 나의 웹사이트 www.nutritional-medicine.net을 참조하기 바란다.

내 웹사이트에서 나는 권장사항들을 훨씬 더 구체적으로 설명한다. 이들은 내가 진료를 하면서 50가지가 넘는 만성 퇴행성 질환에 대해 사용한 것들이다. 나는 또한 나와 직접 접촉하고자 하는 사람들을 위해 적당한 비용으로 영양에 관한 개별 이메일 상담을 해준다. 내 웹사이트에 등록하면, 사이트에 무제한 접근이 가능하고 격월간 회보를 받아보며 상담비를 할인받게 된다.

영양 보조제의 선택

이 책을 쓴 목적은 어떤 특정 제품이나 종류의 영양 보조제를 추천하고자 하는 것이 아니다. 그러나 당신이 고품질 보조제를 복용하려면 따라야 할 기본 지침이 몇 가지 있다. 나는 저가 낙찰에 당신의 건강을 팔아버리지 말라고 강력히 충고한다. 일단 영양 보조제가 당신에게 건강 혜택을 제공할 수 있다는 확신이 서면, 본전은 뽑아야 한다는 생각이 들 것이다.

저질 보조제를 사용할 경우에 당신은 이 책에서 내가 얘기한 최적의 결과를 얻지 못할 것이다. 알게 되겠지만, 영양 보조제 업계는 규제가 형편없다. 따라서 당신은 구입하려는 특정 제품의 질을 체크하는 노력을 기울여야 한다. 당신이 건강을 보호하거나 되찾고자 한다면, 완전하고도 균형 잡힌 고품질 영양 보조제를 구입하는 것이 중요하다.

어느 업계나 마찬가지이지만, 원료와 제조공정에 따라 품질이 결정된다. 나는 이제 환자들에게 형편이 닿는 한 최고급 보조제를 구입하라고 당부한다. 사람은 누구나 자신의 건강이 얼마나 중요한지를 생각해보고 거기에 어떤 가치를 부여하는지도 평가해볼 필요가 있다. 이것은 대부분의 사람들에게 중요한 경제적 결정이 될 수 있다. 나는 영양 보조제를 나의 건강보험으로 여긴다. 일단 건강을 잃으면, 당신이 얼마나 많은 돈을 지불할 의향이 있고 실제로 지불할 능력이 있느냐를 떠나서 이를 되찾기가 매우 어렵다.

〈표 1〉의 기본 권장사항을 살펴보면, 당신은 매일 종합비타민만을 복용하는 것으로 보조제의 권장량을 충족시킬 수 없다는 사실을 금방 깨달을 것이다. 당신은 가능한 한 완전하고도 균형 잡힌 보조제를 선택할 필요가 있다. 여러 회사가 이 모든 영양소를 하나 또는 두개의 정제에 담아 시판하고 있다. 그러나 최적 용량을 달성

하기 위해서는 하루에 여러 알(4~8정)을 복용해야 할 것이다. 보조제가 제공하는 항산화제가 많고 다양할수록 좋다. 당신은 또한 미네랄과 B 보조인자 전부를 섭취하도록 해야 한다.

당신은 조금 시간을 내어 당신이 선택한 영양제 회사에 대해 알아볼 필요가 있다. 회사 웹사이트에 들어가면 많은 정보를 접할 수 있으며, 아니면 회사로 직접 전화를 할 수도 있다. 그중 가장 중요한 것은 당신이 선택한 회사가 제약사들에게 요구되는 우수 의약품 제조와 품질 관리 기준(GMP)을 따르느냐는 점이다. 이러한 회사는 소위 '의약품 수준의 보조제'를 생산한다. 이는 그 회사가 일반의약품(OTC)을 제조하는 회사들과 비슷한 지침을 따라 제품을 생산한다는 의미이다. 정부가 영양제 회사들에게 이렇게 하라고 요구하지는 않지만, 일부 회사는 고품질의 의약품에 버금가는 제품을 생산함으로써 소비자들에게 자신이 본전을 뽑고 있다는 확신을 심어주고 싶어 한다.

고품질 보조제를 제조하는 회사들은 제품에 들어간 영양소들의 실제 함량을 라벨에 표기하고 모든 성분을 완전히 공개한다. 용기에는 사용기간과 회사 주소도 적혀 있다. 우편 사서함 번호가 아니라 실제 거리 주소가 나와 있으면 신뢰감을 준다.

당신이 특정 회사를 알아볼 때 살펴보아야 할 또 다른 측면은 회사가 제품을 어느 곳에 판매하느냐이다. 국제적으로 판매하는 회사는 대개 미국에서만 판매하는 회사들보다 더 높은 기준을 따라야 한다. 캐나다, 호주와 서유럽 국가들은 영양 보조제의 제조에 대해 가장 높은 기준을 요구한다. 이러한 국가들 중 일부는 또한 정기적으로 직원을 파견해 제조시설에 대해 현장검사를 실시한다. 만일 회사 측이 제조공정의 질을 확인하는 제3자 인증서를 제시할 수 있다면 더 없이 좋다.

이쯤 되면 너무 까다롭다는 생각이 들만도 하다. 터프츠대학 1997년 11월호 회보는 임신부에게 처방되는 비타민제 9품목을 평가한 메릴랜드대학 연구팀의 보고서를 게재했다. 연구팀은 이들 제품의 성분은 둘째 치고 용해나 되는지를 알아봤다. (정제가 용해조차 되지 않는다면 성분은 분석할 필요도 없다.) 연구팀은 산전 비타민제 9개 중 3개 품목만이 용해되는 것을 관찰했다. 용해된 정제들은 소위 미국약전(USP) 기준에 따라 생산된 것들이었다.

USP는 약물과 보조제 정제가 인체에 흡수된다는 사실을 우리에게 보장하는 정부 지침이다. 만일 보조제 회사가 정제의 용해에 관한 USP 기준을 따르지 않는다면, 의약품에 적용되는 GMP를 아무리 따른다 해도 소용없다. USP 지침을 따르는 회사를 골랐다면, 올바른 방향으로 첫걸음을 내디딘 것이다.

때로 다양한 회사들이 제조과정에서 사용하는 품질관리에 관한 정보를 얻기가 매우 어렵다. 시중에 나와 있는 영양 보조제의 숫자만 봐도 압도될 것이다. 경쟁이 치열한 영양제 시장에서 어느 회사나 틈새를 찾으려고 한다. 이러한 시장에서 과대광고를 꿰뚫어보고 영양제 제품의 완전성과 품질이라는 본질에 다가가도록 하라. 상기와 같은 지침들이 도움이 될 것으로 기대한다.

* * *

역사가 기록된 이래 이룩된 의학 발전을 24시간의 기간으로 본다면, 이 책에서 제시한 의학적 증거는 마지막 5초 또는 6초에 일어난 것일 것이다. 이는 첨단 의학 연구이다. 대부분의 의사와 보건의료 종사자들은 아직 이러한 연구를 받아들여 일반인에게 실용화하지 못하고 있는 상태이다.

그럼에도 불구하고 세포 영양이란 단순한 개념은 산화 스트레스라는 근본적 위협으로부터 당신을 방어하는 최선의 방법이다. 건강한 식사, 적당한 운동 프로그램과 세포 영양을 결합함으로써 당신은 자신에게 건강을 보호하거나 잃은 건강을 되찾는 최선의 기회를 부여하게 된다. 당신은 보완의학의 힘을 알았다.

이 책에 소개된 아주 다양한 실제 임상 사례들은 우리 몸이 보유한 놀라운 치유력을 보여준다. 이러한 사례의 환자들은 여전히 기저 질환을 지니고 있고 아직도 상당한 양의 약물을 복용 중인 사람이 많으나, 삶을 마음껏 누리며 산다. 의사들이 이와 같이 가장 엄청난 자산인 숙주, 즉 우리의 몸을 활용하고 치유 과정에서 그 중요성을 부인하기보다 지원해준다면, 현저한 임상적 호전이 가능하다.

트리샤 로즈(Tricia Rhodes)는 호소력 넘치는 그녀의 책 『당신의 십자가를 짊어지고(Taking Up Your Cross)』에서 심오하고 여기 우리에게 적합한 지혜를 말한다: "인생을 짧다는 것, 언젠가는 죽는다는 것, 그리고 천국은 영원하다는 것을 항상 기억하라." 우리는 이 "갑옷(earth suit)"을 입고 영원히 살지 못한다. 이 옷은 닳아 없어질 것이며, 언젠가 구원의 날이 가까워질 것이다. 하지만 그러는 동안 이 책에 제시된 건강 개념들이 우리의 건강을 돌보고 보호하는 데 최선의 방법이 될 것이다. 그러면 우리 모두는 죽을 때까지 건강하게 살 것이다.

| 참고문헌 |

Chapter 1

1. K. Cooper, *The Antioxidant Revolution* (Nashville: Thomas Nelson, 1994), 54–63.
2. Calvin Davies, "Oxidative stress: The paradox of aerobic life," *Biochem Soc Symp*, 61 (1995), 1-31.
3. Cooper.

Chapter 2

1. *Historical Statistics of the United States: Colonial Times to 1970*, U.S. Department of Commerce, Bureau of the Census, 58.
2. *Health in the United States: 1996-1997* (Department of Health and Human Services, 1997).
3. *Health Care Statistics* (Organization for Economic Cooperation and Development, 1992).
4. K.G. Kinsella, *American Journal of Clinical Nutrition*, 55 (1992).
5. *Health in the United States*.
6. Ibid.
7. P. Kovacic, "Mechanisms of carcinogenesis: Focus on oxidative stress," *Current Med Chemistry*, 8 (2001), 773-796.

8. Surgeon General's report on physical activity and health reported by the Center for Disease Control. Located at www..cdc.gov/nccdphp/sgr/chapcon.htm.

Chapter 3

1. ATP is the abbreviation for adenosine triphosphate.
2. Anthony Diplock, Antioxidant nutrients and disease prevention: an overview, *American Journal of Clinical Nutrition* 53, 1 (January 1991 [supplement]): 189S-93S
3. Cooper.
4. 20th U. S. Public Health Services Report released in 1986 by C. Everet Koop, M. D.
5. Ibid.
6. N. Seppa, "Secondary Smoke Carries High Price," *Science News Online*, 17 January 1998, *www.sciencenews.org/sn_arc98/1_17_98/fob* 1.htm.
7. Peter Moller, H. Wallin, and L. Knudsen, "Oxidative stress associated with exercise, psychological stress, and lifestyle factors," *Chemico-Biological Interactions*, 102 (1996), 17-36.
8. Ibid.
9. D. Bates, M.D., "Incidence of adverse drug events and potential adverse drug events," *JAMA*, 274 (1995), 29-34.

Additional References

McCord, Joe. "The evolution of free radical and oxidative stress." *American Journal of Medicine*, 108 (2000), 652-659.

Sacheck, J.M. "Role of vitamin E and oxidative stress in exercise." *Nutrition*, 17 (2001), 809-814.

Sohal, R.S. "Current issues concerning the role of oxidative stress in aging: A perspective."

Stohs, S.J. "The role of free radicals in toxicity and disease." *Journal of Basic and Clinical Physiology and Pharmacology*, 6 (1995), 205-228.

Chapter 4

1. K. Davies, "Oxidative stress, antioxidant defenses, and damage removal, repair, and replacement systems," *Life*, 50 (2000), 279-289.
2. Ibid.
3. Psalm 139:14
4. Davies, "Oxidative stress, antioxidant defenses."
5. Eric Schlosser, *Fast Food Nation* (Houghton Mifflin, 2001).

Additional References

Elsayed, N.M. "Antioxidant mobilization in response to oxidative stress: A dynamic environmental-nutritional interaction." *Nutrition*, 17 (2000), 828.

Young I.S. "Antioxidants in health and disease." *Journal of Clinical Pathology*, 54 (2001), 176-186.

Chapter 5

1. P.C. Ridker, "Reactive protein and other markers of inflammation in the prediction of cardiovascular disease in women," *New England Journal of Medicine*, 342.
2. National Cholesterol Education Program, *Second Report of the Expert Panel on Detection, Evaluation, and Treatment of High Blood Cholesterol in Adults* (Bethesda, MD: National Heart, Lung, and Blood Institute, 1993).
3. Daniel Steinberg, M.D.; Sampath Parthasarathy, Ph.D.; Thomas Carew, Ph.D., et al., "Beyond cholesterol: Modifications of low-density lipoprotein that increase its atherogenicity," *New England Journal of Medicine*, 320 (1989), 915-924.
4. *Health in the United States*.
5. R. Ross, "Atherosclerosis: An inflammatory disease," *New England Journal of Medicine*, 340 (1999), 115-123.
6. Daniel Steinberg, M.D., Ph.D., "Antioxidants in the prevention of human atherosclerosis," Summary of the proceedings of a National Heart, Lung, and Blood Institute workshop: September 5-6, 1991.
7. B. Frei, "On the role of vitamin C and other antioxidants in the atherogenesis and vascular dysfuntion," *Proc Soc Exp Biol Med*, 222 (1999), 196-204.
8. J.M. May, "How does ascorbic acid prevent endothelial dysfunction?" *Free Radic Biol Med*, 28 (2000), 1421-1429.

   And

   N. Gokce, "Long term ascorbic acid administration reserves endothelial vasomotor dysfunction in patients with coronary artery disease,"99 (1999), 3234-3240.
9. S. Lenhart, "Vitamins for management of cardiovascular disease," *Pharmaco*, 19 (1999), 1400-1414.
10. B. Fuhrman, "Flavanoids protect LDL from oxidation and attenuate atherosclerosis," *Current Opin Lipidol*, 12 (2001), 41-48.
11. J. Stein, "Purple grape juice improves endothelial function and reduces susceptibility of LDL cholesterol to oxidation in patients with coronary artery disease," *Circulation*, 100 (1999), 1050-1055.

Additional References

Carr, A. "The role of natural antioxidants in preserving the biological activity of endothelium-derived nitric oxide." *Free Radic Biol Med.*, 28 (2000), 1806-1814.

Davies, K. "Oxidative stress, antioxidant defenses, and damage removal, repair, and replacement systems." *Life*, 50 (2000), 279-289.

Diaz, M.N., et al. "Antioxidants and atherosclerotic heart disease." *New England Journal of Medicine*, 337 (1997), 408-416.

Forgione, M.A. "Roles of endothelial dysfunction in coronary artery disease." *Current Opinions in Cardiology*, 15 (2000), 409-415.

Harris, W. "The prevention of atherosclerosis with antioxidants." *Cardiology*, 640 (1992).

Hennekens, C.H. "Antioxidants and heart disease: Epidemiology and clinical evidence." *Clinical Cardiology*, 16 (1993), 10-15.

Hodis, M.D., Howard N., et al. "Serial coronary angiographic evidence that antioxidant vitamin intake reduces progression of coronary artery atherosclerosis." *JAMA*, 273 (1995), 1849-1854.

Koenig, W. "Inflammation and coronary heart disease: An overview." *Cardiology Review*, 9 (2001), 31-35.

Merchant, N. "Oxidative stress in cardiovascular disease." *Journal of Nucl Cardiology*, 8 (2001), 379-389.

Morris, PhD., M.D., D.L., et al. "Serum carotenoids and coronary artery disease." *JAMA*, 272 (1994), 1439-1441.

Ross, Ph.D., R., and J.A. Glomset, M.D. "The pathogenesis of atherosclerosis." *New England Journal of Medicine*, 295 (1996), 369-375.

Stampfer, M.D., Meir J.; Charles H. Hennekens, M.D., et al. "Vitamin E consumption and the risk of coronary disease in women." *New England Journal of Medicine*, 328 (1993), 1444-1449.

Tardiff, J.C. "Insights into oxidative stress and atherosclerosis." *Can J Cardiol*, 16 (2000), 2D-4D.

Chapter 6

1. C.J. Boushey, S.A. Beresford, G.S. Omen, A.G. Motulsky, "A quantitative assessment of plasma homocysteine as a risk factor for vascular disease," *JAMA*, 274 (1995), 1049-1057.
2. K. McCully, *The Homocysteine Revolution* (Keats Publishing, 1997).
3. M. Stacey, "The Rise and Fall of Kilmer McCully," *New York Times*, August 1997.
4. Ibid.
5. Ibid.
6. M.J. Stampfer, M.R. Manilow, W.C. Willett, et al., "A prospective study of plasma homocyst(e)ine and risk of myocardial infarction in US physicians," *JAMA*, 268 (1992), 877-881.
7. Jacob Selhub, Ph.D.; P.F. Jacques, et al., "Association between plasma homocysteing concentrations and extracranial carotid artery stenosis," *New England Journal of Medicine*, 332 (1995), 286-291.
8. I.M. Graham, L.E. Daly, et al., "Plasma homocysteine as a risk factor for vascular disease," *JAMA*, 277 (1997), 1775-1781.
9. Stacey.
10. Ibid.
11. Ibid.
12. Ibid.
13. Ibid.
14. Stacey.
15. Ibid.

Additional References

Calvaca, V. "Oxidative stress and homocysteine in coronary artery disease." *Clinical Chemistry*, 47 (2001), 887-892.

Eickelboom, J. "Homocysteine and cardiovascular disease." *Annals of Internal Medicine*, 131 (1999), 363-375.

Maxwell, S.R. "Coronary artery disease-free radical damage, antioxidant protection and the role of homocysteine." *Basic Res Cardiol*, 95 (2000), 165-171.

McBride, P. "Hyperhomecyst(e)inemia and atherosclerotic vascular disease." *Arch Intern Med*, 158 (1998), 1301-1306.

Moghadadsian, M. "Homocysteine and coronary artery disease." *Arch Internal Medicine*, 157 (1997).

Ridker, P.C. "Reactive protein and other markers of inflammation in the prediction of cardiovascular disease in women." *New England Journal of Medicine*, 342.

Tice, J. "Cost effectiveness of vitamin therapy to lower plasma homocysteine levels for the prevention of coronary heart disease." *JAMA*, 286 (2001).

Yeun, J.Y. "C reactive protein, oxidative stress, homocysteine, and troponin as inflammatory and metabolic predictors of atherosclerosis in ESRD." *Current Opinion Nephrol Hypertension*, 9 (2000), 621-630.

Chapter 7

1. H. Langsjoen, P. Langsjoen, et al., "Usefulness of coenzyme Q10 in clinical cardiology: A long-term study," *Molecular Aspects of Medicine*, 15 (1994), 165-175.
2. P.H. Langsjoen, A.M. Langsjoen, "Overview of the use of CoQ10 in cardiovascular disease," *Biofactors*, 9 (1999), 273-284.
3. Ibid.
4. K. Folkers, P. Langsjoen, P.H. Langsjoen, "Therapy with coenzyme Q10 of patients in heart failure who are eligible or ineligible for a transplant," *Biochem Biophys Res Commun*, 182 (1992), 247-253.
5. E. Baggio, R. Gandini, et al., "Italian multi-center study on the safety and efficacy of coenzyme Q10 as adjunctive therapy in heart failure," *Molecular Aspects of Medicine*, 15 (1994), 287-294.
6. Folkers.
7. Ibid.
8. Stephen Sinatra, M.D., *The Coenzyme Q10 Phenomenon* (Keats, 1998), 37.
9. P.H. Langsjoen, K. Folkers, "A six-year clinical study of therapy of cardiomyopathy with coenzyme Q10," *International Journal of Tissue Reactions*, 12 (1990), 169-171.
10. Langsjoen, "Usefulness."
11. Sinatra.
12. A special-use patent can be obtained; however, as long as the product can be purchased over the counter, it has no value.
13. Langsjoen, "A six-year study."

Additional References

Folkers, K. "Lovastatin decreases conenzyme Q levels in humans." *Proc National Acadademy Sci USA*, 87 (1990), 8931-8934.

Langsjoen, P.H.; K. Folkers, et al. "Effective and safe therapy with coenzyme Q10 for cardiomyopathy." *Klinische Wochenschrift*, 66 (1988), 583-590.

Witte, K.K. "Chronic heart failure and micronutrients." *Journal of the American College of Cardiology*, 37 (2001), 1765-1774.

Chapter 8

1. *Health in the United States.*
2. P. Kovacic, "Mechanisms of carcinogenesis: Focus on oxidative stress," *Current Med. Chemistry*, 8 (2001), 773-796.
3. Ibid.
4. Ibid.
5. Tom Paulson, "Seattle Biochemist Challenging Cancer Theories," *Seattle Post-Intelligencer*, 26 November 1996.
6. Kovacic.
7. Paulson.
8. Ibid.
9. Kovacic.
10. Ibid.
11. G. Block, "Dietary guidelines and the results of food surveys," *American Journal of Clinical Nutrition*, 53 (1991), 3565-3575.
12. Ibid.
13. R. Voelker, "Ames agrees with Mom's advice: Eat your fruits and vegetables," *JAMA*, 273 (1995), 1077-1078.
14. Ibid.
15. S.J. Duthie, M.A. Aiguo, M.A. Ross, and A.R. Collins, "Antioxidant supplementation decreases oxidative DNA damage in human lymphocytes," *Cancer Research*, 15 (1996), 1291-1295.

    And

    Hartmann, A.M. Niess, et al., "Vitamin E prevents exercise-induced DNA damage," *Mutation Research*, 348 (1995), 195-202.
16. H.S. Garewal, "Chemoprevention of cancer," *Hematol Oncol Clin North Am*, 1 (1991), 69-77.
17. G. Shklar, J. Schwartz, et al., "The effectiveness of a mixture of beta-carotene, alphatochopherol, glutathione, and ascorbic acid for cancer prevention," *Nutrition and Cancer*, 20 (1993), 145-151.
18. V. Singh, "Premalignant lesions' role of antioxidant vitamins and B carotene is risk reduction and prevention of malignant transformation," *American Journal of Clinical Nutrition*, 53 (1991), 386-390.

    And

S.L. Romney, et al., "Nutrient antioxidants in the pathogenesis and prevention of cervical dysplasia and cancer," *J Scell Biochem Suppl*, 23 (1995), 96-103.

19. Romney.
20. K. Prasad, "High doses of multiple antioxidant vitamins," *Journal of the American College of Nutrition*, 18 (1999), 13-25.
21. Ibid.
22. K. Lockwood, S. Moesgaard, and K. Folkers, "Partial and complete regression of breast cancer in patients in relation to dosage of coenzyme Q10," *Biochemical and Biophysical Research Communications*, 199 (1994), 1504-1508.

Additional References

Conklin, K. "Dietary antioxidants during cancer chemotherapy." *Nutrition and Cancer*, 37 (2000), 1-18.

Davies, K. "Oxidative stress, antioxidant defenses, and damage removal, repair, and replacement systems." *Life*, 50 (2000), 279-289.

Hahn, S. "New directions for free radical cancer research and medical applications." *Free Radicals in Diagnostic Medicine*, 1994.

Chapter 9

1. ARMD Study Group, "Multicenter ophthalmic and nutritional ARMD study, part one: Design, subjects, and procedures," *Journal of the American Optometry Association*, 67 (1996), 12-29.
2. A. Taylor, "Effect of photooxidation on the eye lens and role of nutrients in delaying cataract," *EXS*, 62 (1992), 266-279.
3. S.D. Varma, "Prevention of cataracts by nutritional and metabolic antioxidants," *Crit Rev Food Sci Nutr*, 35 (1995), 111-129.
4. H. Taylor, "2001 assessment of nutritional influences on risk for cataract," *Nutrition*, 10 (2001), 845-857.
5. P. Knekt, et al., "Serum antioxidant vitamins and risk of cataract," *British Medical Journal*, 305 (1992), 1392-1394.
6. P.F. Jacques, "The potential preventive effects of vitamins for cataract and age-related macular degeneration," *Int J Vitam Nutr Res*, 69 (1999), 198-205.
7. H. Heseker, "Antioxidant vitamins and cataracts in the elderly," *Zeitschrift Fur Ernahrungswissenschaft*, 34 (1995), 167-176.
8. F. Giblin, "Glutathione: A vital lens antioxidant," *J Ocular Pharm*, 16 (2000).
9. L.M. Jampol, F.L. Ferris, "Antioxidants and zinc to prevent progression of age-related macular degeneration," *JAMA*, 286 (2001), 2466-2468.
10. Van Der Hagen, "Free radicals and antioxidant supplementation: A review of their roles in age related macular degeneration," *J Am Optom Assoc*, 64 (1993), 871-878.
11. Ibid.
12. Eye Disease Case-Control Study Group, "Antioxidant status and neovascular age-related macular degeneration," *Arch Ophthalmol*, 111 (1993), 1499.

13. J.T. Landrum, et al., "A one year study of the macular pigment: The effect of 140 days of a lutein supplement," *Exp Eye Res*, 65 (1997), 57-62.
14. P.S. Bernstein, "Identification and quantification of carotenoids and their metabolites in the tissue of the human eye," *Exp Eye Res*, 722 (2001), 15-23.
15. B.S. Winkler, M.E. Boulton, et al., "Oxidative damage and age-related macular degeneration," *Molecular Vision*, 5 (1999), 32.
16. Ibid.
17. M.A. Blasi, C. Bovina, et al., "Does coenzyme Q10 play a role in opposing oxidative stress inpatients with age-related macular degeneration?" *Ophthalmologica*, 215 (2001), 51-54.
18. Winkler.
19. Ibid.
20. Jampol.
21. Van Der Hagen.

Additional References

Delcourt, C. "Age related macular degeneration and antioxidant status in the POLA study." *Arch Opthalmol.*, 117 (1999), 1384-1390.

Marak, G.E., et al. "Free radicals and antioxidants in the pathogenesis of eye diseases." *Advances in Experimental Medicine and Biology*, 264 (1990), 513-527.

Robertson, J.M., et al. "Vitamin E intake and risk of cataracts in humans." *Annals of the New York Academy of Science*, 570 (1989), 372-382.

Varma, S. "Scientific basis for medical therapy of cataracts by antioxidants." *American Journal of Clinical Nutrition*, 53 (1991), 335-345.

Chapter 10

1. K. Schmidt, "Interaction of antioxidative micronutrients with host defense mechanisms: A critical review," *Internat J Vit Nutr Res*, 67 (1997), 307-311.
2. R.P. Tengerdy, et al., "Vitamin E immunity and disease resistance," *Diet and Resistance to Disease* (New York: Plenum Press, 1981).

   And

   Schmidt.
3. K.R. Chandra, "Effect of vitamin and trace element supplementation on immune responses and infection in elderly subjects," *Lancet*, 340 (1992), 1124-1127.
4. Schmidt.
5. Ibid.
6. E. Bliznakov, "Coenzyme Q, the immune system, and aging," *New England Institute*.

   And

   E. Bliznakov, "Coenzyme Q in experimental infections and neoplasia," *New England Institute*, 1997.

7. G.A. Ebeby, et al., "Reduction in duration of common colds by zinc gluconate lozenges in a double-blind study," *Antimicorbial Agents and Chemotherapy*, 25 (1984), 20-24.
8. Chandra.
9. Ibid.
10. I.K. Mohan, "Oxidant stress, antioxidants, and essential fatty acids in systemic lupus erythemetosis," *No journal*, 56 (1997), 193-198.
11. A. Davidson, "Autoimmune diseases," *New England Journal of Medicine*, 345 (2001).
12. R. Vestn, "Active forms of oxygen and pathogenesis of rheumatoid arthritis and systemic lupus erythemetosis," *Vestn Ross Akad Nauk*, 12 (1996), 15-20.

   And

   G. Simonini, "Emerging potentials for an antioxidant therapy as a new approach to the treatment of systemic sclerosis," *Toxicology*, 155 (2000), 1-15.

   And

   G.W. Comstock, et al., "Serum concentrations of alpha-tocopherol, beta-carotene, and retinal preceding the diagnosis of rheumatoid arthritis and systemic lupus erythemetosis," *Annals of Rheumatic Diseases*, 56 (1997), 323-325.
13. Ibid.

Additional References

Babior, B. "Phagocytes and oxidative stress." *Excerpta Medica*, (2000).

Beharka, A. "Vitamin status and immune function." *Methods Enzymol*, 282 (1997), 247-263.

Biesalski, H.K. "Antioxidants in nutrition and their importance in the anti-/oxidative balance in the immune system." Immun *Infekt*, 23 (1995), 166-173.

Grimble, R.F. "Effect of antioxidative vitamins on immune function with clinical applications." *International Journal of Vitamin and Nutrition Res*, 67 (1997), 312-320.

Horowitz, J. "The Battle Within." *Time*, January 2002, 69-75.

Koch, T. "Total antioxidant capacity of colon in patients with chronic ulcerative colitis." *Digestive Diseases and Science*, 45 (2000).

Kubena, K.S. "Nutrition and the immune system." *Journal of the American Dietary Association*, 96 (1996), 1156-1164.

Kubes, P. "Nitric oxide and intestinal inflammation." *American Journal of Medicine*, 109 (2000), 150-158.

Wendland, B.E. "Lipid peroxidation and plasma antioxidant micronutrients in Crohn's disease." *American Journal of Clinical Nutrition*, 74 (2001), 259-264.

Chapter 11

1. *Harrison's Principles of Medicine, 14th edition* (McGraw and Hill 1935).
2. R. Miesel, et al., "Enhanced mitochondrial radical production in patients with rheumatoid arthritis correlates with elevated levels of tumor necrosis factor alpha in plasma," *Free Radical Research*, 25 (1996), 161-169.

3. M. Heliovaara, P. Knekt, et al., "Serum antioxidants and risk of rheumatoid arthritis," *Ann Rheum Dis*, 53 (1994), 51-53.
4. Ibid.
5. A. Drovanti, "Therapeutic activity of oral glucosamine sulfate in osteoarthritis," *Clin Ther*, 3 (1980), 260-272.
6. J.Y. Reginster, "Glucosamine sulfate significantly reduces progression of knee osteoarthritis over three years," The American College of Rheumatology, 63rd annual meeting.
7. T.E. McAlindon, M.P. LaValley, "Glucosamine and chondroitin for treatment of osteoarthritis," *JAMA*, 283 (2000), 1469-1475.

   And

   G. Qiu, "Efficacy and safety of glucosamine sulfate versus ibuprofen in patients with knee osteoarthritis," 48 (1998), 469-474.
8. McAlindon.
9. A. Gaby, "Nutrients and osteoporosis," *Journal of Nutritional Medicine*, 1 (1990), 63-72.

   And

   B. Dawson, "Rates of bone loss in postmenopausal women randomly assigned to one of two dosages of vitamin D," *American Journal of Clinical Nutrition*, 61 (1995), 1140-1145.
10. Y. Zhang, et al., "Bone mass and the risk of breast cancer among menopausal women," *New England Journal of Medicine*, 336 (1997), 611-617.
11. For a thorough discussion about these and other problems women face during menopause, I would recommend that you read Dr. Christiane Northrup's book entitled *The Wisdom of Menopause*.
12. B. Dawson-Hughes, M.D., et al., "Effect of calcium and vitamin D supplementation on bone density in men and women sixty-five years of age or older," *New England Journal of Medicine*, 337 (1997), 670-676.
13. S. Abram, "Calcium metabolism in girls: Current dietary intakes lead to low rates of calcium absorption and retention during puberty," *American Journal of Clinical Nutrition*, 60 (1994), 729-743.
14. G.E. Abraham, "The importance of magnesium in the management of primary post-menopausal osteoporosis," *Journal of Nutritional Medicine*, 2 (1991), 165-178.

    And

    M.S. Seelig, "Magnesium deficiency with phosphate and vitamin D excess: Roland pediatric cardiovascular nutrition," *Cardiovascular Medicine*, 3 (1978), 637-677.
15. M.K. Thomas, et al., "Hypovitaminosis D in medical patients," *New England Journal of Medicine*, (1998).
16. A. Tomita, "Post-menopausal osteoporosis calcium study with vitamin K," *Clinical Endocrinology*, 19 (1971), 731-736.
17. R.N. Leach, A.M. Muenster, "Studies on the role of manganese on bone formation," *Journal of Nutrition*, 78 (1962), 51-56.
18. A.J. Greico, "Homocystinuria: Pathogenetic mechanisms," *American Journal of Medical Science*, 273 (1977), 120-132.

19. S. Meacham, "Effect of boron supplementation on blood and urinary calcium, magnesium, and phosphorus, and urinary boron in athletic and sedentary women."
20. O.S. Atik, "Zinc and senile osteoporosis," *Journal of the American Geriatric Society*, 31 (1983), 790-791.

Additional References

Comstock, G.W., et al. "Serum concentrations of alpha-tocopherol, beta-carotene, and retinal preceding the diagnosis of rheumatoid arthritis and systemic lupus erythematosus." *Annals of Rheumatic Diseases*, 56 (1997), 323-325.

Dijkmans, B.A. "Folate supplementation and methotrexate." *Br Journal of Rheumatology*, 34 (1995), 1172-1174.

Greenwald, R.A. "Oxygen radicals, inflammation and arthritis: Pathophysiological considerations and implications for treatment." *Semin Arthritis Rheum*, 20 (1991), 219-240.

Henrotin, Y., et al. "Active oxygen species, articular inflammation and cartilage damage." *Free Radicals and Aging*, 62 (1992), 308-322.

Johnston, Jr., M.D., C.C., et al. "Calcium supplementation and increases in bone mineral density in children." *New England Journal of Medicine*, 327 (1992), 82-87.

Packard, P.T. "Medical nutrition therapy for patients with osteoporosis." *Journal of the American Dietary Association*, 97 (1997), 414-417.

Rodriguez, C. "Estrogen replacement therapy and ovarian cancer mortality in a large prospective study of U.S. women." *JAMA*, 285 (2001), 1460-1465.

Chapter 12

1. P. Barnes, "Reactive oxygen species and airway inflammation," *Free Rad Biol and Med*, 9 (1990), 235-243.
2. A. Van der Vliet, "Oxidants, nitrosants, and the lung," *The American Journal of Medicine*, 109 (2000), 398-421.
3. Ibid.
4. W. MacNee, "Oxidants/antioxidants and chronic obstructive pulmonary disease: Pathogenesis to therapy," *Novartis Found Symp*, 234 (2001), 169-188.
5. B. Portal, "Altered antioxidant status and increased lipid peroxidation in children with cystic fibrosis," *American Journal of Clinical Nutrition*, 61 (1995), 843-847.
6. L.G. Wood, D.A. Fitzgerald, et al., "Oxidative stress in cystic fibrosis: Dietary and metabolic factors," *Journal of the American College of Nutrition*, 20 (2001), 157-165.
7. V. Hudson, "Rethinking cystic fibrosis pathology: The critical role of abnormal reduced glutathione transport caused by CFTR mutation," *Free Radical Biology and Medicine*, 30, 1440-1461.

Additional References

Barnes, P.J. "Potential novel therapies for chronic obstructive pulmonary disease." *Novartis Foundation Symposium*, 234 (2001), 255-267.

MacNee, W. "Oxidants/antioxidants and chronic obstructive pulmonary disease: Pathogenesis to therapy." *Novartis Foundation Symposium*, 234 (2001), 169-188.

Morcillo, E.J. "Oxidative stress and pulmonary inflammation." *Pharmacological Research*, 40 (1999), 393-404.

Chapter 13

1. "Parkinson Report," *National Parkinson Foundation, Inc.*, 18 (1997).
2. J. Knight, "Reactive oxygen species and the neurodegenerative diseases," *Ann Clin and Lab Sci*, 27 (1997).
3. Ibid.
4. L. Honig, "Apoptosis and neurologic disease," *The American Journal of Medicine*, 108 (2000), 317-330.
5. D.B. Carr, "Current concepts in the pathogenesis of Alzheimer's Disease," *The American Journal of Medicine*, 103 (1997), 3-9.
6. M.A. Smith, "Radical aging in Alzheimer's Disease," *Trends in Neuroscience*, 18 (1995), 341-342.
7. M.A. Sano, "Controlled trial of selegiline, alpha tocopheral, or both as treatment for Alzheimer's Disease," *New England Journal of Medicine*, 336 (1997), 1216-1221.
8. G. Yossi, "Oxidative stress induced neurodegenerative diseases: The need for antioxidants that penetrate the blood barrier," *Neuropharm*, 40 (2001), 959-975.
9. Ibid.
10. S.M. LeVine, "The role of reactive oxygen species in the pathogenesis of multiple sclerosis," *Med Hypotheses*, 39 (1992), 271-274.
11. Ibid.
12. V. Calabrese, "Changes in cerebrospinal fluid levels of maliondialdehyde and glutathione reductase activity in multiple sclerosis," *Int J Clin PharmacolRes*, 14 (1994), 119-123.
13. Yossi.
14. Ibid.
15. Calabrese.
16. Yossi.
17. Ibid.
18. Ibid.
19. Ibid.
20. 2 Corinthians 5:8

Additional References

Beal, F. "Mitochondria, free radicals, and neurodegeneration." *Biology Ltd*, (1996).

Bo, L. "Induction of nitric oxide synthase in demyelinating regions of multiple sclerosis." *Annals of Neurology*, 36 (1994), 778-786.

Ceballos, P. "Peripheral antioxidant enzyme activities and selenium in elderly subjects and in dementia of Alzheimer type." *Free Radic Biol Med*, 20 (1996), 579-587.

Ebadi, M. "Oxidative stress and antioxidative therapy in Parkinson's disease." *Prog Neurobiol*, 48 (1996), 1-19.

Fahn, S. "An open trail of high-dosage antioxidants in early Parkinson's disease." *American Journal of Clinical Nutrition*, 53 (1991), 380-382.

Newcombe, J. "Low density lipoprotein uptake by macrophages in MS plaques: Implications for pathogenesis." *Neuropathol Appl Neurobiol*, 20 (1994), 152-162.

Prasad, K.N. "Multiple antioxidants in the prevention and treatment of neurodegenerative diseases." *Current Opinions in Neurology*, 12 (1999), 760-761.

Toshniwal, P.K. "Evidence for increased lipid peroxidation in MS." *Neurochem Research*, 17 (1992), 205-207.

Chapter 14

1. A.H. Mokdad, B.A. Bowman, et al., "The continuing epidemics of obesity and diabetes in the United States," *JAMA*, 286 (2001), 1195-1200.
2. R. Klein, et al., "Visual impairment and diabetes," *Ophthalmology*, 91 (1984), 1-9.
   And
   National Institute of Diabetes and Digestive and Kidney Diseases, "U.S. Renal Data System: 1994 Annual Data Report," Bethesda, 1994.
3. National Institute.
4. G. Reavens, *Syndrome X* (Simon and Schuster, 2000).
5. Ibid.
6. J.R. Margolis, et al., "Clinical features of unrecognized myocardial infarction: Silent and symptomatic. Eighteen-year follow up: The Framingham study," *American Journal of Cardiology*, 32 (1973), 1-7.
7. J. O'Keefe, "Improving adverse cardiovascular prognosis of type 2 diabetes," *Mayo Clin Proc*, 74 (1999), 171-180.
8. J. Brand-Miller, T.M. Wolever, et al., *The Glucose Revolution* (New York: Marlowe and Company, 1999), 26-27.
9. Ibid.
10. Walter Willet, *Eat, Drink, and Be Healthy* (Simon and Schuster, 2001).
11. P.A. Low, "The roles of oxidative stress and antioxidant treatment in experimental diabetic neuropathy," *Diabetes*, 46 (1997), 38-42.

12. Low.

And

R.A. Disilvestro, "Zinc in relation to diabetes and oxidative stress," *Journal of Nutritional Medicine*, 130 (2000), 1509-1511.

13. V.K. Liu, "Chromium and insulin in young subjects with normal glucose tolerance," *American Journal of Clinical Nutrition*, 35 (1982), 661-667.

14. G. Paolisso, "Daily magnesium supplements improve glucose handling in elderly subjects," *American Journal of Clinical Nutrition*, 55 (1992), 1161-1167.

Additional References

Defronzo, R. "Insulin resistance, hyperinsulinemia and coronary artery disease: A complex metabolic web." *Journal of Cardio Pharm*, 20 (1992), 1-16.

Gurler, B. "The role of oxidative stress in diabetic retinopathy." *Eye*, 14 (2000), 730-735.

Jakus, V. "The role of free radicals, oxidative stress and antioxidant systems in diabetic vascular disease." *Bratisl Lek Listy*, 101 (2000), 541-551.

McNair, M.D., P., et al. "Hypomagnesemia, a risk factor in diabetic retinopathy." *Diabetes*, 27 (1978), 1075-1077.

Sharma, A. "Effects of nonpharmacological intervention on insulin insensitivity." *Journal of Cardio Pharm*, 20 (1992), 27-34.

Wagner, E. "Effect of improved glycemic control on health care costs and utilization." *JAMA*, 285 (2001), 182-189.

Chapter 15

References

Bennett, R. "Myofascial pain and the chronic fatigue syndrome."

Eisinger, J. "Protein peroxidation magnesium deficiency and fibromyalgia." *Magnus Res*, 9 (1996), 313-316.

Keenoy, M. "Antioxidant status and lipoprotein peroxidation in chronic fatigue syndrome." *Life Csi*, 68 (2001), 2037-2049.

Logan, A.C. "Chronic fatigue syndrome: Oxidative stress and dietary modifications." *Alternative Medical Review*, 6 (2001), 450-459.

Chapter 16

1. R. Olson, ed., *Nutrition Reviews: Present Knowledge of Nutrition, 6th ed.* (Washington, DC: Nutrition Foundation, 1989), 96-107.

And

K.A. Munoz, et al., "Food intake of United States children and adolescents compared with recommendations," *Pediatrics*, 100 (1997), 323-329.

2. G. Block, "Dietary guidelines and the results of food surveys," *American Journal of Clinical Nutrition*, 53 (1991), 3565-3575.

3. F.E. Beach, et al., "Variation in mineral composition of vegetables," *Soil Science Society Proceedings*, 13 (1948), 380.
4. Ibid.
5. J. Lazarou, B.H. Pomeranz, P.N. Corey, "Incidence of adverse drug reactions in hospitalized patients," *JAMA*, 279 (1998).
6. M. Colgan, *The New Nutrition* (Apple Publishing, 1995) 10-15.
7. Lazarou.
8. Ibid.
9. K.J. Rothman, et al., "Teratogenecity of high vitamin A intake," *New England Journal of Medicine*, 333 (1995), 1369-1373.
10. M. Steiner, "Vitamin E: More than an antioxidant," *Clinical Cardiology*, 16 (1993), 16-18.
11. Murrah.
12. M.S. Seelig, "Magnesium deficiency with phosphate and vitamin D excess: Roland pediatric cardiovascular nutrition," *Cardiovascular Medicine*, 3 (1978), 637-650.
13. M.K. Thomas, "Hypovitaminosis D in medical patients," *New England Journal of Medicine*, (1998).
14. Ibid.
15. J.M. McKenney, et al., "A comparison of the efficacy and toxic effects of sustained-versus immediate-release niacin in hypercholesterolemic patients," *JAMA*, 271 (1994), 672-677.
16. G.J. Parry, D.E. Bredesen, "Sensory neuropathy with low-dose pyridoxine," *Neurology*, 35 (1985), 1466-1468.
17. Murrah.
18. NEJM article on calcium intake and kidney stones
19. Murrah.
20. Ibid.
21. Ibid.
22. Ibid.
23. A.N. Fan, K.W. Kizer, "Selenium: nutritional, toxicological and clinical aspects," *Western Journal of Medicine*, 153 (1990), 160-167.
24. Ibid.
25. Murrah.
26. Ibid.
27. D. Albanes, O.P. Heinonen, et al., "Alphatocopherol and beta-carotene supplements and lung cancer," *Journal of the National Cancer Institute*, 88 (1996).
28. O.S. Omen, G.E. Goodman, et al., "Effects of a combination of beta-carotene and vitamin A on lung cancer and cardiovascular disease," *New England Journal of Medicine*, 334 (1996), 1150-1155.
29. C.H. Hennekens, J.E. Buring, et al., "Lack of effect of long-term supplementation with beta-carotene on the incidence of malignant neoplasms and cariovasuclar disease," *New England Journal of Medicine*, 334 (1996), 1145-1149.

30. Albanes.
31. G.B. Brown, et al., "Simvastatin and niacin, antioxidant vitamins, or the combination for the prevention of coronary disease," *New England Journal of Medicine*, 345 (2001), 1583-1592.

Chapter 17

1. S.T. Sinatra, *The Coenzyme Q10 Phenomenon* (Keats Publishing, 1998), 33-47.
2. M.A. Sano, "Controlled trial of selegiline, alphatocopheral, or both as treatment for Alzheimer's Disease," *New England Journal of Medicine*, 336 (1997), 1216-1221.

   And

   L. Honig, "Apoptosis and neurologic disease," *The American Journal of Medicine*, 108 (2000), 317-330.
3. Tricia McCary-Rhodes, *Taking Up Your Cross* (Bethany Press International, 1998).

Additional References

Bagchi D. "Free radicals and grape seed proanthocyanidin extract: Importance in human health and disease prevention." *Toxicology*, 148 (2000),187-197.

Gaytan R. "Oral nutritional supplements and heart disease: A review." *Maer Journal of Therapy*, 8 (2001), 225-274.

Kontush A. "Lipophilic antioxidants in blood plasma as markers of atherosclerosis: The role of alpha-carotene and gamma-tocopherol." *Atherosclerosis*, 144 (1999), 117-122.

Obyrne D. "Studies of LDL oxidation following alpha, gamma, or delta tocotrienyl acetate supplementation of hypercholesterolemic humans." *Free Radical Biology and Medicine*, (2000).

| 색인 |

ㄱ

ㄴ

ㄷ

ㄹ

ㅁ

ㅂ

ㅅ

ㅇ

ㅈ

ㅊ

ㅋ

ㅎ